風濕病

治療與中醫調養

風濕病

治療與中醫調養

郭岳峰 主編

商務印書館

風濕病治療與中醫調養

主　　編：郭岳峰
編　　者：陳忠良　陳曉明　郭　歌
責任編輯：黎彩玉　蔡柷音
封面設計：肖　霞
出　　版：商務印書館（香港）有限公司
香港筲箕灣耀興道 3 號東滙廣場 8 樓
http://www.commercialpress.com.hk
發　　行：香港聯合書刊物流有限公司
香港新界大埔汀麗路 36 號中華商務印刷大廈 3 字樓
印　　刷：美雅印刷製本有限公司
九龍觀塘榮業街 6 號海濱工業大廈 4 樓 A
版　　次：2017 年 10 月第 1 版第 1 次印刷

ISBN 978 962 07 3441 0
Printed in Hong Kong

基於每人體質、病情各異，讀者如有健康問題，宜諮詢相關醫生的意見。本書作者已盡力提供最準確的資料，惟作者與出版社不會為任何對本書內容的應用負上醫療責任。

序一

風濕病，亦稱「痹證」、「痹病」。為常見病、多發病、疑難病。因其治療難度大，治癒率低，致殘率高而被稱為「不死的癌症」。雖然近年來包括醫學在內的科學技術有了飛速的發展，但像風濕病這樣嚴重危害人健康的疾病，仍使眾多醫者感到棘手。目前對於風濕類疾病的治療，無論是西醫還是中醫，大部分可以緩解症狀，減輕痛苦，延緩病情進展，但真正能夠治癒者少。因此，人們一直在努力不懈，尋找既行之有效，又無明顯毒副作用的治療方法。

中醫對於風濕病的認識和研究已經有二千多年的歷史，對於風濕病的病因，認為「風寒濕三氣雜至，合而為痹也」，並提出了「不治已病治未病」的著名觀點，強調了預防為主的重要性。

郭岳峰君是我的學生，原籍為中醫醫聖張仲景故里河南省南陽市，1983 年畢業於河南中醫藥大學醫療系，曾拜著名風濕病專家，人稱「螞蟻王」的吳志成先生為師，潛心研究風濕病多年；陳忠良君乃香港名醫、骨科聖手；陳曉明博士後聰敏好學，博聞強記；郭歌碩士子承父業，家學淵源，青出於藍而勝於藍。諸君既熟讀典籍，發皇古義，又緊跟時代脈搏，融會新知，具有扎實的中西醫學理論基礎和豐富的臨床經驗。為了向廣大民眾普及風濕病防的相關知識，他們在繁忙的工作之餘，編寫了這本書。蒙各位盛情相邀，義不容辭，是以為序。

婁多峰

中國中醫藥學會風濕病分會顧問
河南中醫藥大學教授
2017 年 8 月 8 日

序二

風濕病是常見病、多發病，凡是引起骨關節、肌肉疼痛的疾病，皆可歸屬為風濕病。目前世界上有 150 多種疾病屬於風濕病，諸如骨性關節病、風濕熱、類風濕關節炎、強直性脊柱炎、痛風等，罹病者眾，嚴重危害人類健康。因此，風濕病也引起醫學界關注，1937 年美國成立風濕病學會，而中國則始建於 1985 年。中醫將此病歸屬「痹證」範疇，《黃帝內經》曰：「風寒濕三氣雜至，合而為痹」，根據感受邪氣及症狀不同，分為風（行）痹、寒（痛）痹、濕（着）痹及熱痹等，積累了豐富的診治經驗。

現代醫學認為風濕病是一類侵犯人體多種組織、多系統和內臟的自身免疫性疾病，因此也是一種難治病，許多藥物治標而不治本，也就是説只能緩解症狀，而不能根治疾病，且毒副作用甚劇。中醫藥治療痹證有數千年歷史，許多寶貴經驗應當不斷挖掘，加以豐富，以彌補西藥不足。

郭岳峰博士為香港浸會大學中醫藥學院前高級講師，從醫已 30 餘載，學貫中西，曾師從著名中醫風濕病專家婁多峰、吳志成教授，善於汲取現代醫學成果，提升治療風濕病水準。由於風濕病多累及皮肉筋骨，中醫骨傷科涉獵風濕病者眾。世界脊柱健康聯盟主席、香港中醫骨傷科學會創會會長陳忠良博士，早年曾師從中國著名骨傷科專家林如高，「林氏骨傷療法」對痹證亦有深入研究與闡述，被列入國家非物質文化遺產。諸君合著《風濕病治療與中醫調養》一書，闡釋風濕病病機，擷取中醫藥精華，不僅為醫師提供治病武器，而且讓患者掌握調養方法，做到醫患合作，誠善本哉！

該書付梓之際，作者邀余以序。余以為此書之出，既能溝通中西，又有益醫患，實非淺鮮，故欣然命筆，聊書數言，以饗讀者。

王和鳴

世界中醫藥學會聯合會骨傷專業委員會執行會長
福建中醫藥大學教授、主任醫師、博士生導師
2017 年 8 月 30 日

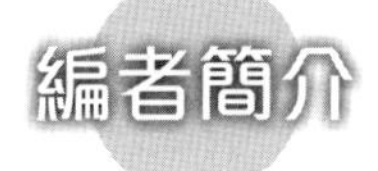

編者簡介

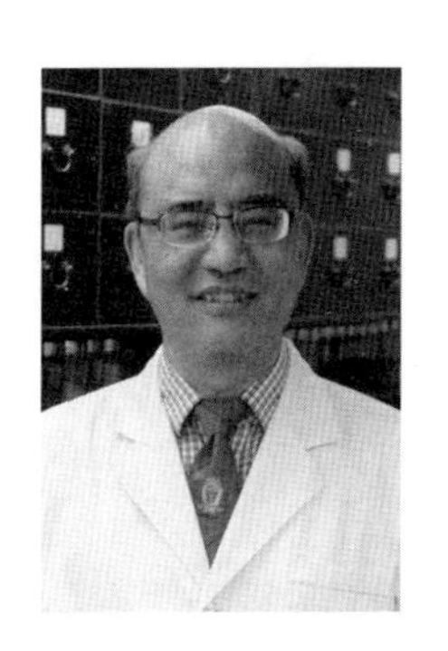

郭岳峰

南方醫科大學中西醫結合臨床醫學博士

天津中醫藥大學中醫婦科學醫學碩士

河南中醫藥大學中醫全科醫學學士

先後任職於河南省中醫藥研究院附屬醫院及河南中醫藥大學第二附屬醫院，歷任住院醫師、主治醫師、副主任醫師（副教授）、主任醫師（教授）。2003 年來港，曾任香港大學專業進修學院中醫藥學部客座助理教授、香港浸會大學中醫藥學院臨床部一級講師、高級講師。現為香港仲景堂中醫綜合診療中心主任中醫師。曾師從中國四大名醫施今墨先生親傳弟子孫一民。

郭醫師主要從事中西醫結合治療各種癌症的臨床研究工作，擅長以中醫藥療法治療各種癌症及併發症，使患者得以緩解症狀、減輕痛苦、提高生活質量、延長生存時間。另外對人體各系統常見病、多發病、疑難病的治療也頗有心得。現任中國中醫藥學會腫瘤專業委員會委員、香港註冊中醫學會腫瘤專業委員會主任委員、世界中醫藥學會聯合會癌症姑息治療研究專業委員會常務理事、《香港中醫雜誌》編輯委員會委員。

電郵：gal_1960@qq.com
網址：www.zjtcm.com.hk

陳忠良

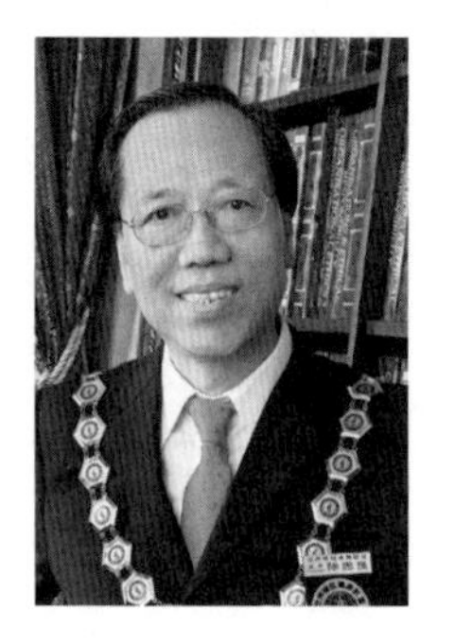

曾師從中國著名中醫骨傷學家林如高門下，並結合脊椎病因治療學專家魏征、龍層花的理論與技術，行醫逾四十年，在治療「頸肩腰腿痛與脊柱相關疾病」方面，手法獨特，療效顯著，有「東方魔術手」之美譽。

現為香港中醫骨傷學會會長、監事長、永遠會長、首席常務會長與永遠榮譽會長，並為香港中醫整脊學會創會會長、香港中醫整脊學院總監、中華中醫藥學會整脊分會副會長和中國中西醫結合學會脊柱醫學專業委員會副會長。

2009 年起擔任國家中醫藥管理局《中醫整脊診療指南》專家委員會副主任委員。

陳曉明

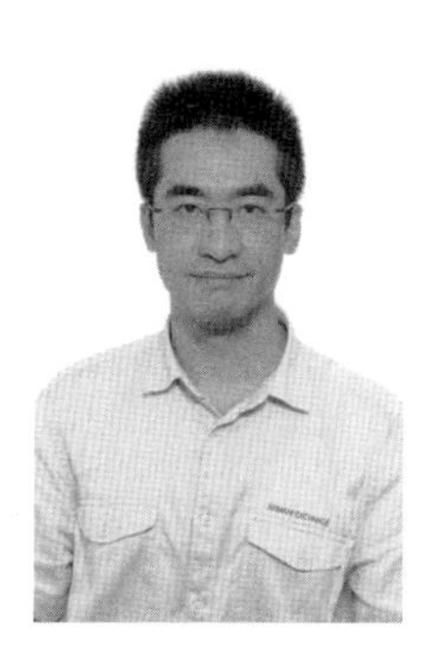

香港註冊中醫師，醫學博士。2006 年香港浸會大學首屆中醫學碩士（中醫內科學）畢業，之後陸續取得黑龍江中醫藥大學中醫內科學醫學博士、南方醫科大學中西醫結合臨床醫學博士、黑龍江中醫藥大學中西醫結合基礎中藥臨床藥理學專業博士後。曾發表學術論文數十篇。師承龍江醫派國家名老中醫師謝晶日教授，並獲著名中藥臨床藥理學專家蘇雲明教授收為關門弟子。臨床擅長治療脾胃病、情緒病、失眠、風濕病等疑難雜症。

郭　歌

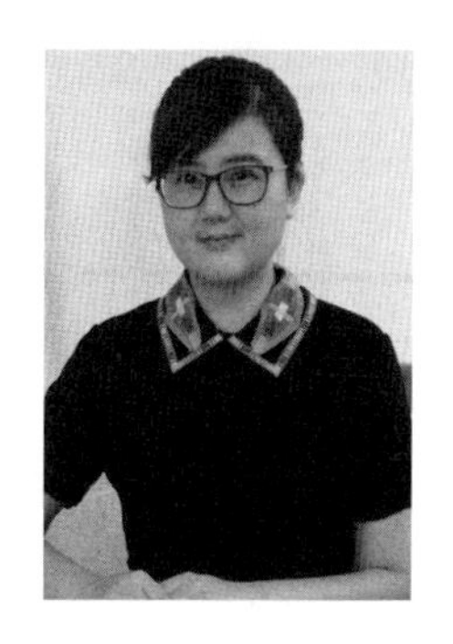

香港中文大學中醫學院碩士研究生

目錄

第一部　甚麼是風濕病

第二部　常見風濕病的診斷和治療

第三部 治痹用藥心得

第四部　名老中醫治痹經驗

第五部　風濕病的調護與體育鍛煉

前言

風濕病可謂世界上患病率和致殘率最高的疾病，任何年齡人士均有可能受影響。據不完全統計，風濕病有 150 餘種，它泛指影響骨、關節和關節周圍組織的疾病，包括：運動創傷、慢性背痛、間歇性發作的痛風症、慢性的退化性關節炎、可引致關節嚴重變形的類風濕性關節炎和強直性脊椎炎，以及可致命的系統性紅斑狼瘡病等。就香港而言，據風濕病基金會 2012 年的一項調查顯示，在 25 至 50 歲被訪適齡工作人士之中，有三分之二有風濕關節疾病的病徵。而根據衞生署公佈，關節毛病在香港是病人求診的五大病因之一。因此風濕病不僅令患者身心飽受創傷，亦為他們帶來沉重的經濟壓力。由於骨及風濕關節病者會隨着人口老化而增加，預期這些疾病會在未來 10 至 20 年成為導致慢性殘障的主要原因。雖然大部分骨骼毛病與風濕病都沒有根治方法，但正確認識這些疾病，並加以預防和作適當治療，可以減少病人的痛苦，有助降低導致殘障的可能性。

中醫學對風濕病的認識和研究已有二千多年的歷史，並積累了許多獨特有效的治療方法。中醫藥防治風濕病有療效好、副作用小、方法簡便易行而倍受青睞，在風濕病的防治中越來越顯示出其獨特的優勢。

我們始終認為，在與疾病作鬥爭的過程中，科學技術的進步和醫學知識的普及是同等重要的。由於歷史和現實的原因，普通民眾對於醫學知識，特別是中醫學知識的了解是遠遠不夠的。雖然幾千年前我們的先人就已經提出了「不治已病治未病」的著名觀點，但「防重於治」的思想觀念遠未達到深入人心並身體力行的程度。但願此書的問世能對此盡一點微薄之力。

第一部
甚麼是風濕病

一、認識風濕病

中醫對風濕病的認識

風濕病是一種全身性慢性病，主要侵犯關節、肌肉、骨骼及肌腱、韌帶、滑囊、筋膜等軟組織，並可影響到內臟，而關節、肌肉、骨骼系統是風濕病的主要受累部位。據有關資料統計，在中國，最少有 5,000 萬以上的風濕病患者，由於治療難度大，致殘率高，給患者、家庭和社會帶來很大的負擔。本書發揮中醫藥優勢，突出中醫治療特色，對風濕病患者改善症狀，恢復功能，改善預後，提高生活質量，均有重要意義。

歷代醫家對風濕病的認識

風濕病屬中醫痹病的範疇，病因病機為機體正氣不足，衛外失固，邪氣趁虛而入，致使人體氣血凝滯，經絡痹阻，臨床上以四肢關節、肌肉、筋骨的疼痛、麻木、腫脹為主要特徵。

1. 論痹：首見於《內經》之《素問・痹論》，對病因、演變、分類均有明確記載。認為：「風寒濕三氣雜至，合而為痹」、「風氣勝者為行痹，寒氣勝者為痛痹，濕氣勝者為着痹」，並提出了皮痹、肌痹、脈痹、筋痹、骨痹五種體表痹的分類方法。皮痹不已，復感於邪，內舍於肺；肌痹不已，復感於邪，內舍於脾；脈痹不已，復感於邪，內舍於心；筋痹不已，復感於邪，內舍於肝；骨痹不已，復感於邪，內舍於腎，而成為五臟痹。五臟和五體，是內外相合，有機統一的整體，五臟和六腑表裏相合，體表痹不癒，病邪若久留機體不去，日久可內舍於臟腑。

2. 仲景論痹：漢代名醫張仲景在《傷寒論》和《金匱要略》中對痹病進行了專題研究。提出了「汗出感寒」、「熱為濕鬱」、「血虛風擾」、「風濕相搏」為痹病的病因病機，而風濕相搏，痹阻關節，為其核心病機。治療上以祛風除濕，溫經扶陽為主，創立了桂枝芍藥知母湯、桂枝附子湯、甘草附子湯、烏頭湯等有效方劑。

3.《備急千金要方》：首載獨活寄生湯，療效顯著，延續至今，仍為臨床廣泛應用。

4.《太平聖惠方》：另立熱痹一門，治療多用生地、升麻、羚羊角、麥冬、石膏等苦寒及甘寒之藥。尤其是比前人更多地使用了蟲類藥物，如蜈蚣、烏梢蛇、白花蛇、全蠍、地龍之類。

5.《醫宗必讀》：豐富了痹病的治法，概括了痹病的治療原則，依病邪主次不同分別採用祛風、除濕、散寒法，同時治行痹參以補血，治痛痹佐以補火，治着痹合以健脾益氣。有重要的臨床指導意義。

6. 王清任提出瘀血致痹説：指瘀血阻滯經絡，關節筋骨痹痛不已，屈伸不利，日久而為痹。《醫林改錯》所創五大逐瘀湯之一身痛逐瘀湯治瘀血痹，堪稱良方。

7. 葉天士提出「久病入絡」説：治療痹病倡用蟲類藥物入絡搜剔，宣通節竅。並提出「新邪宜速散，宿邪宜緩攻」，「虛人久痹宜養肝腎氣血」的治療大法，對後世有很大影響。

西醫對風濕病的認識

西醫學對風濕病的認識也經歷了漫長過程。「風濕」（Rheuma）一詞最早見於公元前四世紀《希波克拉底全集》（*Corpus Hippocraticum*）有關人體解剖一文中。當時認為人體生命和健康取決於血液、黏液、黃液（黃膽汁）和黑液（黑膽汁）的平衡。如果濕冷黏液下注於內臟、四肢，則會引起疼痛等病變。當時風濕病又是一種病理概念。直到 16 至 17 世紀，拜盧（Baillou）等才將風濕病概念應用到臨床疾病或症候羣與某些綜合症上。

在 19 世紀以前，西醫學對關節炎和風濕病的認識是很模糊的。例如風濕熱和痛風，雖然早在公元前 400 年左右，希波克拉底（Hippocrates）即對這兩種疾病的症狀有過簡要的記載，然而直到二千多年後的 1676 年，西德納姆（Sydenham）才對這兩種疾病作出比較詳細的描述，據記載其對痛風之所以能夠生動地描述，主要是因為西德納姆本人就是一名痛風病患者。

到了 19 世紀，風濕病學才有了比較迅速的發展。人們從臨床症狀、體徵、實驗室檢查等多方面仔細觀察，對體液病理學説及「所有關節炎都是痛風的變種」的學説提出了懷疑。如加羅德（Garrod）發現在痛風病人的血液中尿酸鹽過多，而且這些尿酸鹽以結晶形式還可在關節內沉積下來，這才對痛風病因病理的本質有了正確的認識，從而對該病與其他關節炎有了清楚的區別。1800 年，巴黎醫生博韋（Lander-Beauvais）首次對類風濕關節炎作出了詳細描述。1858 年，英國醫生加羅德第一次提出將該病以類風濕關節炎（Rheumatoid Arthritis）命名，使類風濕關節炎成為一種獨立的疾病。1857 年阿當斯（Adams）在希伯登氏（Heberden）發現骨性關節炎的特性表現——在希伯登氏結節的基礎上，將骨性關節炎與其他關節炎分開。

19 世紀風濕病學的另一進步，是一些醫生嘗試以手術方法治療類風濕性關節炎等風濕類疾病。早在 1887 年，舒勒（Schüller）即開始應用滑膜切除術治療膝關節炎及類風濕關節炎。由於歷史條件的限制，雖然手術方法尚有缺陷，術後關節功能恢復也不甚滿意，但這一大膽的探索無疑為風濕病的治療開闢了一條新途徑，並為當今關節炎外科治療的發展奠定了基礎。

進入 20 世紀，越來越多的風濕類疾病為人們所認識，1933 年瑞典眼科醫生修格蘭氏（Sjögren）報道了原因不明的表現如乾燥性角膜炎、口腔乾燥，並大部分合併類風濕關節炎的一組病例，他不僅詳細介紹了乾燥性角膜結膜炎，而且還注意到唾液腺、口腔及呼吸道黏液腺分泌減少和類風濕關節炎、貧血等全身表現，此後即將此病稱為修格蘭氏綜合症（Sjögren's Syndrome）。1937 年土耳其皮膚科醫生白塞氏（Behçet）報道了以眼前房積膿性虹膜睫狀體炎、復發性口腔黏膜潰瘍和外生殖器潰瘍為主的一組綜合症，並稱之為白塞氏綜合症（Behçet's Syndrome）。這些病名一直沿用至今。目前，風濕病學所涉及的病種已達十大類，150 餘種。

20 世紀以來風濕病學的重大突破，在於揭示了免疫學等基礎學科與風濕病，特別是結締組織的關係。近一個世紀以來，越來越多的風濕病科醫生走進實驗室，與基礎學科研究人員一起，將風濕病的基礎研究推進至分子水平。1940 年挪威免疫學家威拿（Wealer）發現在 70%-80% 的類風濕關節炎中可測定出一種抗體，稱之為類風濕因子（RF）。RF 的發現不僅為類風濕關節炎賦予新的特徵，而且對使用免疫學方法研究風濕病是一個極大的推動。此後，人們對結締組織病有了越來越深入的認識，並多認為其發病與自身免疫反應有關。

20 世紀 60 年代中期，人們對存在於人類白血球和其他組織細胞的細胞膜上的一組抗原 —— 人類白血球抗原（HLA），進行了系統而廣泛的研究，發現其同血型抗原一樣，是由遺傳決定的，受染色體上基因的控制。HLA 系統目前已發現分為 HLA-A 、B 、

C、DR、DQ、DP 等多個位點，其中某些抗原對某些疾病有易感性，如 HLA-B27 陽性者，90% 以上為強直性脊椎炎，萊特綜合症者陽性 60%-80%，銀屑病關節炎者陽性 50%。HLA 系統的發現不僅有助於強直性脊椎炎、Reiter 氏綜合症、牛皮癬性關節炎、腸病性關節炎的診斷，有助於疾病預後的判斷和治療方法的選擇，而且從基因水平提示了遺傳因素很可能與自身免疫性疾病密切相關。免疫學研究的突破對風濕學界的醫生來説是極大的鼓舞，相信在不久的將來對風濕病的認識必將有新的更大的進展。

由於風濕病病種繁多，其中不少疾病的病因、發病機理至今尚未完全清楚，故一直很難簡明扼要地下定義。目前一般認為風濕病是指以骨、關節、肌肉、韌帶、滑囊、筋膜疼痛為主要臨床表現的一大類疾病的總稱。

第二部

常見風濕病的診斷和治療

一、風濕熱

風濕熱（Rheumatic Fever, RF）是鏈球菌感染後引起的一種自身免疫性疾病，可累及關節、心臟、皮膚等多系統。其中導致的關節病變過去稱為「風濕性關節炎」，以多發性、大關節、遊走性關節炎為典型特徵。主要發生在青少年，發病年齡以 5-15 歲多見。中國國內東北和華東地區的發病率較華南地區為高。

臨床表現

(1) 前驅症狀：在典型症狀出現前 1-6 週，可有咽喉炎或扁桃腺炎等上呼吸道感染表現，如發熱、咽痛、頜下淋巴結腫大等。50-%70% 患者有不規則發熱，輕中度發熱較常見，亦可有高熱。半數以上患者前驅症狀輕微或短暫而未注意。

(2) 風濕性關節炎：呈遊走性、多發性關節炎。以膝、踝、肘、肩等大關節受累為主，局部可有紅、腫、熱、痛。關節疼痛很少持續一個月以上，通常在 2 週內消退。無關節畸形但常反覆發作。輕症及不典型病例可呈單或寡關節受累，或累及一些不常見的關節如髖關節、指關節、下頜關節、胸鎖關節、胸肋間關節，後者常被誤認為心臟炎症狀。

(3) 風濕熱的其他表現：除遊走性多發性關節炎外，風濕熱可表現為心臟炎、皮下結節、環形紅斑和舞蹈病。這些表現可以單獨或合併出現。皮膚和皮下組織的表現不常見，通常只發生在已有關節炎、舞蹈病或心臟炎的患者中。

- 心臟炎：輕症患者可僅有無其他原因可解釋的進行性心悸、氣促加重，或僅有頭暈、疲乏等亞臨床型心臟炎表現。竇性心動過速常是心臟炎的早期表現，心率與體溫升高不成比例。重者可出現瓣膜病如二尖瓣狹窄、主動脈瓣關閉不全等。心包炎多為輕度。心臟炎可以單獨出現，也可與其他症狀合併出現。
- 環形紅斑：皮疹為淡紅色環狀紅斑，中央蒼白，時隱時現，驟起，數小時或 1-2 天內消退，常分佈在四肢近端和軀幹。環形紅斑常在鏈球菌感染後較晚出現。
- 皮下結節：為稍硬、無痛性小結節，位於關節伸側的皮下組織，尤其肘、膝、腕、枕或胸腰椎棘突處，與皮膚無黏連，表面皮膚無紅腫炎症改變，常與心臟炎同時出現，是風濕活動的表現之一。
- 舞蹈病：常見於 4-7 歲兒童，為一種不自主的軀幹或肢體動作，面部表現為擠眉眨眼、搖頭轉頸、呶嘴伸舌。肢體表現為各方向無節律的交替動作，激動興奮時加重，睡眠時消失。

- 其他症狀：可出現多汗、鼻衄（即鼻出血）、瘀斑、腹痛等。有腎損害時，尿中可出現紅血球及蛋白。

診斷

(1) 診斷標準

根據 1992 年美國心臟協會修訂瓊斯（Jones）之診斷標準（如表 2.1）。

表 2.1 美國心臟協會修訂瓊斯之診斷標準（1992）

主要表現	次要表現	鏈球菌感染證據
1. 心臟炎	1. 臨床表現	1. 近期患過猩紅熱
(1) 雜音	(1) 既往風濕熱病史	2. 咽拭子培養溶血性鏈球菌陽性
(2) 心臟增大	(2) 關節痛 *	3. ASO 或其他抗鏈球菌抗體增高
(3) 心包炎	(3) 發熱	
(4) 充血性心力衰竭		
2. 多發性關節炎	2. 實驗室檢查	
3. 舞蹈症	(1) 血沉增快，C 反應蛋白陽性，白血球增多，貧血	
4. 環形紅斑	(2) 心電圖 #：PR 間期延長，QT 間期延長	
5. 皮下結節		

* 如關節炎已列為主要表現，則關節痛不能作為一項次要表現。

如心臟炎已列為主要表現，則心電圖不能作為一項次要表現。

(2) 檢查

- **實驗室檢查**：咽拭子培養鏈球菌陽性及抗鏈球菌溶血素「O」（ASO）陽性，提示患者近期內有 A 組乙型溶血性鏈球菌有感染。急性炎症反應物如紅血球沉降率（ESR）和 C 反應蛋白（CRP）在急性期升高。血清糖蛋白電泳 α1 及 α2 增高可達 70%。非特異性免疫指標如免疫球蛋白（IgM、IgG）、循環免疫複合物（CIC）和補體 C3 增高約佔 50%-60%。抗心肌抗體（AHRA）、抗 A 組鏈球菌菌壁多糖抗體（ASP）、外周血淋巴細胞促凝血活性試驗（PCA）陽性也在風濕熱診斷中具有較好的敏感性和特異性。
- **心電圖及影像學檢查**：對風濕性心臟炎有較大意義。心電圖檢查有助於發現竇性心動過速、P-R 間期延長和各種心律失常。超聲波心動圖可發現早期、輕症心臟炎以及亞臨床型心臟炎和心包積液。心肌核素檢查（ECT）可發現輕症及亞臨床型心肌炎。

(3) 鑒別診斷

- **類風濕關節炎**：與本病的區別是關節炎呈持續性，對稱性掌指、近端指間及腕關節等小關節受累為主，晨僵明顯，類風濕因子及抗環瓜氨酸抗體等自身抗體陽性，骨及關節破壞常見，不積極治療常出現關節畸形。

- **病毒性心臟炎**：與本病的區別主要是該病有鼻塞、流涕、流淚等病毒感染前驅症狀，病毒抗體效價明顯增高，有明顯及頑固的心律失常。
- **強直性脊柱炎**：該病有明顯骶髂關節炎、脊柱炎和附着點炎表現，HLA-B27 陽性，有家族發病傾向，而風濕熱通常無上述表現。
- **結核風濕症**：與本病的區別主要是有結核感染史，結核菌素皮試陽性，非類固醇抗炎藥療效不佳，抗結核治療有效。
- **系統性紅斑狼瘡**：與本病的區別主要是該病有特殊的皮疹，如蝶形紅斑，可有腎及血液系統等多系統損害，患者血清中存在高滴度的抗核抗體、抗 ds-DNA 及抗 Sm 抗體等自身抗體。
- **亞急性感染性心內膜炎**：該病有進行性貧血、瘀斑、脾腫大、栓塞，血培養陽性，而風濕熱通常無上述表現。

治療

(1) 一般治療

注意保暖，避免潮濕和受寒。急性關節炎早期應臥牀休息，至血沉、體溫正常後開始活動。有心臟炎者應待體溫正常、心動過速控制、心電圖改善後，繼續臥牀休息 3-4 週再恢復活動。

(2) 鏈球菌感染灶的治療

青霉素類抗生素是首選藥物。對青霉素過敏或耐藥者，可改用大環內脂類抗生素或羅紅霉素。

(3) 抗風濕治療

對風濕性關節炎，首選非類固醇類抗炎藥，常用阿士匹靈，開始劑量為成人 3-4g / 日，小兒 80-100mg/kg / 日，分 3-4 次口服。對心臟炎，一般採用糖皮質激素治療。為防止停用激素後出現反跳現象（病情反覆或加重），可於停用激素前 2 週或更早一些時間加用阿士匹靈，待激素停用 2-3 週後才停用阿士匹靈。抗風濕療程，單純關節炎約為 6-8 週，心臟炎療程最少 12 週，如病情遷延，應根據臨床表現及實驗室檢查結果，延長療程至病情完全康復為止。

(4) 亞臨床心臟炎的處理

既往無心臟炎病史，近期有過風濕熱，無需特殊處理，定期追蹤及堅持長效青霉素預防。對曾患心臟炎或現患風濕性心臟病者如僅有輕微體徵改變而實驗室、超聲波心動圖、心電圖檢查正常者，無需抗風濕治療，繼續追蹤觀察；而如上述檢查變化明顯且無其他原因解釋，可試行兩週的抗風濕治療，實驗室檢查恢復正常，則不需進一步處理，如實驗室檢查仍不正常，可再繼續抗風濕治療兩週後覆查，若仍不好轉，又有可疑症狀及體徵或超聲波心動圖或心電圖改變者，需進行正規抗風濕治療。

(5) 併發症治療

心功能不全，應予小劑量洋地黃和利尿劑；如感染應針對不同病情，選擇有效抗生素；代謝異常及冠心病的治療亦應及時發現和處理。

(6) 中醫辨治風濕熱

風濕熱屬中醫「痹證」範疇，故與熱痹尤為接近。中醫認為其病因病機是由於小兒陽氣未充，或素體陽虛，腠理疏空，風寒濕邪乘虛入侵肌體，搏結於肌肉、關節，致氣血經絡閉阻而發生肌肉酸痛，關節腫痛。感受風濕熱邪，或風寒濕從陽化熱，流注脈絡，以致氣血運行不暢而出現發熱，關節紅腫熱痛。濕熱之邪久而不除，邪氣深犯於脈，隨氣血入經絡，流竄於心，久則心體受累，損其心膜、心絡、心肌，致使心失所主，故見心悸氣短、胸悶。濕熱之邪滯留筋脈，濕阻熱瘀，筋脈失養，致使筋脈拘急不能自控而出現擠眉弄眼，伸舌歪嘴，手舞足蹈。

1. 中醫辨證論治

(i) 風濕熱盛，痹阻經絡證

【症狀】發熱，關節紅腫疼痛，遊走不定，煩躁，多汗，舌淡紅，苔白或黃膩，脈滑數

【治法】疏風清熱，利濕通絡

【方藥】大秦艽湯加減

【主要藥物】秦艽、川芎、當歸、白芍、細辛、羌活、防風、

黃芩、石膏、白芷、白朮、生地黃、熟地黃、茯苓、獨活、甘草。若發熱重，關節紅腫，口渴者，加青黛、知母清熱降火滋陰；若關節腫脹、麻木，肢體沉重者，加薏仁、蒼朮、防己、海桐皮以利濕通絡；若皮膚紅斑，皮下結節較重者加丹參、牡丹皮、桃仁以活血化瘀，通絡消斑；關節疼痛較重者，加地龍、絲瓜絡、忍冬藤宣痹通絡。

(ii) 風寒濕盛，留着關節證

【症狀】關節腫脹疼痛，肢體沉重，活動不便，肌膚麻木不仁，或關節屈伸不利，舌質淡，苔白，脈弦細

【治法】祛風散寒，利濕通痹

【方藥】獨活寄生湯加減

【主要藥物】獨活、桑寄生、秦艽、細辛、桂枝、杜仲、川牛膝、川斷、當歸、赤芍。若關節腫脹者，加革蘚、木通、薑黃利水通絡；肌膚麻木不仁者，加海桐皮、豨薟草祛風通絡。

(iii) 濕熱內侵，心脈受累證

【症狀】關節疼痛，面色蒼白，心悸，氣短，胸悶，乏力自汗，舌淡苔白，脈細弱或有結代

【治法】益氣通脈，養心安神

【方藥】炙甘草湯加減

【主要藥物】炙甘草、人參、生地、桂枝、阿膠、麥冬、麻仁、大棗、生薑。若低熱不退，濕熱留戀不去者，加地骨皮、秦艽、銀柴胡以清退虛熱；心悸少寐者，加遠志、酸棗仁以養心安神；

若有心陽虛衰，可用參附龍牡救逆湯以回陽益氣、救逆固脱。

(iv) 邪犯筋脈，引動肝風證

【症狀】肢體不自主動作，擠眉弄眼，吐舌歪嘴，舌質紅，苔白，脈弦滑

【治法】平肝息風，祛風解痙

【方藥】玉真散加減

【主要藥物】製天南星、防風、白芷、天麻、羌活、白附子。玉真散具有祛風解痙的作用，加用鈎藤、珍珠母、石决明、白芍以平肝息風。

2. 單方驗方

(i) 驗方一

【藥物組成】豨薟草、生白朮各 15 克，薏仁 18 克

【功效】疏風清熱，利濕通絡

【適應症】濕熱蘊結之痹證

【用法用量】水煎，每日一劑，分 3 次服

(ii) 驗方二

【藥物組成】雞血藤 9 克，海風藤 9 克，桂枝 9 克

【功效】祛風散寒，利濕通痹

【適應症】寒濕痹阻之痹證

【用法用量】水煎，每日一劑，分 3 次服

3. 中醫外治法

(i) 針灸

針刺：關節痛常用穴位為肩髃、曲池、外關、後溪、環跳、陽陵泉、絕骨、足三里、膝眼等，每次取 3-5 穴，中強刺激，以瀉法為主，適用於較大兒童；心肌炎常用穴位為間使、神門、郄門、心俞、膻中等。每日一次，10 次為一療程。

艾灸法：常用穴位為肩髃、曲池、外關、後溪、環跳、陽陵泉、絕骨、足三里、膝眼等，採用溫和灸法。用於寒濕性關節疼痛。

(ii) 推拿

發熱重清天河水、開天門、推坎宮；上肢關節痛揉肩井、推三關、揉一窩風；下肢關節痛按揉足三里、掐膝眼、揉崑崙、拿委中。每日一次，10 次為一療程。

(iii) 熱熨法

食鹽 250 克，小茴香 60 克。炒熱後用布包，熱熨關節，每日 1-2 次。用於寒濕痹阻證。

(iv) 薰洗法

方法一：艾葉 9 克，紅花 9 克，透骨草 15 克，川椒 6 克。水煎湯，趁溫薰洗患處關節，每日 3 次。用於風寒濕痹挾有瘀者。

方法二：桑枝 20 克，柳枝 20 克，榆枝 20 克，桃枝 20 克。水煎湯，趁溫薰洗患處關節，每日 2-3 次。用於濕熱痹阻，關節紅腫熱痛者。

4. 食療

(i) **豬腳伸筋湯**：薏仁 20 克，木瓜 20 克，伸筋草 20 克，千年健 20 克，用紗布包好，與豬腳一隻，共放入鍋內，文火煨爛，去渣，不放鹽。喝湯吃肉，分兩餐食用。用於陰虛痹證。

(ii) **薏米絲瓜湯**：薏仁 20 克，薄荷 6 克，絲瓜 50 克。將薄荷煎水，文火燉 10 分鐘，加入絲瓜、薏仁，至熟透，納入調味品即可。用於濕熱蘊結兼有表證者。

二、類風濕性關節炎

類風濕性關節炎（Rheumatoid Arthritis）是一種以關節滑膜炎症為主的慢性全身性自身免疫性疾病。其病理特點為關節腔滑膜炎症、滲液、細胞增殖、肉芽腫形成、軟骨及骨組織破壞，直至關節強直及功能喪失。主要表現為對稱性多發性反覆發作性關節炎，四肢遠端小關節最易受累，初起可表現為關節紅、腫、熱、痛和活動障礙；可導致關節破壞、強直和畸形，並可出現肌肉萎縮。

類風濕關節炎屬中醫「痹病」範疇，急性期為風熱內盛或濕熱內蘊，晚期為寒濕阻絡，肝腎不足。究其病因病機多為素體陰陽氣血不足，風寒濕熱之邪乘虛侵襲，導致氣血痹阻而發病。

病因

(1) 細菌因素

類風濕性關節炎原因，在實驗研究表明 A 組鏈球菌及菌壁有肽聚糖（peptidoglycan）可能為類風濕性關節炎（RA）發病的一個持續的刺激原，A 組鏈球菌長期存在於體內，成為持續的抗原刺激機體產生抗體，發生免疫病理損傷而致病支原體所製造的關節炎，動物模型與人的 RA 相似，但不產生人的 RA 所特有的類風濕因數（RF），在 RA 病人的關節液和滑膜組織中從未發現過細菌或菌體抗原物質，提示細菌可能與 RA 的起病有關但缺乏直接證據，所以類風濕性關節炎原因也不是很明確。

(2) 病毒因素

RA 與病毒特別是 EB 病毒（Epstein-Barr 病毒，人類皰疹病毒）的關係是國內外學者注意的問題之一，研究表明 EB 病毒感染所致的關節炎與 RA 不同。RA 病人對 EB 病毒的反應比正常人強烈，在 RA 病人血清和滑膜液中出現持續高度的抗 EB 病毒——胞膜抗原抗體，但到目前為止，在 RA 病人血清中一直未發現 EB 病毒核抗原或殼體抗原抗體，這可是類風濕性關節炎原因之一。

(3) 遺傳因素

本病在某些家族中發病率較高。在人羣調查中，發現人類白血球抗原（HLA）-DR4 與 RF 陽性患者有關 HLA 研究發現，DW4 與 RA 的發病有關患者中，70%HLA-DW4 陽性患者具有該點的易感基因，因此遺傳可能在發病中起重要作用，這是造成類風濕性關節炎原因的重要因素。

診斷

(1) 症狀體徵

- 持續 1 小時以上的晨僵（> / =6 週）
- 具有 3 處以上關節腫脹（> / =6 週）；關節包括：雙側近端指間關節、掌指關節、腕關節、膝關節、踝關節和蹠趾關節
- 手、掌指關節(MCP)、近位指間關節(PIP) 腫脹(> / =6週)
- 關節對稱性腫脹
- 皮下類風濕結節
- 類風濕因子（RF）陽性
- 手的 X 線變化。手和腕後前位的 X 光片見骨質侵蝕或明顯的骨質疏鬆

以上 7 項當中具有 4 項以上即可診斷為類風濕性關節炎

(2) 輔助檢查

- **實驗室檢查**：類風濕關節炎診斷沒有特異性的實驗檢查，患者可有血沉增快、C 反應蛋白及抗核抗體增高，類風濕因子陽性，血小板計數增高，也可出現正細胞低色素性貧血
- **X 光檢查**：患者手、腕、足關節早期表現為關節附近的局限性骨質疏鬆，關節間隙變窄，後期可有骨質破壞

(3) 功能分級

- **I 級**：可做各種活動
- **II 級**：關節活動中度受限，雖有一個或多個關節不適或活

動受限，但可從事正常活動

- **III 級**：關節活動明顯受限，只能生活自理，但不能從事一般活動

- **IV 級**：臥牀或半臥牀，生活不能自理

(4) 病情進展分級

- **I 級**：骨無破壞性改變

- **II 級**：有肯定的骨質疏鬆，有或無輕度軟骨下骨破壞，可有輕度的關節間隙變窄

- **III 級**：有軟骨或骨破壞，關節畸形，如半脫位，尺側偏斜，但無骨性或纖維性強直

- **IV 級**：同上，但有骨強直

鑒別診斷

- **風濕熱**：多有鏈球菌感染史，為大關節炎改變，紅、腫、熱、痛呈遊走性，常以下肢關節或脊柱受累

- **骨性關節炎**：患者多無鏈球菌感染史，關節活動疼痛加重，類風濕因子陰性，X 光顯示有關節邊緣骨質增生，關節間隙變窄

- **系統性紅斑狼瘡**：可有對稱性關節痛，主要表現為面部紅斑及腎損害，一般無骨侵蝕及畸形。抗 DS-DMA 抗體及 SM 抗體

陽性可資鑒別

- **銀屑病性關節炎**：常為遠端指間關節非對稱性腫痛，X 光下顯示筆帽狀特有骨質改變，並有銀屑病性皮膚病變，也可以有脊柱及骶髂關節病變
- **萊特氏綜合症**：可有尿道炎、關節炎、結膜炎，關節炎多不對稱，呈遊走性，常以下肢關節及脊柱受累
- **結核變態反應性關節炎（Poncet 綜合症）**：可有多關節炎，但本病常有結核病史或活動性結核病灶，常伴低熱，結核菌素試驗陽性，X 光檢查無骨侵蝕及關節畸形

治療

（1）辨證治療

1. 分型論治

（i）行痹

【症狀】四肢關節疼痛，遊走不定，關節屈伸不利，肌肉酸楚，惡風畏寒，或有發熱，舌質淡紅，苔薄白，脈浮或弦

【治法】祛風散寒，溫經通絡

【方藥】防風湯加減。防風 10 克，麻黃 6 克，秦艽 12 克，葛根 15 克，桂枝 10 克，當歸 10 克，川芎 12 克，威靈仙 12 克，

懷牛膝 15 克，炙甘草 6 克

(ii) **痛痹**

【症狀】四肢關節劇烈疼痛，痛有定處，得熱痛減，遇寒加重。關節屈伸不利，活動受限，四肢欠溫，惡風畏寒。舌質淡暗苔薄白，脈弦緊

【治法】溫經散寒，祛風除濕

【方藥】桂枝芍藥知母湯加減。桂枝 10 克，白芍 10 克，知母 12 克，製附子 10 克，麻黃 6 克，防風 6 克，白朮 10 克，炙甘草 6 克，炮山甲 10 克，雞血藤 30 克

(iii) **着痹**

【症狀】四肢關節重着，酸痛腫脹，痛有定處，活動不利，手足沉重，肌肉酸楚，麻木不仁，大便黏滯不爽。舌質暗淡苔白膩，脈濡緩或弦滑

【治法】除濕通絡，驅風散寒

【方藥】薏仁湯加減。生炒薏仁各 15 克，蒼朮、白朮各 12 克，羌活、獨活各 10 克，防風 9 克，桂枝 10 克，生麻黃 6 克，川芎 20 克，僵蠶 10 克，白芥子 10 克

(iv) **濕熱痹**

【症狀】四肢關節腫脹灼熱，活動後加劇，痛不可觸，得冷稍舒。肌肉酸楚疼痛，或有身熱、肌膚紅斑。舌質暗紅苔黃膩，脈弦滑數

【治法】清熱利濕，通絡止痛

【方藥】四妙散合宣痹湯加減。蒼朮 10 克，黃柏 10 克，生薏米 15 克，懷牛膝 12 克，連翹 12 克，滑石（先煎）30 克，忍冬藤 15 克，防己 10 克，蠶砂 12 克，赤小豆 30 克，腫節風 15 克

（v）尪痹

【症狀】病程日久，關節腫大冷痛，僵直畸形，屈伸不利。腰膝酸軟，畏寒喜暖，骨蒸潮熱，倦怠乏力，近關節處肌肉萎縮，女子月經不調，男子遺精陽萎。舌質淡暗或有瘀斑，苔薄白或薄黃，脈沉弦兩尺弱

【治法】補腎溫陽，化瘀通絡

【方藥】補腎祛寒治尪湯。補骨脂 12 克，淫羊藿 10 克，骨碎補 10 克，製附子 10 克，熟地 12 克，續斷 15 克，桑寄生 15 克，桂枝 10 克，赤芍、白芍各 12 克，獨活 12 克，懷牛膝 10 克，知母 10 克，威靈仙 10 克，龜鹿二仙膠 6 克

2. 兼證論治選藥示例

（i）行痹

疼痛部位偏上，以肩、肘、腕關節疼痛為主：桑枝、威靈仙、片薑黃、桂枝、松節、烏梢蛇；下肢關節疼痛為主，髖、膝、踝關節疼痛明顯：杜仲、牛膝、獨活、鹿銜草、木瓜、防己；腰痛：金毛狗脊、杜仲、川斷、桑寄生；關節遊走竄痛明顯：蘄蛇、白花蛇、川芎、蜈蚣、當歸、赤白芍。

(ii) 痛痹

陰寒內盛，疼痛劇烈：生麻黃、細辛、元胡、白芷、桂枝、附子、乾薑；陽虛寒凝，關節冷痛，形寒肢冷，四肢不溫：鹿角片、仙茅、淫羊藿、肉蓯蓉、杜仲、狗脊；寒凝血瘀，關節刺痛、冷痛，皮膚紫暗：雞血藤、劉寄奴、鬱金、薑黃、川芎、當歸。

(iii) 着痹

濕邪困脾，脘痞腹脹，大便溏瀉，噁心嘔吐：蒼朮、陳皮、炒薏仁、厚朴、扁豆花、荷葉、蠶砂；濕邪留著，關節腫脹明顯：僵蠶、白芥子 10 克，土茯苓、川萆薢、生薏仁、木瓜。

(iv) 熱痹

關節紅腫明顯，口乾口渴，汗出，便秘：生石膏（先煎）、連翹、桑枝、忍冬藤、生地、白花舌蛇草；高熱不退，體溫持續在攝氏 38 度以上：寒水石、柴胡、黃芩、羚羊角粉；皮膚發斑或見風濕結節：赤芍、炒荊芥、當歸、丹參、紫草。

(v) 濕熱痹

關節腫脹明顯，血沉快，C 反應蛋白升高：土茯苓、桑枝、白芥子、僵蠶、萆薢、蒲公英；胸悶心悸，心前區疼痛：連翹、苦參、丹參、五加皮、降香。

(vi) 瘀血痹

疼痛夜間加重：蘇木、劉寄奴、全蠍、炮山甲、元胡、白芷；關節疼痛腫脹，陰雨天加重：白芥子、僵蠶、夏枯草、浙貝母、半夏、製天南星。

(vii) **尪痹**

瘀血徵象明顯，關節紫暗、刺痛，舌有瘀斑瘀點：蘇木、製乳沒、皂刺、全蠍、血竭；骨質疏鬆，關節嚴重變形：透骨草、尋骨風、狗脊、鹿角膠。

(2) 專方治療

1. **桂枝芍藥知母湯**（《金匱要略》）

【材料】桂枝 12 克，白芍 12 克，麻黃 6 克，白朮 12 克，知母 12 克，防風 12 克，炮附子 6 克，生薑 6 克，炙甘草 6 克

【製法】水煎服，日 1 劑

【功效】治療類風濕性關節炎，表現為風濕痹阻，化熱傷陰，寒熱錯雜

2. **烏頭湯**（《金匱要略》）

【材料】麻黃 9 克，芍藥 9 克，黃耆 15 克，製川烏 12 克，甘草 6 克

【製法】水煎服，日 1 劑

【功效】治療痹阻關節，關節冷痛，屈伸不利

3. **蠲痹湯**（《百一選方》）

【材料】羌活 12 克，薑黃 9 克，當歸 12 克，炙黃耆 15 克，赤芍 12 克，防風 12 克，生薑 6 克，炙甘草 6 克

【製法】水煎服，日 1 劑

【功效】治療風濕痹痛

4. **三痹湯**（《婦人良方》）

【材料】續斷 15 克，杜仲 15 克，防風 12 克，桂心 12 克，細辛 6 克，人參 10 克，茯苓 15 克，當歸 12 克，白芍 15 克，黃耆 15 克，懷牛膝 12 克，秦艽 12 克，生地黃 12 克，川芎 12 克，獨活 12 克，甘草 6 克

【功效】用於氣血凝滯，手足拘攣等症

5. **獨活寄生湯**（《備急千金要方》）

【材料】獨活 15 克，桑寄生 15 克，秦艽 12 克，防風 12 克，細辛 3 克，當歸 12 克，赤芍 12 克，川芎 12 克，生地黃 12 克，杜仲 12 克，牛膝 12 克，人參 12 克，茯苓 15 克，桂心 12 克，甘草 9 克

【功效】主治痹證日久，肝腎兩虛，氣血不足之證

6. **羌活勝濕湯**（《內外傷辨惑論》）

【材料】羌活 15 克，獨活 15 克，川芎 12 克，蔓荊子 12 克，防風 12 克，藁本 12 克，甘草 9 克

【功效】治療風濕初起，邪在肌表

(3) 針灸治療

根據不同關節及部位選擇主穴及配穴。常用主穴有：大椎、天柱、風池、曲池、曲澤、手三里、陽池、外關、陽溪、腕骨、合谷、身柱、腰俞、環跳、膝眼、陽陵泉、梁丘、崑崙、丘墟、解溪、照海。

配穴：風勝配風池、血海、膈俞；寒勝配腎俞、關元；濕勝

配足三里、商丘；熱勝配大椎、曲池、合谷。

(4) 中藥薰浴治療

在一定的溫度下，中藥的有效成分隨蒸氣滲入關節皮膚，達到祛風散寒，活血止痛的作用。適用於風寒濕痹。

(5) 物理治療

根據各個關節所處的病理階段及不同症候，選擇適當的方法：醋離子導入療法，超短波、微波療法，音頻電療，溫泉或礦泉水浴療法等。

(6) 鐳射針刀治療

鐳射針刀治療是在鐳射灸和針刀療法的基礎上應用的一種集鐳射、針灸、閉合性手術為一體的綜合療法。具有消炎止痛、改善局部血液循環、剝離組織黏連、消除炎性肉芽組織、可分解關節周圍攣縮軟組織的作用。從而改善關節功能，並有良好的止痛作用。

(7) 運動療法

在病情允許的情況下，可適度進行運動。其優點是可以改善血液循環及代謝，增強體質與毅力，改善和恢復關節運動功能，預防關節骨質疏鬆和肌肉萎縮，減少關節強直與畸形。但要注意避免「過猶不及」。正確的方法是急性發作期以臥牀休息為主，加強營養，使腫脹關節處於功能位置。炎症靜止期則應該進行功能鍛煉。活動量應由小到大，時間逐漸增加，循序漸進。還可以融入平時的工作和生活中，如日常生活活動訓練、職業技能訓練、工藝製作訓練等，以改善和增強生活、學習和勞動能力。可根據自身情況進行如下鍛煉方法：

1. 關節活動操

每日睡前和起牀後進行，每個動作至少做 10 次。

(i) 頸部運動：放鬆頸部，頭向上下運動；慢慢向左右移動；頭向兩側屈，耳朵盡量貼向肩部。

(ii) 肩部運動：向前後、左右、上下各方向活動肩關節，做圓形運動；雙手握在一起放在頭後，雙肘盡量向後拉。

(iii) 手腕運動：手腕上下、左右活動。

(iv) 手指運動：手指分開、並攏、屈曲、伸直；拇指與其他手指一個一個對指。

(v) 下肢運動：分別活動髖關節、膝關節、踝關節、腳趾關節，方法與上類似。

2. 推薦運動項目

(i) 散步與慢跑。這是一般人容易堅持的行之有效的健身方法，散步與慢跑的時間由短到長。

(ii) 太極拳、太極劍、五禽戲、氣功等傳統健身武術。

(iii) 游泳及健身操等。

(8) 自我保健按摩

保健按摩對類風濕性關節炎患者具有改善肌肉、皮膚的血液和淋巴循環，緩解肌肉痙攣，可分解關節囊和周圍組織的攣縮、黏連，增加關節活動度等作用。具體操作如下：用手中間三指按揉風池穴、大椎穴各 1 分鐘，雙手伸於頸後十指交叉，掌根壓頸部兩側數次。一手拇指、食指對壓內關、外關穴，拇指、食指拿合谷各 1 分鐘，摩揉中脘、水分、關元各 1 分鐘。雙手掌自上而下搓腰骶部，雙手握拳用拇指關節突起部點按脾俞、腎俞、大腸俞各 1 分鐘。根據不同關節和不同症狀隨症加減。

(9) 西醫治療

1. 非類固醇類抗炎藥（一線藥物）：阿士匹靈、布洛芬、芬布芬、雙氯滅痛、奥貝、奈丁美酮等，可根據病情選用。

2. 病情緩解藥（二線藥物）：金製劑、青霉胺、免疫抑製劑（環磷醯胺、硫唑嘌呤、甲氨蝶呤），或與非類固醇類藥物配合使用。

3. 腎上腺皮質激素（三線藥物）可早期與二線藥物、一線藥物聯合使用，或用於 RA 急性發作期。一般小劑量使用（5-10mg/d）必要劑量，然後減至最小維持量（<7.5mg/d）。

預防與調護

由於本病的病因病機尚未完全闡明，所以迄今尚無明確的預防措施。中醫學早就有「治未病」的觀點。強調了預防的重要性和必然性。預防如下：

(1) 預防和控制感染

相當一部分類風濕關節炎是在患了扁桃腺炎、咽喉炎、鼻竇炎、慢性膽囊炎、齲齒（即蛀牙）等感染性疾病之後而發病的。這是由於人體對這些感染的病原體發生了免疫反應而引起本病。所以，預防和控制感染是防止罹患類風濕性關節炎的重要措施之一。

(2) 注意勞逸結合

中醫認為，起居有常，不妄作勞是強身健體的主要措施。過度勞累，耗傷正氣，風寒濕邪可乘虛而入。臨床上，有些類風濕性關節炎病人的病情雖然得到控制，處於恢復期，但往往由於勞累而加重或復發，所以，活動與休息要適度。另外，有些職業需要在水濕陰冷的環境中，如井下、水中、露天作業等，一定要注意作好保護，不可在身熱汗出之時入水洗浴。墊褥、蓋被等要勤洗勤曬，以保持清潔和乾燥，出汗之後勿受風吹，內衣汗濕之後應及時更換。

(3) 起居有常，避免風寒濕邪侵襲

大部分病人發病或復發前都有汗出當風受涼、接觸冷水等病史。這些因素在本病的發生發展過程中起着重要作用。冬春季節是類風濕性關節炎的多發時期，所以，要防止受寒、淋雨及受潮，關節處要注意保暖，不穿濕衣、濕鞋、濕襪等。夏季暑熱當令，不要貪涼飲冷。在類風濕性關節炎病人中，因睡臥石板、水泥地面或長期涼水浸泡而發病者不在少數。秋季氣候乾燥，天氣轉涼，要防止涼燥邪氣侵襲。冬季寒風刺骨，注意保暖禦寒尤為重要。

(4) 加強鍛煉，增強體質

採用適合自己的方式方法如體操、氣功、太極拳、散步等，經常進行身體鍛煉，可以增強體質，提高自身的抗病能力。凡經常堅持身體鍛煉的人，較強壯，很少生病，其抵禦風寒的能力也比一般沒經過鍛煉者強得多。《內經》所説：「正氣存內，邪不可干；邪之所湊，其氣必虛」就是這個道理。

(5) 保持正常的心理狀態

精神情緒因素對本病有一定的影響。精神刺激，過度悲傷，心情抑鬱是誘發和加重本病的原因之一。現代免疫學研究證明，機體的免疫功能同樣受神經和內分泌因素的調節。因此，保持正常的心理狀態，對維持機體的正常免疫功能是極為重要的。中醫學認為，七情（喜、怒、憂、思、悲、恐、驚）內傷，能影響臟腑的正常功能，導致氣機升降失調，氣血功能紊亂，抗病能力下降，易受外邪侵襲而發病。

(6) 早診斷、早治療

雖然本病的致殘率比較高，但如果獲得早期診斷和及早治療，仍可控制其發展甚至治癒。所以，普及本病的相關知識，醫生和患有關節腫痛的病人對本病有足夠的警惕，就能提高診療水平，控制病情發展，減少致殘率和保護勞動能力。

(7) 受損關節的保護

1. 保護關節的原則

(i) 避免過度強烈地使用小關節。關節發炎時，會變得不穩定，更容易受損傷，用力的時候，小關節如手指關節就更易變形。

(ii) 避免關節長時間保持一個動作。如不要長時間站立；坐下時，應經常變換姿勢、轉換雙腳的位置，舒展下肢的筋骨；應避免手指長時間屈曲，如寫字、編織、打字、修理，應不時停下來休息，舒展一下手指。

(iii) 避免（令）關節長時間變形。無論在睡眠、走路或坐下時，都要保持良好姿勢。如坐下時，膝關節不要過分屈曲，雙足應平放在地上。

(iv) 避免過度消耗體力。要注意盡量減少工作和日常生活中的體力消耗，安排好工作程序，盡量使用工具，以減少彎腰、爬高、下蹲等動作。搬物品時，可使用手推車，節省體力。

2. 日常生活與關節保護

早期如能積極配合正規治療，多數患者可以保持較好的關節功能，生活能自理，並能工作。晚期病人出現某種殘疾時，關節功能受到影響。此時日常生活活動，包括衣、食、住、行所必須的動作和技巧，是康復治療的重要內容。病人的日常生活活動訓練的目的，是為了使病殘者無論在家庭或社會，都能夠不依賴他人而獨立生活。包括起牀、穿脫衣服、洗漱、清潔、飲食、如廁、上下樓梯、平地步行、乘坐輪椅、使用枴杖及自助裝置、收拾牀鋪、開關電燈等，要維持獨立生活，這些動作不可缺少。當病人經過努力，完成這些動作時，在心理上就可以建立起獨立生活的信念，對康復治療充滿信心，以取得治療的成功。對於肢體有不同程度殘疾的病人，要特別注意以下細節：

(i) 起牀：有困難時，可用繩梯幫助；

(ii) 洗澡：洗不到背部時，可用長柄刷；手拿不穩肥皂時，可改用沐浴液；拿浴巾有困難時，可在浴巾兩端縫上提手，套在手上；

(iii) 如廁：坐廁兩旁的牆壁上可安裝扶手幫助起身；

(iv) 穿衣：可用輔助器具幫助穿衣、穿襪、穿鞋；

(v) 用餐：勺柄可加粗，便於使用；

(vi) 洗漱：用長柄式水龍頭；避免以手指用力洗頭，可使用洗頭刷；避免用手指擠牙膏，應使用手掌按壓；

(vii) 取物：避免以手指用力使用衣夾、指甲鉗、噴霧劑，避免用一兩隻手指拉抽屜；避免用手指提起水壺；

(viii) 開門：粗大的鑰匙可保護手指關節，應盡量配備粗大鑰匙開門。

(8) 飲食調護

1. 飲食宜忌要重視

對曾經明顯誘發和加重病情的食物應該避免食用，以下食物可能加重症狀：

(i) **高脂肪類**：脂肪在體內氧化過程中，能產生酮體，而過多的酮體，對關節有較強的刺激作用，故患者不宜多吃高脂肪類食物，如乳製品、肥肉等，炒菜、燒湯時也宜少放油。

(ii) **海產類**：病人不宜多吃海產品，如海帶、海參、海蝦、海魚等，因其中尿酸含量較高，被人體吸收後，會在關節中形成尿酸結晶，使關節症狀加重。

(iii) **過酸、過鹹的食物**：如白酒、白糖及雞、鴨、魚、肉、蛋等酸性食物攝入過多，超過身體正常的酸鹼值，會使體內酸鹼度呈暫時偏離，乳酸分泌增多，且消耗體內一定量的鈣、鎂等離子，而加重症狀。同樣，若吃過鹹食物如鹹菜、鹹蛋、鹹魚等，會使體內鈉離子增多，而加重患者的症狀。

(iv) **避免過量食用刺激性食物**：如辣椒、胡椒、芥末、咖喱等，尤其是急性期病人及陰虛火旺型病人最好忌食。

(v) **不宜過量飲酒**：中醫認為酒性甘溫，適量飲用能祛風散寒，但長期過量飲用易助濕生熱。所以若病人伴有寒濕表現時，可飲用一些藥酒。而有濕熱徵象者，則不適宜飲酒。

2. 飲食結構應合理

由於類風濕性關節炎病人長期處於慢性消耗狀態，因此，要注意改善病人的營養攝入，促進病人的食慾。要注意選擇優質蛋白、高維他命和易消化的食物，還應注意菜餚的色、香、味，也可以調節飲食的量或次數，以供給足夠的熱量。

3. 食療藥膳

食療具有食用方便、可長期服用而無毒副作用的特點，特別適用於類風濕性關節炎這種慢性疾病。

(i) 苦瓜、苦菜、絲瓜、馬齒莧等，具有清熱解毒的功效，可以緩解局部發熱、疼痛等。

(ii) 山藥、扁豆、薏米、茯苓，具有健脾袪濕的功效，可用於緩解關節腫脹。

(iii) 香菇、草菇、平菇、黑木耳、牛肝菌等具有調節人體免疫力的作用，可以緩解局部紅腫熱痛等症狀。

(iv) 多種水果、蔬菜如蘋果、梨、桃、哈密瓜、紅蘿蔔、白菜、芹菜等，可以滿足人體對維他命、微量元素和纖維素的需求，同時具有改善人體新陳代謝的功能，可起到清熱解毒、消腫止痛的作用，從而緩解局部的紅腫熱痛症狀。

(9) 常用藥膳

1. 赤小豆薏米忍冬湯

【材料】赤小豆 50 克，薏米 50 克，忍冬籐 30 克

【製法】赤小豆和薏米洗淨，加水適量，煮至豆將熟，加忍冬籐（布包），繼續煮至米、豆開花，去藥包，調味後飲湯食豆和薏米，亦可佐餐

【功效】清熱利濕，宣痹止痛

【適應症】濕熱痹。症見關節僵硬或灼熱疼痛，或伴發熱等

2. 桑枝燉老母雞

【材料】老桑枝 100 克，老母雞 1 隻（500 克左右），黃酒 50 克，薑片 10 克

【製法】老母雞洗淨切塊，桑枝搗碎，裝於紗布袋中，紮緊。

同放於砂鍋中，注入適量清水，燒開後，撇去浮沫，加入薑片和黃酒，文火燉至酥爛。撈出藥袋後，下鹽，淋上麻油。分 1~2 次趁熱食肉飲湯

【功效】祛風除濕

【適應症】風濕痹證。症見關節疼痛，遊走不定，重着麻木

3. 巴戟牛膝鹿筋湯

【材料】巴戟天 30 克，懷牛膝 30 克，鹿筋 100 克，紅棗 5 枚，枸杞子 15 克

【製法】將鹿筋用清水浸軟，並放入開水中煮 10 分鐘左右。去除腥味，巴戟天、牛膝、紅棗及枸杞子用布袋包好，同時放入鍋內，加清水適量，大火煮開後，改文火燉 2 小時至鹿筋熟爛，調味後隨量服用

【功效】補腎溫陽，強壯筋骨

【適應症】尪痹。症見周身疼痛，骨節變形，下肢痿軟，行動不便者

三、骨關節炎

骨關節炎（Osteoarthritis, OA）是由於老年或其他原因，如創傷、關節的先天性異常、關節畸形等引起關節軟骨的非炎症性退化性變及關節邊緣骨贅（即骨質增生，俗稱骨刺）。臨床可產生關節疼痛、活動受限和關節畸形等症狀。骨關節炎的名稱極多，如肥大性骨關節炎、退行性關節炎、變性性關節炎、增生性骨關節炎或骨關節病等。骨關節炎以手的遠端和近端指間關節，膝、肘和肩關節以及脊柱關節容易受累，而腕、踝關節則較少發病。中醫學屬於痹證、腰腿痛、歷節風、鶴膝風等範疇。

臨床流行病學研究

世界衛生組織（WHO）統計，50 歲以上人羣中，骨關節炎的發病率為 50%；55 歲以上的人羣中，發病率為 80%。在中國，骨關節炎的發病情況約佔總人口的 10%，超過 1 億人。1990 年，中國只有 4,000 多萬骨關節炎患者，2000 年已達到 8,000 萬，如今患者人數達到了 1 億多人。根據 WHO 預測，到 2015 中國骨病患者將達到 1.5 億，中國將成為世界骨關節炎患病人數最多的國家之一。

臨床表現

(1) 疼痛：疼痛是該病的主要症狀，也是導致功能障礙的主要原因。特點為隱匿發作、持續鈍痛，多發生於活動以後，休息後可以緩解。隨着病情惡化，關節活動可因疼痛而受限，甚至休息時也可發生疼痛。睡眠時因關節周圍肌肉受損，對關節保護功能降低，不能和清醒時一樣限制引起疼痛的活動，患者可能會痛醒。

(2) 晨僵和黏着感：晨僵提示滑膜炎的存在。但和類風濕關節炎不同，時間比較短暫，一般不超過 30 分鐘。黏着感指關節靜止一段時間後，開始活動時感到僵硬，如黏住一般，稍活動即可緩解。上述情況多見於老年人，以下肢關節為甚。

(3) 其他症狀：隨着病情進展，可出現關節攣曲、不穩定、休息痛、負重時疼痛加重。由於關節表面吻合性差、肌肉痙攣和收縮、關節囊收縮以及骨刺等引起機械性閉鎖，可發生功能障礙。

病因

骨性關節炎，多在已有局部病因基礎上引起的軟骨退變基礎上而發生。常見的因素如下：

1. 過往有關節感染：如患急性或慢性化膿性關節炎、關節結核、類風濕關節炎等疾病後，由於軟骨已受到不同程度損傷，而繼發本病。

2. 關節內骨折：過往做過關節手術或外傷是產生骨性關節炎的病理基礎。隨着年齡增長，組織變性，軟骨及關節內容物的耐應力降低，造成關節不穩，致使軟骨面與關節囊、韌帶的附着處發生代償性或保護性骨質增生。

3. 關節發育不良：先天性髖關節脱位或半脱位，肢端肥大症， Perthes 病等。

4. 關節外畸形：其引起的關節面負重線不正，如佝僂病後遺膝內翻或膝外翻，鄰近關節骨折復位後對線欠佳引起的關節面歪斜。

5. 關節不穩定：如韌帶、關節囊鬆弛。

6. 醫源性：如長期服用糖皮質激素或關節內注射激素，引起關節軟骨剝脱病。

7. 肥胖超重：中年以後，體重對膝關節骨性關節炎的發生有重要的影響，特別是症狀出現以前的 8-12 年。隨着年齡增長，應避免超重。減肥有助預防骨性關節炎的發生；體重減輕 5 公斤，即可減低 50% 發展成為膝關節骨性關節炎的概率。

8. 肌肉無力：股四頭肌無力的病者可能比正常人更容易出現膝關節骨性關節炎，主要原因是膝關節的異常應力。

9. 關節過度使用：過度使用某些關節可能會增加骨性關節炎的風險。如膝關節曾損傷的足球運動員，患病率會較高，常年從事低頭、彎腰、久站等工作，致使氣血、筋脈運行不利，肌肉骨骼營養障礙，因而產生骨質增生，也較易出現骨性關節炎。

總之，骨性關節炎的發病非單一因素所致，是多種因素相互作用的結果。

臨床診斷

(1) 診斷標準

各項骨性關節炎的分類標準（1995 年美國風濕協會修訂）如下：

1. 膝關節骨關節炎分類標準

(i) 臨床

1. 前月大多數時間有膝痛

2. 有骨摩擦音

3. 晨僵時間 < 30min

4. 年齡 > 38 歲

5. 有骨性膨大

滿足以上 1+2+3+4 條，或 1+2+5 條，或 1+4+5 條者可診斷為膝骨性關節炎診斷。

(ii) 臨床 + 實驗室 + 放射學

1. 前月大多數時間有膝痛

2. 骨贅形成

3. 關節液檢查符合骨關節炎

4. 年齡 > 40 歲

5. 晨僵時間 < 30min

6. 有骨摩擦音

滿足以上 1+2 條、1+3+5+6 條，或 1+4+5+6 條者可診斷為膝骨性關節炎。

2. 髖骨關節炎分類標準

(i) 臨床

1. 前月大多數日有髖痛

2. 內旋 <15°

3. 血沉 <45mm/h

4. 屈曲 <115°

5. 內旋 > 15°

6. 晨僵時間 < 60min

7. 年齡 > 50 歲

8. 內旋時疼痛

滿足以上 1+2+3 條、 1+2+4 條，或 1+5+6+7+8 條者可診斷為髖骨關節炎。

(ii) 臨床 + 實驗室 + 放射學

1. 前月大多數日子有髖痛

2. 血沉 <20mm/h

3. X 光片有骨贅形成

4. X 光片髖關節間隙狹窄

滿足 1+2+3 條、 1+2+4 條，或 1+3+4 條者可診斷為髖骨關節炎。

3. 手骨關節炎的分類標準（臨床標準）

1. 前月大多數時間有手痛、發酸、發僵

2. 10 個指定的指間關節中有硬性膨大的 > 2 個

3. 掌指關節腫脹 > 2 個

4. 遠端指間關節硬性組織肥大 > 2 個

5. 10 個指定的關節中有畸形的 > 1 個

滿足 1+2+3+4 條或 1+2+3+5 條可診斷為手骨關節炎。

(2) 檢查

1. 該病患者血尿常規檢查和血沉、黏蛋白、類風濕因子等均在正常範圍。滑膜液檢查色澤、透明度及黏蛋白凝塊試驗正常，白血球計數為（0.2-2.0）$\times 10^9$/L，鏡檢無細菌或結晶，但可見到軟骨碎片和纖維，從碎片的數目可粗略估計軟骨退化程度。

2. X 光片：一般有典型表現，主要為關節間隙狹窄，軟骨下骨質硬化，邊緣唇樣變及骨贅形成，關節周圍骨內囊狀改變等。在脊柱除上述改變外，如髓核突出至上下椎體內形成軟骨下結節，即所謂許莫氏結節（Schmorl's nodes），有時須與脊椎佔位性病變鑒別。

3. CT 和 MRI 檢查：能清晰顯示關節病變，椎間盤突出，MRI 還可發現軟骨破壞、韌帶病變、滑囊炎、滑膜病變等，大大提高了骨關節炎的早期診斷率。

鑒別診斷

- **類風濕關節炎**：多發生於年輕女性，首發症狀多為對稱性小關節疼痛、腫脹及晨僵。常伴有全身不適和乏力。一般從四肢遠端的小關節開始，然後發展到慢性持續性對稱性多個關節炎。常被累及的部位有雙手腕、掌指及近端指間關節，其他關節如肘、肩、膝、踝、腳趾關節等也易被累及。

- **強直性脊柱炎**：多在 40 歲以前發病，男性多於女性。病人一般早期出現下腰部及臀部疼痛，晚期可發生脊柱強直，活動受限，髖關節亦常受累，有時症狀與骨關節炎相似。關節疼痛常始於下肢大關節如髖、膝、踝等，多為非對稱性。骶髂關節病變是其突出的表現之一。X 光表現和骨關節炎有明顯不同。

治療

(1) 一般治療

1. 宣傳防病知識、保護關節

首先要讓患者對該病有所認識，體育鍛煉要循序漸進，防止關節過度運動和負重，避免關節機械性損傷。嚴重時應停止活動或以石膏固定，以防畸形。減輕體重，使用把手、手杖以減輕受累關節負荷。與職業有關者，應調換工作。進行有關肌肉羣的鍛煉，可保持和改善關節活動，增強關節的穩定性。

2. 物理療法

熱療、水療、紅外線、超短波、電刺激等均可增強局部血液循環、緩解肌肉緊張，減輕疼痛等症狀。牽引療法對頸椎病神經根型患者效果較好，可以鬆弛肌肉，緩解疼痛，並能防止神經根相鄰的組織形成黏連，但須在專科醫生指導下進行。

3. 推拿和中藥

中國醫學的推拿、針灸治療在減輕骨關節炎症狀方面有明顯效果。中藥貼劑可活血止痛，有時亦有良效如鎮骨驅風貼。

(2) 藥物治療

1. 改善症狀的藥物

鎮痛劑如撲熱息痛有鎮痛作用，但抗炎作用弱。非類固醇體抗炎藥（Nonsteroidal anti-inflammatory drugs, NSAIDs）有抗炎止痛的特點，用藥後可減輕關節疼痛，改善關節活動度。

2. 糖皮質激素

不宜全身用藥，僅在於其他治療無效，關節有急性炎症發作表現或有關節周圍滑膜炎、肌膚炎等可給予關節腔內或病變部位局部注射。不宜反覆使用。同一部位二次注射間隔時間至少在 3 個月以上。

3. 使用軟骨保護劑

可緩解症狀，維持和恢復關節功能。如聚氨基葡萄糖（Glycosaminoglycan）。

4. 黏彈性補充療法（Viscosupplementation）

是向關節腔內注射大分子量的透明質酸（Hyaluronic Acid, HA）溶液，減輕滑膜炎症，軟骨破壞和改善關節功能，阻斷局部病變的惡性循環。

(3) 外科治療

根據病情採用關節鏡下關節沖洗、骨軟骨移植、軟骨細胞或間質幹細胞移植；關節畸形嚴重者可採取截骨矯形術；關節破壞、功能障礙嚴重者可行關節置換。

(4) 中醫治療

中醫對於關節炎病因病機的闡述最早見於《內經》,《素問・痹論》指出:「風、寒、濕三氣雜至,合而為痹也。其風氣勝者為行痹,寒氣勝者為痛痹,濕氣勝者為着痹也」,「所謂痹者,各以其時重感於風寒濕之氣也」。除此之外,《素問・痹論》還認為「所謂飲食居處,為其病本」,痹病的產生又與飲食和生活環境有關。而在《素問・評熱病論》中曰:「風雨寒熱,不得虛邪,不能獨傷人」,「不與風寒濕氣合,故不為痹」。可見古人對於關節炎的發病既看到了外部因素,同時也意識到它的內因,概括地說,風、寒、濕、熱邪是關節炎發生和發展的外部條件,而素體虛弱,正氣不足才是其發病的內在原因。

中醫對於關節炎治療的理論認為「風寒濕邪,痹阻經脈,致使經脈不通,不通則痛」,所以中藥治療即當以祛風散寒、解痙通絡、活血化瘀為目的,同時亦須溫腎助陽、扶正固本,以達強筋壯骨,根除關節炎症之功效。

1. 中醫辨證論治

(i) 肝腎虧虛、痰瘀交阻證

【症狀】關節僵硬冷痛,腫脹肥厚感,痿軟無力。形寒肢冷,舌淡胖,苔白滑膩,脈滑或弦細

【治法】補益肝腎,活血化痰

【方藥】右歸丸加活絡丹

(ii) 脾腎兩虛、濕注關節證

【症狀】關節酸痛或有腫脹，活動後或陰雨天加重。肢體麻木，面色少華，食少便溏，舌淡，苔滑膩，脈浮弦無力

【治法】祛風除濕，健脾助運

【方藥】獨活寄生湯加減

(iii) 肝腎不足、筋脈瘀滯證

【症狀】關節疼痛如刺，痛有定處而拒按，或脛軟膝酸活動不利，病情反覆不癒。舌紫暗，或有瘀斑，脈弦澀

【治法】補腎活血，通絡止痛

【方藥】骨刺丸加減

2. 中成藥

對骨關節炎有效的中成藥主要有天年骨泰、風濕骨痹膠囊、抗骨增生片、獨活寄生丸、骨刺丸等。

3. 針灸

(i) 上肢：曲池、外關、合谷、陽池、陽溪、陽谷等。

(ii) 下肢：環跳、秩邊、風市、陽陵泉、豐隆、懸鐘等。

(iii) 頸背腰：夾脊穴、風池、百勞、大椎、腎俞等。

可用溫針，或加灸、拔火罐、TDP（電磁波治療儀，俗稱「神燈」）或紅外線燈照射，亦可用磁場效應治療儀熱敷。

(5) 飲食治療

骨關節炎常用食療方法有：

1. 三七丹參粥

【材料】三七 10-15 克，丹參 15-20 克，雞血藤 30 克，白米 300 克

【製法】洗淨，加入適量清水煎煮取濃汁，再把白米加水煮粥，待粥將成時加入藥汁，共煮片刻即成。每次隨意食用，每日 1 劑

【功效】活血化瘀，通絡止痛。主治瘀血內阻，經脈不利的關節疼痛

2. 三七燉雞

【材料】雄烏雞 1 隻，三七 6 克，黃耆 10 克

【製法】三七和黃耆納入雞腹內，加入黃酒 10 毫升，隔水小火燉至雞肉熟。用醬油隨意蘸食，隔日 1 次

【功效】溫陽，益氣，定痛。主治膝關節炎，證屬陽氣不足者

3. 豬腎粥

【材料】豬腎 1 對，人參 6 克，核桃肉 10 克，白米 200 克

【製法】取豬腎 1 對洗淨切片，人參、核桃肉與白米，加適量水共煮成粥，隨意服用，每日 1 劑

【功效】祛風除濕，補益腎氣。主治膝關節炎，證屬腎氣不足者

4. 防風粥

【材料】防風 12 克，蔥白兩根，白米 60 克

【製法】取防風，蔥白洗淨，加適量清水，小火煎藥汁備用；再取白米煮粥，待粥將熟時加入藥汁，熬成稀粥即成。每日 1 劑，作早餐用

【功效】祛風濕。主治膝關節炎，證屬風濕痹阻者

5. 桃仁粥

【材料】桃仁 10 克，薏仁 30 克，白米 100 克

【製法】桃仁洗淨，搗爛如泥，加水去渣，與薏仁、白米同煮為粥，隨意服用，每日 1 劑

【功效】益氣活血，通利關節。主治膝關節骨關節炎，證屬氣虛血瘀，阻滯關節者

6. 冬瓜薏仁湯

【材料】冬瓜 500 克，薏仁 50 克

【製法】冬瓜連皮切片，與薏仁加適量水共煮，小火煮至冬瓜爛熟為度，食時酌加食鹽調味。每日 1 劑，隨意食之

【功效】健脾，清熱利濕。主治膝關節骨關節炎，證屬濕熱

內蘊而濕邪偏盛者

7. 葛根赤小豆粥

【材料】葛根 15 克，赤小豆 20 克，白米 30 克

【製法】葛根水煎去渣取汁與赤小豆、白米共煮粥服食，適用於頸椎骨關節炎頸項僵硬者。

疾病預防

骨關節炎患者一般不引起功能殘廢，有少數患者終身無症狀；大多數患者症狀局限於關節；極少數患者因壓迫神經根，引起相應的肢體神經根痛或傳導感覺異常。有神經症狀者，多數經過休息或治療可恢復，僅個別遺留神經元性癱瘓。還有極個別患者因椎動脈受壓，可出現腦缺血症狀。如處理及時、有效，這些症狀可得到控制。個別骨關節炎患者會出現關節局部破壞，導致功能障礙和畸形。

(1) 多食含硫的食物，如蘆筍、雞蛋、大蒜、洋蔥。因為骨骼、軟骨和結締組織的修補與重建都要以硫為原料，同時硫也有助於鈣的吸收。

(2) 多食含組氨酸的食物，如稻米、小麥和黑麥。組氨酸有利於清除機體過剩的金屬成分。多食用富含胡蘿蔔素、黃酮類、維他

命 C 和 E 以及含硫化合物的食物。也可多食含硫食物如大蒜、洋蔥、芽甘藍及椰菜。

(3) 經常吃新鮮的菠蘿，可減少患部的感染。

(4) 保證每天都吃一些富含維他命的食物，如亞麻籽、稻米麩、燕麥麩等。

(5) 禁服鐵或含鐵的複合維他命。因為鐵與疼痛、腫脹和關節損傷有關。茄屬蔬菜，如番茄、馬鈴薯、茄子、辣椒等及煙草中的生物鹼能使關節炎症狀加重。

(6) 關節炎患者不要經常使用鐵鍋烹飪。習慣用鐵鍋炒菜的人士，類風濕風性關節炎病很容易舊病復發，發病後血清中的鐵含量下降。

(7) 生活要規律，飲食要適度，大便不宜過於乾結。

幼年時營養合理，終身保持適度合理的運動，不過量運動並防止急慢性損傷，老年人應避免劇烈運動，以散步、太極拳等和緩運動為主。當關節疼痛、僵硬、腫脹時應減量甚至停止運動。同時應注意保暖，保持合適體重，對防治該病均有好處。關節病變較重的老年朋友應扶手杖行走，減輕關節負擔。

四、強直性脊椎炎

強直性脊柱炎（Ankylosing Spondylitis, AS）是一種慢性炎性疾病，主要侵犯骶髂關節、脊柱骨突、脊柱旁軟組織及外周關節，並可伴發關節外表現。臨床主要表現為腰、背、頸、臀、髖部疼痛以及關節腫痛，嚴重者可發生脊柱畸形和關節強直。目前一般認為女性 AS 發病率較男性低，男女之比為 2-3：1，女性外周關節受累，頸椎和上背部疼痛較為多見，臨床症狀較輕，預後良好。發病年齡為 10-40 歲，平均約 25 歲。有 AS 家族史者發病率更高。

發病原因

遺傳基因和環境因素在本病的發病中發揮作用。已證實 AS 的發病和 HLA-B27 密切相關，並有明顯家族聚集傾向。正常人羣的 HLA-B27 陽性率因種族和地區不同差別很大，中國為 6%-8%，可是中國 AS 患者的 HLA-B27 的陽性率為 90% 左右。另有資料顯示，AS 的患病率在患者家族遺傳中為 4%，在 HLA-B27

陽性的 AS 患者一級親屬中高達 11%-25%，這提示 HLA-B27 陽性者或有 AS 家族史者患病的危險性增加。但是，大約 80% 的 HLA-B27 陽性者並不同時出現 AS，大約 10% 的 AS 患者為 HLA-B27 陰性，這提示還有其他因素參與發病，如腸道細菌及腸道炎症。

臨床表現

強直性脊柱炎起病隱襲。患者逐漸出現臀髖部或腰背部疼痛或發僵，尤以臥久或坐久時明顯，翻身困難，晨起或久坐起立時腰部發僵明顯，但活動後減輕。有的患者感臀髖部劇痛，偶爾向週邊放射。疾病早期疼痛多在一側呈間斷性，數月後疼痛多在雙側呈持續性。隨病情進展病變由骶髂關節向腰椎、胸椎及頸椎發展，出現相應部位疼痛、活動受限或脊柱畸形。據報道，中國患者中大約 45% 的患者是從外周關節炎開始發病。

24%-75% 的 AS 患者在病初或病程中出現外周關節病變，以膝、髖、踝和肩關節居多，肘及手和足小關節偶有受累。非對稱性、少數關節或單關節，及下肢大關節的關節炎為本病外周關節炎的特徵。中國患者除髖關節外，膝和其他關節的關節炎或關節痛多為暫時性，極少或幾乎不引起關節破壞和殘疾。髖關節受累佔 38%-66%，表現為局部疼痛，活動受限，屈曲攣縮及關節強直，其中大多數為雙側，而且 94% 的髖部症狀起於發病後首五年內。發病年齡小，及以外周關節起病者易發生髖關節病變。

本病的全身表現一般不重，少數重症者有發熱、疲倦、消瘦、貧血或其他器官受累。蹠底筋膜炎、跟腱炎和其他部位的肌腱末端病在本病常見。四分之一的患者在病程中出現眼色素膜炎，單側或雙側交替，一般可自行緩解，反覆發作可致視力障礙。神經系統症狀來自壓迫性脊神經炎或坐骨神經痛、椎骨骨折或不全脫位以及馬尾綜合症，後者可引起陽萎、夜間尿失禁、膀胱和直腸感覺遲鈍、踝反射消失。極少數患者出現肺上葉纖維化。有時伴有空洞，而被誤認為結核，也可因併發霉菌感染而使病情加劇。4%-10% 的患者中，因主動脈根部局部性中層壞死，可引起主動脈環狀擴張以及主動脈瓣膜縮短變厚，從而導致主動脈瓣關閉不全及傳導障礙。強直性脊柱炎可併發 IgA 腎病和澱粉樣變。

本病常累及青壯年，患者往往都處於學習、工作的重要階段，如果沒得到恰當的治療，造成學習、工作能力下降，甚至引致殘疾。本病在臨床上表現的輕重程度差異較大，有的患者病情反覆持續進展，1-2 年內就可以出現明顯的脊柱強直或駝背變形等，更有個別髖關節受累嚴重者需長期臥牀；而有的患者亦可長期處於相對靜止狀態，可以正常工作和生活。但是，發病年齡較小，髖關節受累較早，反覆發作虹膜睫狀體炎和繼發性澱粉樣變，診斷延遲，治療不及時和不合理，以及不堅持長期身體鍛煉者預後較差。

診斷

(1) 診斷標準

近年來有不同標準，但現仍沿用 1966 年紐約標準，或 1984 年修訂的紐約標準。

1. 紐約標準 (1966 年)

X 光片證實患有雙側或單側骶髂關節炎 (按下述 0-IV 級分級，參考頁 60)，並分別附加以下臨床表現的 1 條或 2 條，即：①腰椎在前屈、側屈和後伸的 3 個方向運動均受限；②腰背痛史或現有症狀；③胸廓擴展範圍小於 2.5 cm。根據以上幾點，診斷肯定的強直性脊柱炎要求有：X 光片證實的 III-IV 級雙側骶髂關節炎，並附加上述臨床表現中的至少 1 條；或者 X 光證實的 III-IV 級單側骶髂關節炎或 II 級雙側骶髂關節炎，並分別附加上述臨床表現的 1 條或 2 條。

2. 修訂的紐約標準 (1984 年)

①下腰背痛的病程至少持續 3 個月，疼痛隨活動改善，但休息不減輕；②腰椎在前後和側屈方向活動受限；③胸廓擴展範圍小於同年齡和性別的正常值；④雙側骶髂關節炎 II-IV 級，或單側骶髂關節炎 III-IV 級。如果患者具備條件④並分別附加條件①至③條中的任何 1 條可確診為強直性脊柱炎。

(2) 輔助檢查

1. 血液化驗

血小板升高、貧血、血沉增快和 C 反應蛋白升高都可能是 AS 病情活動導致，不過尚有一部分 AS 患者臨床上腰背痛等症狀較明顯但上述指標正常。AS 類風濕因子一般為陰性，免疫球蛋白可輕度升高。HLA-B27 基因對於診斷 AS 起一定輔助作用，中國 AS 患者的 HLA-B27 的陽性率為 90% 左右，而中國正常人羣的 HLA-B27 陽性率為 6%-8%，大約 80% 的 HLA-B27 陽性者並不出現 AS，大約 10% 的 AS 患者為 HLA-B27 陰性。

2. X 光診斷

適用於骶髂關節軟骨下骨緣模糊，骨質破壞，關節間隙模糊，骨密度增高及關節融合。通常按 X 光片骶髂關節炎的病變程度分為 5 級：0 級為正常；I 級可疑；II 級有輕度骶髂關節炎；III 級有中度骶髂關節炎；IV 級為關節融合強直。脊柱的 X 光表現有椎體骨質疏鬆和方形變，椎小關節模糊，椎旁韌帶鈣化以及骨橋形成。晚期廣泛而嚴重的骨化性骨橋表現稱為「竹節樣脊柱」。恥骨聯合、坐骨結節和肌腱附着點（如跟骨）的骨質糜爛，伴鄰近骨質的反應性硬化及絨毛狀改變，可出現新骨形成。

3. 骶髂關節 CT

適用於骶髂關節密度增高、關節間隙模糊、骨質輕度糜爛、明顯破壞及關節融合。

4. 骶髂關節 MRI

適用於軟骨下脂肪堆積；骨髓水腫；軟骨不規則增粗、扭曲，軟骨表面不規則、碎裂；骨侵蝕。

5. 超聲波影像學

適用於肌腱受累、肌腱端炎、滑膜炎、滑囊炎、囊腫及關節面軟骨和軟骨下骨的糜爛、侵蝕等病變的診斷。超聲波引導下經皮穿刺引流術及藥物注射等治療性檢查，尤其適用於處於深部的髖關節，或者是結構複雜及局部血流豐富的關節。

(3) 鑒別診斷

1. 非特異性腰背痛

大多數腰背痛都是此類患者，該類疾病包括：腰肌勞損、腰肌痙攣、脊柱骨關節炎、寒冷刺激性腰痛等，此類腰痛類疾病沒有 AS 的炎性腰背痛特徵，進行骶髂關節 X 光或 CT 檢查、紅血球沉降率、C 反應蛋白等相關化驗容易鑒別。

2. 臀肌肌筋膜炎

本病常出現單側臀上部疼痛，需要和 AS 進行鑒別。但該病疼痛程度不重，一般不引起行動困難，無臥久加重的特點，炎性指標均正常，骶髂關節不會出現病變。

3. 腰椎椎間盤突出

椎間盤突出是引起炎性腰背痛的常見原因之一。該病限於脊柱，無疲勞感、消瘦、發熱等全身表現，所有實驗室檢查包括血沉均正常。它和 AS 的主要區別可通過 CT 、 MRI 或椎管造影檢查得到確診。

4. 髂骨緻密性骨炎

本病多見於青年女性，其主要表現為慢性腰骶部疼痛和發僵。臨床檢查除腰部肌肉緊張外無其他異常。診斷主要依靠 X 光前前後位平片，其典型表現為在髂骨沿骶髂關節之中下三分之二的部位有明顯的骨硬化區，呈三角形者尖端向上，密度均勻，不侵犯骶髂關節面，無關節狹窄或骨質破壞，故不同於 AS。該病無明顯坐久、臥久疼痛的特點，接受非類固醇類抗炎藥治療時，不如 AS 那樣療效明顯，也是兩種疾病的鑒別點。對於一些 AS 早期的女性患者，跟本病較難鑒別，骶髂關節 MRI 檢查可能有一定幫助，但仍需綜合臨床情況判斷，對於較難鑒別的患者建議定期檢查觀察。

5. 類風濕關節炎

在 AS 早期，單純以外周關節炎表現為主時，特別需要與類風濕關節炎進行鑒別。

(i) AS 在男性多發而類風濕關節炎女性居多。

(ii) AS 無一例外有骶髂關節受累，類風濕關節炎則很少有骶髂關節病變。

(iii) AS 為全脊柱自下而上地受累，而類風濕關節炎大多只侵犯頸椎。

(iv) 外周關節炎在 AS 為少數關節、非對稱性，且以下肢關節為主，並常伴有肌腱端炎；類風濕關節炎則為多關節、對稱性和四肢大小關節均可發病。

(v) AS 無類風濕關節炎可見的類風濕結節。

(vi) AS 的類風濕因子陰性，而類風濕關節炎的陽性率佔 60%-95%。AS 以 HLA-B27 陽性居多，而類風濕關節炎則與 HLA-DR4 相關。

6. 痛風

部分本病患者下肢關節炎發作持續時間較長，且有時發病期血尿酸不出現升高，此時往往需要與 AS 引起的外周關節炎進行鑒別。此時需綜合兩種疾病的臨床特點仔細鑒別。

7. 瀰漫性特發性骨肥厚（DISH）

又稱強直性骨肥厚，或 Forestier 病。該病發病多為 50 歲以上男性，是一種非炎症性疾病，常有脊椎痛、僵硬感以及逐漸加重的脊柱運動受限。其臨床表現和 X 光所見常與 AS 相似。但是，該病 X 光可見韌帶鈣化，常累及頸椎和低位胸椎，經常可見連接至少 4 節椎體前外側的流注形鈣化與骨化，而骶髂關節和脊椎骨突關節無侵蝕，晨起僵硬感不加重，血沉正常及 HLA-B27 陰性。根據以上特點可將該病和 AS 進行區別。

8. 代謝性骨病

甲狀旁腺機能亢進、鈣磷代謝異常等代謝性骨病常出現脊柱疼痛變形、身高變矮、髖關節疼痛等表現，影像學可以見到骨質明顯疏鬆或硬化，但骶髂關節面沒有模糊、破壞，一些特徵性的化驗檢查，如：血尿鈣、磷離子，血清鹼性磷酸酶、甲狀旁腺素等異常可與 AS 鑒別。

9. 晚發型脊柱骨骺發育不良伴進行性關節病

本病是一種基因異常導致的骨骺發育不良性疾病，患者通常在 5-10 歲後因生長發育停滯而出現身體矮小或侏儒，並出現腰髖部和外周關節的輕中度疼痛及活動受限。有身高矮、桶狀胸、肩胛骨上抬、跛行步態、外周關節粗大等特殊體徵。X 光可見脊柱側 / 後凸畸形；椎體扁平，前後徑及橫徑增寬；椎體前緣上邊和下邊骨化缺失，呈「橫置花瓶」狀；骨盆小，髂翼耳狀面缺失，髖臼淺，骶髂關節和恥骨聯合間隙增寬，股骨頸粗短，年齡偏大者可見股骨頭變扁，表面不平；外周關節間隙狹窄，幹骺及骨端增大，繼發骨關節炎。本病的體態與晚期 AS 相似，有時骶髂關節因骨質疏鬆、間隙增寬等原因會出現一些異常改變，因此需與 AS 進行鑒別。

治療

AS 尚無根治方法，但是患者如能及時診斷及合理治療，可以達到控制症狀並改善預後。通過非藥物、藥物和手術等綜合治療，緩解疼痛和發僵，控制或減輕炎症，並保持良好的姿勢，防止脊柱或關節變形，以及必要時矯正畸形關節，改善患者生活質素。

(1) 非藥物治療

1. 對患者及其家屬進行疾病知識的教育，是整個治療計劃中不可缺少的一部分，有助患者主動參與治療，與醫師的合作。長期計劃還應包括患者的社會心理和康復的需要。

2. 勸導患者要謹慎而不間斷地進行身體鍛煉，以維持脊柱關節的最好位置，增強椎旁肌肉和增加肺活量，此重要性不亞於藥物治療。

3. 站立時應盡量保持挺胸、收腹和雙眼平視前方的姿勢。坐位也應保持胸部直立。應睡硬板牀，多取仰臥位，避免促進屈曲畸形的體位。枕頭要矮，一旦出現上胸或頸椎受累應停用枕頭。

4. 減少或避免引起持續性疼痛的體力活動。定期測量身高。身高記錄是防止不易發現的早期脊柱彎曲的一個好措施。

5. 面對炎性關節或其他軟組織的疼痛，可選擇必要的物理治療。

(2) 臨床治療

1. 一般藥物治療

(i) 非類固醇抗炎藥

這一類藥物可迅速改善患者腰髖背部疼痛和發僵，減輕關節腫脹和疼痛及增加活動範圍，無論早期或晚期 AS 患者的症狀治療都是首選的。非類固醇抗炎藥種類繁多，但對 AS 的療效大致相當。可選用的藥物有：吲哚美辛栓劑 50 mg 或 100 mg，塞入肛門內，每日 1-2 次；阿西美辛 90 mg，每日 1 次；雙氯芬酸鈉通常每日總劑量為 75-150mg；塞來昔布 200 mg，每日 2 次；洛索洛芬鈉 60mg，每日 3 次；美洛昔康 15 mg，每日 1 次。因為 AS 大多夜間疼痛明顯，因此睡前應用上述藥物效果最為理想。

(ii) 柳氮磺胺吡啶

該藥可改善 AS 的關節疼痛、腫脹和發僵，並可降低血清 IgA 水平及其他實驗室活動性指標，特別適用於改善 AS 患者的外周關節炎，對本病併發的虹膜睫狀體炎亦有預防復發和減輕病變的作用。至今，該藥對 AS 的中軸關節病變的治療作用及改善疾病預後的作用均缺乏證據。通常推薦用量為每日 2.0 g，分 2-3 次口服。本品起效較慢，通常在用藥後 4-6 週才明顯起效。為了增加患者的耐受性，一般以 0.25 g，每日 3 次開始，以後每週遞增 0.25 g，直至 1.0 g，每日 2 次，或根據病情，或患者對治療的反應調整劑量和療程，維持 1-3 年。為了彌補柳氮磺胺吡啶起效較慢及抗炎作用欠強的缺點，通常選用一種起效快的非類固醇抗炎藥與其並用。本品的不良反應包括消化系症狀、皮疹、血細胞減少、頭痛、頭暈以及男性精子減少和形態異常（停藥可恢復）。磺胺過敏者禁用。

(iii) 甲氨蝶呤

活動性 AS 患者使用柳氮磺胺吡啶和非類固醇抗炎藥治療無效時，可採用甲氨蝶呤。但經對比觀察發現，本品僅對外周關節炎、腰背痛、發僵及虹膜炎等表現，以及 ESR 和 CRP 水平有改善作用，而對中軸關節的放射線病變無改善證據。通常服用甲氨蝶呤劑量為 7.5-15 mg，個別重症者可酌情增加劑量，口服或注射，每週 1 次，療程半年至三年不等。同時，可並用 1 種非類固醇類抗炎藥。儘管小劑量甲氨蝶呤不良反應較少，但仍是治療中必須注意的問題。這些不良反應包括胃腸不適、肝損傷、肺間質炎症和纖維化，血細胞減少、脫髮、頭痛及頭暈等，故在用藥前後應定期覆查血常規、肝功能及其他有關項目。

(iv) 來氟米特

本藥對 AS 的外周關節炎療效較佳，有個別報道指此藥亦能減輕骶髂關節炎症的進展，該藥在臨床上主要用於 AS 的脊柱外表現的治療。該藥通常以 10mg/d 劑量應用，病情較重者可加至 20mg/d。該藥的最常見副作用是肝功能損害，建議應用該藥期間同時並用護肝藥物，且用藥初期應每 2-4 週查肝功能，以後每 3-6 個月覆查 1 次。食慾減退、瘙癢性皮疹（常於用藥較長一段時間出現）、體重下降等亦可能在該藥治療過程中出現。

(v) 糖皮質激素

少數病例即使用大劑量抗炎藥也不能控制症狀時，使用甲潑尼龍 15 mg · kg-1 · d-1 衝擊治療，連續 3 天，可暫時緩解疼痛。當出現其他治療不能控制的下背痛時，在 CT 指導下行糖皮質激素骶髂關節注射，部分患者可改善症狀，療效可持續 3 個月左右。本病伴發的長期單關節積液，可行長效皮質激素關節腔注射。重複注射應間隔 3-4 週，一般不超過 2-3 次。糖皮質激素口服治療不僅不能阻止本病的發展，還會因長期治療帶來不良反應。

2. 生物製劑

「生物製劑」在醫藥行業具體指「免疫生物製劑，是指用微生物 (細菌、立克次體、病毒等) 及其代謝產物有效抗原成分、動物毒素、人或動物的血液或組織等加工而成，作為預防、治療、診斷相應傳染病或其他有關疾病的生物製品。生物製劑針對風濕病的發病機制，比傳統免疫抑制治療更具特異性，從理論上講，有可能從根本上控制疾病的進展，而不對正常的抗感染免疫產生影響。該類藥物的出現令 AS 等風濕性疾病的治療進入一個嶄新的階段。越來越多證據及臨床實踐證實抗腫瘤壞死因子 (TNF) -α 類生物製劑對 AS 以及脊柱關節炎具有很好的療效，且發現該類藥物對 AS 及脊柱關節炎的療效要優於對類風濕關節炎的療效。目前，中國已經上市了三種類型的抗 TNF-α 生物製劑。

依那西普 (Etanercept)、英夫利昔單抗 (Infliximab) 及阿達木單抗（Adalimumab），此三種抗 TNF-α 生物製劑均有起效快（幾小時到 24 小時），療效好的特點。大多數患者的病情可迅速獲得顯著改善，如晨僵、腰背痛、外周關節炎、肌腱末端炎、擴胸度、ESR 和 CRP 等。應用一段時間後，患者的身體功能及健康相關生活品質明顯提高，特別是可使一些新近出現的脊柱活動功能障礙得到恢復。

抗 TNF-α 生物製劑自 20 世紀末開始應用於治療 AS，其卓越的療效獲得廣泛認可。特別是對於主要以中軸受累的活動性 AS 患者，一般藥物往往治療效果不佳，此類藥物是治療的較好選擇。在足量使用該類製劑 2-3 個月病情得到控制後，可以逐漸拉長用藥間隔時間，同時並用其他類型藥物，很多患者的病情沒有出現明顯復發。不過，抗 TNF-α 生物製劑可能會導致一些不良反應，包括注射部位皮膚反應、增加細菌感染風險，使活動性乙型病毒性肝炎加重，使原有充血性心力衰竭加重，以及個別患者出現神經脫髓鞘病變等。另外，少數患者對英夫利昔單抗可能出現輸液反應，建議首次使用該藥時應密切觀察。但總體來說，生物製劑還是比較安全的，其安全性與傳統的病情改善類抗風濕藥物相似，具有良好的臨床應用前景。

3. 外科治療

髖關節受累引起的關節間隙狹窄、強直和畸形是本病致殘的主要原因。對於髖關節間隙出現明顯狹窄或股骨頭壞死變形的患者，為了改善患者的關節功能和生活質素，可考慮行人工全髖關節置換術。置換術後絕大多數患者的關節痛會得到控制，部分患者的功能恢復正常或接近正常，置入關節的壽命 90% 達 10 年以上。對於脊柱前屈或側彎畸形較為嚴重導致明顯生活障礙，如：行走時無法看到前方幾米外的路，此類患者可考慮脊柱椎體截骨術糾正畸形，但該類手術風險較大，可能使脊髓受損而導致下肢截癱，因此對於脊柱畸形並不非常嚴重者不建議以手術矯正，應在內科積極治療下進行體療康復鍛煉，亦可一定程度地減緩或抑制畸形的發展。

4. 中醫中藥

早在《黃帝內經》中就有關於本病的記載，如「腎痹者，善脹，尻以代踵，脊以代頭」、「感於寒，則病人關節禁固，腰椎痛」。本病的病因多認為腎虛督空為本，感受風、寒、濕、熱之邪為標，臨床根據標本緩急的偏重分別施治，可收到很好的療效。

(i) 中醫辨證論治

- **寒濕痹阻型**

【症狀】腰骶脊背疼痛，痛連頸項，陰冷潮濕天氣加重，得溫痛減，舌淡紅苔白膩，脈沉遲

【治法】散寒除濕、溫經通絡

【方藥】溫經通痹湯加減：炮附子、炒川椒、烏梢蛇、蜂房、土鱉蟲、當歸、蜣螂、蒼朮各 10 克，丹參 30 克，乾薑 6 克，白朮、羌活、獨活各 15 克

【製法】水煎服，每日 1 劑，分 2 次溫服

- **濕熱阻絡型**

【症狀】腰骶脊背酸痛重着，或關節紅腫疼痛，煩熱，口苦，小便黃赤，大便不爽，舌紅苔黃膩，脈濡數

【治法】清熱解毒、利濕通絡

【方藥】四妙丸加味：黃柏 10 克，薏仁、金銀花、連翹各 30 克，蒼朮、川牛膝、防己、土茯苓、絡石藤、蒲公英各 15 克

【製法】水煎服，每日 1 劑，分 2 次溫服

- **腎虛督空型**

【症狀】腰骶脊背酸軟疼痛，喜溫喜按，勞累或遇寒加重，兼見畏寒肢冷、膝軟無力，或男子陽痿早洩、女子月經延後，舌淡苔白，脈沉細

【治法】溫腎強督、宣痹通絡

【方藥】青娥丸合獨活寄生湯加減：補骨脂、杜仲、秦艽、當歸、茯苓各 10 克，核桃仁、獨活、桑寄生、川芎、熟地、炒白芍、牛膝各 15 克，細辛 3 克，防風、桂枝、黨參各 12 克，炙甘草 6 克

【製法】水煎服，每日 1 劑，分 2 次溫服

- **肝腎陰虛型**

【症狀】腰骶脊背疼痛，痛勢綿綿，喜揉喜按，或關節強直變形，曲伸不利，兼見形體消瘦、面色潮紅、頭暈目眩、耳鳴耳聾、手足心熱，舌紅少苔，脈細數

【治法】補益肝腎、通絡止痛

【方藥】當歸地黃丸合虎潛丸加減：熟地、山藥、牛膝、當歸各 15 克，山茱萸、龜板、知母、白芍、杜仲各 10 克，鎖陽、桑寄生、桑椹各 15 克

【製法】水煎服，每日 1 劑，分 2 次溫服

- **瘀血阻絡型**

【症狀】腰背疼痛劇烈，固定不移，夜間尤甚，活動減輕，或關節屈曲變形，舌黯有瘀點瘀斑，脈細澀

【治法】活血祛瘀、通絡止痛

【方藥】身痛逐瘀湯加減：桃仁、炒五靈脂各 15 克，紅花、秦艽、香附、羌活各 10 克，當歸、川芎、地龍、赤芍各 12 克，製沒藥、土鱉蟲、甘草各 6 克

【製法】水煎服，每日 1 劑，分 2 次溫服

(ii) 針灸治療

- 以壯督益腎，祛風散寒除濕為法，以夾脊及督脈經穴為主，每次選 6-8 穴，加用溫針。蜂針也是治療強直性脊柱炎的有效方法。

- 督灸

適用於緩解因風寒、濕邪所致的頸、肩、腰、腿等關節疼痛及軟組織扭挫傷等所致的疼痛，對脊柱相關性疾病、類風濕性關節炎、腰椎間盤突出症、骨性關節炎、骶骨關節炎、老年性骨質疏鬆症、股骨頭壞死等疾病的治療有獨特效果，尤擅治療由強直性脊柱炎所引起的疼痛。

治療方法令患者裸背俯臥於牀上，取督脈大椎至腰俞的脊柱部位。常規消毒後在治療部位塗抹生薑汁，再在治療部位上撒上督灸粉，之後在其上覆蓋桑皮紙，然後再在桑皮紙上鋪生薑泥如梯狀，最後在薑泥上面放置三角錐形艾柱，然後點燃三點，連續灸治三次後把薑泥和艾灰去除。然後用濕熱毛巾把治療部位擦乾淨。灸療後局部皮膚紅潤，4-6 小時後慢慢起小泡。第二天放掉水泡中的液體。灸痂一般 3-5 天脱落。一月治療一次。三次為一療程。督灸的技術特點是發泡。泡液的清濁直接反應患者的機能狀態，標準的水泡晶瑩透明如小珍珠，放液時泡液能順利流出，放一次泡灸痂就能癒合。最佳的放泡時間是 18-21 小時，如果放泡時間提前容易引起疼痛，如果放泡時間過晚易增加感染機會。

(iii) 中成藥

金烏骨通膠囊、正清風痛寧、獨一味膠囊等。

食療

中醫認為強直性脊柱炎的內因為腎督兩虛，外因與風寒濕關係密切，因此可採用如下食療方法：

(1) 辛熱食品：具有抗風濕祛寒邪的作用，如辣椒、蔥、花椒、茴香、大蒜等。現代藥理研究證明大蒜有殺菌、抗病毒等作用，適當進食可預防病毒感染及腸道感染。

(2) 豆類食品：大豆、黑豆、黃豆等，含有豐富的蛋白質和微量元素，它有促進肌肉、骨骼、關節、肌腱的代謝，幫助修復病損的作用。可治療以濕重為主的風濕骨痛，對身體沉重、關節不利、筋脈拘攣或麻木不仁、關節腫痛而重着不適的風濕病，效果較好。黑豆又名烏豆、冬豆子，又可治療風濕疼痛，經驗方用黑豆炒至半焦泡入黃酒，治療關節酸痛有效。

(3) 果實食品：栗子有補腎、強筋健骨的作用，對筋骨、經絡、風濕痹痛或腰膝無力極為有益。中醫認為強直性脊柱炎是由腎虛引起筋骨、肌肉、關節的病損。久服必強筋、健骨、補腎。將板栗搗爛敷患處可治筋骨腫痛；新鮮栗葉搗爛外敷，也能減輕關節、肌肉、皮膚的炎症。青梅有生津止渴、澀腸止痢的作用，對強直性脊柱炎病人有益處，凡風濕骨痛、腰痛、關節痛均可用青梅酒擦患處，可起止痛效果。烏梅是梅乾燥後或未成熟果實，對風濕痛也有卓效，烏梅、桑椹、櫻桃酸甘可斂陰，又補肝腎，肝腎得滋養，對關節、筋骨的疼痛、拘攣有緩解作用。

(4) 臨床常用食療方

(i) 龍血湯

【材料】五爪龍 15 克，雞血藤 15 克，牛大力 15 克，豬脊骨 500 克

【製法】加水共煲 2-3 小時。飲湯食肉，每日 1-2 次

【功效】補益氣血，活血壯腰。適合氣血不足，兼有血瘀的強直性脊柱炎

(ii) 鹿茸大補湯

【材料】鹿茸 10 克，錦雞兒 30 克，仙靈脾 10 克，巴戟天 6 克，豬脊骨 500 克

【製法】加水共煲 2-3 小時。飲湯食肉，每日 1-2 次

【功效】補腎壯陽，壯腰止痛。適合腎陽不足的強直性脊柱炎

(iii) 忍冬木瓜湯

【材料】忍冬藤 15 克，木瓜 15 克，薏仁 15 克，瘦肉 500 克

【製法】加水共煲 2-3 小時。飲湯食肉，每日 1-2 次

【功效】清熱祛濕。適合濕熱阻絡型的強直性脊柱炎

疾病預後

強直性脊柱炎在臨床上表現的輕重程度差異較大，有的患者病情反覆持續進展，有的長期處於相對靜止狀態，可以正常工作和生活。但是，發病年齡較小，髖關節受累較早，反覆發作虹膜睫狀體炎和繼發性澱粉樣變，診斷延遲，治療不及時和不合理，以及不堅持長期身體鍛煉者預後較差。儘管生物製劑的出現令本病的預後有較大改觀，但本病仍是一種慢性進展性疾病，難於徹底根治，應在專科醫師指導下長期覆診。

五、痛風

痛風又稱「高尿酸血症」，嘌呤代謝障礙，屬於關節炎一種。痛風是人體內嘌呤物質的新陳代謝發生紊亂，尿酸的合成增加或排出減少，造成高尿酸血症。血尿酸濃度過高時，尿酸鹽結晶沉積在關節滑膜、滑囊、軟骨及其他組織中引起的反覆發作性炎性疾病。本病以關節液和痛風石中可找到有雙折光性的單水尿酸鈉結晶為其特點。多見於體形肥胖的中老年男性和更年期婦女。隨着經濟發展和生活方式改變，患病率逐漸上升。

發病原因

(1) 飲食因素

進食含有過多嘌呤成分的食品，在新陳代謝過程中，身體未能將嘌呤進一步代謝成為可以從腎臟中經尿液排出之排泄物。血中尿酸濃度如果達到飽和的話，這些物質最終形成結晶體，積存於軟組織中。如果有誘因引起沉積在軟組織如關節膜或肌腱裏的尿酸結晶釋出，便令身體免疫系統出現過敏，造成炎症。以下各物要避免進食或少食：

- 動物類內臟如腦、肝、腎、心、肚和顏色深的肉類，西式濃肉湯，雞精等；海產類如沙甸魚、倉魚，鯡魚、牙帶魚、多春魚、帶子、海參、瑤柱、蠔、青口、蝦米，小魚乾、魚皮、魚卵等。
- 硬殼果如花生、腰果之類。
- 植物幼芽部分一般含中度嘌呤成分，不可多食；菜花類，筍類，豆類。
- 酒精：飲酒容易引發痛風，因為酒精在肝組織代謝時，大量吸收水分，使血濃度加強，原來已經接近飽和的尿酸，加速進入軟組織形成結晶，導致身體免疫系統過度反應而造成炎症。一些食品經過代謝後，其中部分衍生物可以引發原來積蓄在軟組織的尿酸結晶重新溶解，這時可誘發並加重關節炎。

(2) 年齡因素

年齡大的人比年輕的人易患痛風，發病年齡約為 45 歲左右。不過，由於近年人們生活水平普遍提高，營養過剩，運動減少，痛風正在向低齡化發展。現在 30 歲左右的痛風患者也很常見。

(3) 體重因素

肥胖的中年男性易患痛風，尤其是不愛運動、進食肉類蛋白質較多、營養過剩的人比營養一般的人易患痛風。

(4) 職業因素

社交應酬較多和腦力勞動者易患痛風。

(5) 性別因素

男人比女人易患痛風，男女發病比例為 20：1。而且，女性患痛風幾乎都是在更年期以後，這可能與卵巢功能變化及性激素分泌改變有一定的關係。

發病機制

血液中尿酸長期增高是痛風發生的關鍵原因。尿酸的生成是一個很複雜的過程，需要一些酶的參與。這些酶大致可分為兩類：促進尿酸合成的酶，主要為 5- 磷酸核酸 -1- 焦磷酸合成酶、腺嘌呤磷酸核苷酸轉移酶、磷酸核糖焦磷酸醯胺轉移酶和黃嘌呤氧化酶；抑制尿酸合成的酶，主要是次黃嘌呤 - 鳥嘌呤核苷轉移酶。痛風就是由於各種因素導致這些酶的活性異常，例如促進尿酸合成酶的活性增強，抑制尿酸合成酶的活性減弱等，從而導致尿酸生成過多。或者由於各種因素導致腎臟排泌尿酸出現障礙，使尿酸在血液中聚積，產生高尿酸血症。

高尿酸血症如長期存在，尿酸將以尿酸鹽的形式沉積在關節、皮下組織及腎臟等部位，引起關節炎、皮下痛風結石、腎臟結石或痛風性腎病等一系列臨床表現。

本病為外周關節的復發性急性或慢性關節炎，是因過飽和高尿酸血症體液中的單鈉尿酸鹽結晶在關節，肌腱內及其周圍沉積所致。痛風患者男女發病比例為 20：1，女性痛風發病率低的主要原因是女性體內雌激素能促進尿酸排泄，並有抑制關節炎發作的作用。如果是遺傳之痛風病患者，因為代謝不全的關係，多數並有原發性高血壓症。

臨床表現

由於尿酸在人體血液中濃度過高，在軟組織如關節膜或肌腱裏形成針狀結晶，導致身體免疫系統過度反應（敏感）而造成痛苦的炎症。一般發作部位為大拇指關節、踝關節、膝關節等。長期痛風患者有發作於手指關節，甚至耳廓軟組織部分的病例。急性痛風發作部位出現紅、腫、熱、劇烈疼痛，一般多在子夜發作，可使人從睡眠中驚醒。痛風初期，發作多見於下肢。痛風可以出現腎臟損害。據統計，20%-25% 的痛風病人有尿酸性腎病，而經屍檢證實，有腎臟病變者幾乎為 100%。它包括痛風性腎病、急性梗阻性腎病和尿路結石。

(1) 急性痛風性關節炎

精神緊張、過度疲勞，進食高嘌呤飲食、關節損傷、手術、感染等為常見誘因。起病急驟，多數患者在半夜突感關節劇痛而驚醒，伴以發熱等全身症狀。早期表現為單關節炎，以第一蹠趾及拇趾關節為多見，其次為踝、手、腕、膝、肘及足部其他關節。若病情反覆發作，則可發展為多關節炎，受累關節紅、腫、熱、痛及活動受限，大關節受累時常有滲液。伴有發熱，體溫可達38-39℃，有時出現寒顫、倦怠、厭食、頭痛等症狀。一般歷時 1-2 週症狀緩解。關節炎消退，活動完全恢復，局部皮膚由紅腫轉為棕紅色，繼而逐漸完全消去。有時可出現脱屑和瘙癢，為本病特有的症狀。間歇期可數月或數年，有的患者終身僅發生 1 次，但多數患者在 1 年內復發，每年發作 1 次或發作數次。

(2) 常見併發症

1. **痛風性腎病**：持續性高尿酸血症，20 % 在臨床上有腎病變表現，經過數年或更長時間可先後出現腎小管和腎小球受損，少部分發展至尿毒症。痛風性腎病的發生率僅次於痛風性關節損害，並且與病程和治療有密切關係。研究表明，痛風性腎病與痛風性關節炎的嚴重程度無關，即輕度的關節炎病人也可有腎病變，而嚴重的關節炎病人不一定有腎臟異常。早期有輕度單側或雙側腰痛，之後出現輕度浮腫和中度血壓升高。尿呈酸性，有間歇或持續蛋白尿，一般不超過 ++ 。幾乎均有腎小管濃縮功能下降，出現夜尿、多尿、尿相對密度偏低。約 5-10 年後腎病加重，進而發展為尿毒症，約 17%-25% 的患者死於腎功能衰竭。

2. **尿酸性腎石病**：大約有 10%-25% 的痛風患者腎有尿酸結石，呈泥沙樣，常無症狀，結石較大者可發生腎絞痛、血尿。當腎結石引起梗阻時導致腎積水、腎盂腎炎、腎積膿或腎周圍炎，感染會加速結石的增長和腎實質損害。

3. **尿路結石**：痛風病人的尿呈酸性，因而尿中尿酸濃度增加，較小的結石隨尿排出，但常無感覺，尿沉澱物中可見細小褐色砂粒；較大的結石可梗阻輸尿管而引起血尿及腎絞痛，因尿流不暢繼發感染成為腎盂腎炎。巨大結石可造成腎盂腎盞變形、腎盂積水。單純尿酸結石 X 光上不顯影，當含有尿酸鈉並有鈣鹽時，X 光上可見結石陰影。

4. **急性梗阻性腎病**：血尿酸和尿中尿酸明顯升高，那是由於大量尿酸結晶廣泛性梗阻腎小管所致。痛風常併有高血壓、高脂血症、動脈硬化、冠心病及二型糖尿病。在年長痛風患者的死亡原因中，心血管因素遠超過腎功能不全。但痛風與心血管疾病之間並無直接因果聯繫，只是兩者均與肥胖、飲食因素有關。

5. **缺血性心臟病**：缺血性心臟病是指輸送氧氣及營養給心臟肌肉的冠狀動脈硬化或阻塞，以致血液的流通受到阻礙，引起胸痛及心肌壞死，主要有心絞痛及心肌梗塞。這就好像自來水管一樣，由於污垢阻塞，水管口越來越窄，終致水流量減少或完全不通。嚴格來説這種情況所有人均會發生，不同的是有些人會受到特殊因素影響而加速進行，目前美國心臟病協會把痛風列為缺血性心臟病的危險因素及動脈硬化的促進因數。痛風如未好好治療，持續的高尿酸血症會使過多的尿酸鹽結晶，沉澱在冠狀動脈內，加上血小板的凝集亢進，會加速動脈硬化。

6. **肥胖症**：中國近年經濟快速成長，糧食充足，肥胖的人越來越多；肥胖不但會使尿酸合成亢進，造成高尿酸血症，也會阻礙尿酸排泄，易引起痛風、合併高血脂症、糖尿病等。其主要原因為經常暴飲暴食，因此肥胖者應適度減肥。

7. **高血脂症**：痛風的人較常暴飲暴食，且多有肥胖現象，因此合併高血脂症的很多，這與出現動脈硬化有很密切的關係。

8. **糖尿病**：對痛風病患做口服葡萄糖負荷試驗，結果發現有30%-40% 人士合併「II 型糖尿病」；是肥胖及暴飲暴食引起胰島素感受性低所致，如能早期使用飲食療法，控制體重，胰島素的感受性很快即可復原。

9. **高血壓**：痛風病人大約一半合併高血壓，除了上述因腎機能障礙引起的腎性高血壓之外，痛風病人合併肥胖也是原因之一。由於高血壓治療藥常使用降壓利尿劑，會抑制尿酸排泄，使尿酸值升高，此點必須注意。

10. **痛風石**：又稱痛風結節，是人體內因血尿酸過度升高，超過其飽和度而在身體某部位析出的白色晶體。晶體在甚麼部位沉積，就可以發生甚麼部位的結石，痛風病人除中樞神經系統外，幾乎所有組織中均可形成痛風石。痛風石最常見於耳輪，亦多見於拇趾的第一蹠趾關節、指、腕、肘及膝關節等處，少數病人可出現在鼻軟骨、舌、聲帶、眼瞼、主動脈、心瓣膜和心肌。在關節附近的骨骼中侵入骨質，形成骨骼畸形，或使骨質損毀。這種痛風結節也可在關節附近的滑囊膜、腱鞘與軟骨內發現。痛風石大小不一，小的如芝麻，大的如雞蛋。有些痛風石肉眼不能看到，但在偏光顯微鏡下可以見到呈白色的針狀晶體，這些微小的晶體可以誘發痛風性關節炎，還可造成關節軟骨和骨質破壞，周圍組織纖維化，導致慢性關節腫痛、僵直和畸形，甚至骨折。有些痛風石沉積在體表，如耳輪和關節周圍，肉眼也可以看到。還有些痛風石沉積在腎臟，引起腎結石，誘發腎絞痛。

(3) 臨床各期症狀

1. 急性發作期的痛風病症狀

發作時間通常是下半夜。該階段的痛風症狀表現為腳踝關節或腳趾，手臂、手指關節處疼痛、腫脹、發紅，伴有劇烈疼痛。使用顯微鏡觀察，會發現患處組織內有松針狀尿酸鹽沉澱。劇烈疼痛就是由尿酸鹽沉澱引起。請注意，發病期的血尿酸由於已經生成沉澱，所以尿酸值多數會比平時最高值低。

2. 間歇期的痛風病症狀

該階段的痛風症狀主要表現是血尿酸濃度偏高。所謂的間歇期是指痛風兩次發病的間隔期，一般為幾個月至一年。如果沒有採用降尿酸的方法，發作會頻繁，痛感加重，病程延長。

3. 慢性期的痛風病症狀

該階段的痛風症狀主要表現是有痛風石，還會出現慢性關節炎、尿酸結石和痛風性腎炎及併發症。此時痛風頻繁發作，身體部位開始出現痛風石，隨着時間的延長痛風石逐步變大。

診斷

(1) 診斷標準

2015 年 10 月，美國風濕病學會（ACR）與歐洲抗風濕病聯盟（EULAR）於期刊 *Arthritis & Rheumatology* 上發佈了痛風性關節炎的最新診斷標準：

- 急性關節炎發作一次以上，在一天內即達到發作高峰
- 急性關節炎局限於個別關節，整個關節呈暗紅色
- 單側跗骨關節炎急性發作
- 有痛風石
- 高尿酸血症
- 非對稱性關節腫痛
- 發作可自行停止

凡具備上述三項條件或以上，並排除繼發性痛風者，即可確診。

(2) 鑒別診斷

1. 溶血性鏈狀菌感染與痛風的鑒別：

(i) 青少年多見；

(ii) 起病前 1-4 週常有溶血性鏈球菌感染如咽喉扁桃腺炎病史；

(iii) 常侵犯膝肩肘踝等關節並且具有遊走性對稱性；

(iv) 常伴有心肌炎環形紅斑和皮下結節等表現；

(v) 抗溶血性鏈球菌抗體升高如 ASO>500U；抗鏈球菌激酶 >80U；抗透明質酸酶 >128U；

(vi) 水楊酸製劑治療有效；

(vii) 血尿酸含量正常。

2. 假性痛風由焦磷酸鈣沉積於關節軟骨引起，與痛風症狀相似，但有下述特點：

(i) 老年人多見；

(ii) 病變主要侵犯膝肩髖等大關節；

(iii) X 光片見關節間隙變窄和軟骨鈣化區域呈密點狀或線狀無骨質破壞改變；

(iv) 血清尿酸含量往往正常；

(v) 滑液中可查見焦磷酸鈣單斜或三斜晶體；

(vi) 秋水仙鹼治療效果較差。

3. 化膿性關節炎主要為金黃色葡萄球菌所致，與痛風的鑒別要點為：

(i) 可發現原發感染或化膿區域；

(ii) 多發生在大關節如髖膝關節並伴有高熱寒顫等症狀；

(iii) 關節腔穿刺液為膿性滲出，穿刺液抹片鏡檢可見革蘭氏陽性葡萄球菌和培養出金黃色葡萄球菌；

(iv) 滑液中無尿酸鹽結晶；

(v) 抗痛風藥物治療無效。

4. 外傷性關節炎

(i) 有關節外傷史；

(ii) 受累關節固定，無遊走性；

(iii) 滑液中無尿酸鹽結晶；

(iv) 血清尿酸不高。

5. 類風濕性關節炎與痛風的鑒別要點為：

(i) 指趾小關節常呈對稱性棱形腫脹，與單側不對稱的痛風關節炎截然不同；

(ii) X 光片顯示關節面粗糙，關節間隙變窄，有時部分關節面融合骨質普遍疏鬆，但無骨皮質缺損性改變；

(iii) 活動期類風濕因子陽性，關節液無尿酸鹽結晶查見。

6. 銀屑病性關節炎與痛風鑒別要點為：

(i) 多數病人關節病變發生於銀屑病之後；

(ii) 病變多侵犯指趾關節遠端，半數以上病人伴有指甲增厚凹陷成脊形隆起；

(iii) X 光片可見嚴重的關節破壞，關節間隙增寬，指趾末節骨端骨質吸收縮短，呈刀削狀；

(iv) 關節症狀隨皮損好轉而減輕，或隨皮損惡化而加重。

化驗檢查

（1）血、尿常規和血沉

1. 血常規和血沉檢查急性發作期，外周血白血球計數升高，通常為（10-20）$\times 10^9$/L，很少超過 20×10^9/L。中性白血球相應升高。腎功能下降者，可有輕、中度貧血。血沉增快，通常小於 60mm/h。

2. 尿常規檢查，病程早期一般無改變，累及腎臟者，可有蛋白尿、血尿、膿尿，偶見管型尿；併發腎結石者，可見明顯血尿，亦可見酸性尿石排出。

3. 血尿酸測定

急性發作期絕大多數病人血清尿酸含量升高。一般認為採用尿酸酶法測定，男性 > 416μmol/L（7mg/dl），女性 > 357μmol/L（6mg/dl），具有診斷價值。若已用排尿酸藥或腎上腺皮質激素，則血清尿酸含量可能不高。緩解期間可以正常。有 2%-3% 的病人呈典型痛風發作而血清尿酸含量小於上述水平。

4. 尿液尿酸含量測定

在正常飲食及未服食影響尿酸排泄藥物的情況下，正常男性成人 24 小時尿酸總量不超過 3.54mmol/（600mg/24h）。90% 的原發性痛風病人的尿酸排出小於 3.54mmol/24h。故尿酸排泄正常，不能排除痛風，而尿酸大於 750mg/24h，提示尿酸產生過多，尤其是非腎源性繼發性痛風，血尿酸升高，尿酸亦同時明顯升高。

(2) 關節腔穿刺檢查

1. 偏光顯微鏡檢查

將滑液置於玻璃片上，在細胞內或細胞外可見雙折光細針狀尿酸鈉結晶的緩慢振動圖像。用第一級紅色補償棱鏡，尿酸鹽結晶方向與鏡軸平行時呈黃色，垂直時呈藍色。

2. 普通顯微鏡檢查

尿酸鈉結晶呈杆狀針狀，檢出率僅為偏光顯微鏡的一半。若在滑液中加肝素後，離心沉澱，取沉澱物鏡檢，可以提高其檢出率。

3. 紫外分光光度計測定

採用紫外分光光度計，對滑囊液或疑為痛風結節的內容物進行定性分析來判定尿酸鈉，是痛風最有價值的方法。方法是首先測定待測標本的吸收光譜，然後與已知尿酸鈉的吸收光譜比較。若兩者相同，則測定物質即為已知化合物。

4. 紫尿酸胺試驗

對經過普通光學顯微鏡或偏光顯微鏡檢查發現有尿酸鈉存在的標本，可行本試驗以便進一步予以確認，此法簡便易行。其原理是尿酸鈉加硝酸後加熱產生雙阿脲，再加入氨溶液即生成呈紫紅色的紫尿酸銨。

5. 尿酸鹽溶解試驗

在有尿酸鹽結晶的滑液中，加入尿酸酶保溫後，尿酸鹽結晶被降解為尿囊素，可見結晶消失。

(3) 痛風結節內容物檢查

對於痛風結節進行活檢或穿刺吸取其內容物，或從皮膚潰瘍處採取白堊狀黏稠物質抹片，按上述方法檢查，查到特異性尿酸鹽的陽性率極高。

(4) X 光檢查

骨關節為痛風患者常見的受累部位。骨骼內還有大量鈣鹽，因而密度較高並與周圍軟組織形成良好對比。因此，病變易為 X 光檢查所顯示。普通 X 光片和 X 光數碼攝影（CR 或 DR）簡單易行，費用較低，可顯示四肢骨關節較為明顯的骨質改變、關節間隙和骨性關節面異常及關節腫脹。X 光片通常作為了解痛風病人有無骨關節受累的首選影像學檢查方法。X 光檢查包括常規檢查和特殊檢查。常規檢查應攝取檢查部位的正側位片，骨骼病變攝片範圍應包括一個相鄰的關節。特殊檢查主要有放大攝影、體層攝影和軟組織鉬靶攝影。放大攝影利用小焦點的 X 光束自焦點向遠處不斷擴大的原理，使檢查部位與膠片或 X 光感應板之間保持較大距離，從而放大圖像，以便觀察骨骼的細微結構。體層攝影和軟組織鉬靶攝影正逐漸為 CT 檢查所取代，現已很少應用。

(5) CT 與 MRI 檢查

沉積在關節內的痛風石，根據其灰化程度的不同在 CT 掃描中表現為灰度不等的斑點狀影像。痛風石在 MRI 檢查的 T1 和 T2 影像中均呈低到中等密度的塊狀陰影，以靜脈注射釓，可增強痛風石陰影的密度。兩項檢查聯合進行可針對多數關節內痛風石，作出準確診斷。

治療

(1) 早期治療

如果病人能夠在早期診斷，按醫生指示治療，現代治療方法能使大多數病人過正常生活。對晚期病人來說，痛風石可以溶解，關節功能可以改善，腎功能障礙也可以改善。30 歲以前出現初發症狀的痛風患者，病情普遍較為嚴重。大體上 20% 的痛風病人出現尿酸或草酸鈣結石。併發症有尿路梗阻和感染，並有繼發性腎小管間質病變。未經治療的進行性腎功能障礙，常常與合併高血壓、糖尿病或其他一些腎病，可進一步導致尿酸鹽排泄障礙，這不僅能加速關節內的病理進程，同時也是對生命的最大威脅。

(2) 藥物治療

目前痛風治療主要是根據臨床症狀針對給藥，主要是在發作期吃秋水仙鹼加止痛藥，以便快速消炎，解除痛苦，間歇期吃別嘌呤醇等藥物降低尿酸，預防再次發作。由於痛風屬於代謝障礙病，如果控制飲食也未見成效，必須要長期用藥物控制。常用藥物有：

1. 丙璜舒（Probenecid）

尿酸排泄劑的作用機制為抑制腎小管對尿酸的再吸收，增加尿酸從尿液中排出，從而減少血中尿酸的濃度，最終減少尿酸鹽沉積在軟組織裏，減少痛風炎症的發生。但是對泌尿系統結石，化療及癌腫引起的尿酸症患者不宜使用。

2. 苯溴馬隆（Benzbromarone）：本具有抑制腎小管對尿酸的再吸收作用，降低血中尿酸濃度。口服易吸收，其代謝產物為有效型，服藥後 24 小時血中尿酸為服藥前的 66.5%。本品與乙醯水楊酸及其他水楊酸製劑、吡嗪醯胺同服，可減弱本品的作用。不良反應可出現白血球減少，故應定期作血液檢查。

3. 別嘌呤醇（Allopurinol）：主要在痛風發作間期和慢性期使用，適用於尿酸生成過多，對排尿酸藥過敏或無效，以及不宜使用排尿酸藥物（如有腎功能不全）的原發性和繼發性痛風病人，以控制高尿酸血症。本藥也可與排尿酸藥合用，以加強療效，特別適用於痛風石嚴重而腎功能尚好的病人。

4. 秋水仙鹼（Colchicine）：主要用於痛風急性發作期。通過減低白血球活動和吞噬作用及減少乳酸形成，從而減少尿酸結晶的沉積，減輕炎性反應，起止痛作用。

5. 雙氯芬酸鈉，又名二克氯吩鈉（Diclofenac Sodium）：非類固醇消炎止痛藥 25mg 每日二至三次，餐後服，每次一至二片。胃病者遵照醫生指示服用。

6. 希樂葆（Celebrex）：200mg 每日一至二次，餐後服，每次一粒。心臟病人及胃病者必須遵照醫生指示服用。

中醫對痛風的認識

中醫學中亦有「痛風」病名，且歷代醫家有所論述。元・朱丹溪《格致餘論》就曾列痛風專篇，云：「痛風者，大率因血受熱已自沸騰，其後或涉水或立濕地……寒涼外搏，熱血得寒，汙濁凝滯，所以作痛，夜則痛甚，行於陽也」。明・張景岳《景岳全書・腳氣》中認為，外是陰寒水濕，令濕邪襲人皮肉筋脈；內由平素肥甘過度，濕壅下焦；寒與濕邪相結鬱而化熱，停留肌膚……病變部位紅腫潮熱，久則骨蝕。清・林佩琴《類症治裁》：「痛風，痛痹之一症也……初因風寒濕鬱痹陰分，久則化熱致痛，至夜更劇」。另外，現代醫學所講的痛風還相當於中醫的「痛痹」、「歷節」、「腳氣」等症。其病因乃進食膏粱厚味，導致濕熱內蘊，加之外感風邪侵犯經絡。氣血不通，瘀血凝結，絡道阻塞，畸形僵硬。

(1) 痛風的中醫辨證論治

1. **濕熱阻痹**

【症狀】下肢小關節卒然紅腫熱痛，拒按，觸之局部灼熱，得涼則舒，伴發熱口渴，心煩不安，小便黃，舌紅苔黃膩，脈滑數

【治法】清熱除濕，活血通絡

【方藥】宣痹湯加味。防己 10 克，杏仁 10 克，滑石 15 克，連翹 10 克，山梔 6 克，薏仁 30 克，半夏 6 克，蠶砂 10 克，赤小豆 10 克，薑黃 10 克，海桐皮 10 克

【方解】本方用防己清熱利濕，通絡止痛，輔以滑石、薏仁淡滲利濕；杏仁宣利肺氣，蠶砂、半夏、赤小豆除濕化濁；連翹、山梔清泄鬱熱，海桐皮、薑黃宣絡祛風，止痛利濕。濕去熱清經絡宣通，則痹痛自除。若關節紅腫甚者加秦艽 10 克、忍冬藤 30 克、虎杖 10 克。若疼痛劇烈者加威靈仙 15 克、乳香 6 克，以活血通絡，止痛除痹。濕盛者加萆薢 10 克、澤瀉 10 克，以加強利濕作用。

2. 血瘀痰阻

【症狀】痹證歷時較長，反覆發作，骨節僵硬變形，關節附近呈黯黑色，疼痛劇烈，停着不移，不可屈伸，或疼痛麻木。關節或紅腫疼痛，兼見發熱而渴，尿短赤；或關節冰涼，寒冷季節而痛劇，得熱而安。舌多見紫色瘀斑，脈細澀

【治法】活血化瘀，化痰通絡

【方藥】身痛逐瘀湯加減。桃仁 12 克，紅花 12 克，當歸 12 克，地龍 20 克，五靈脂 9 克，川芎 9 克，沒藥 9 克，香附 9 克，羌活 12 克，秦艽 12 克，牛膝 20 克，生甘草 6 克

【方解】方中桃仁、紅花、當歸活血化瘀；五靈脂、地龍祛痰通絡；川芎、沒藥、香附理氣活血止痛；羌活、秦艽祛風除濕；牛膝活血通絡，強壯筋骨，引諸藥達病所；生甘草調和諸藥。上藥合用共奏活血化瘀、祛痰通絡止痛之效。痰瘀久留者加全蠍 6 克、蜈蚣 1 條、烏梢蛇 10 克、蜂房 6 克，以活血化瘀，搜邪通絡；若有皮下結節者加白芥子 10 克，僵蠶 10 克，以祛痰散結。

3. **肝腎虧虛**

【症狀】病久屢發，關節痛如被杖，局部關節變形，晝輕夜重，肌膚麻木不仁，步履艱難，筋脈拘急，屈伸不利，頭暈耳鳴，顴紅口乾，舌紅少苔，脈弦細或細數

【治法】補益肝腎，除濕通絡

【方藥】獨活寄生湯加味。獨活、防風、秦艽、當歸、川芎、地黃、芍藥、杜仲、牛膝各 10-15 克，細辛 3 克，肉桂 5-10 克，茯苓、桑寄生 15-30 克，人參 5-10 克，甘草 6 克

【方解】方中獨活、防風、秦艽、細辛、肉桂祛風除濕、散寒止痛；人參、茯苓、甘草、當歸、川芎、地黃、芍藥補益氣血；杜仲、牛膝、桑寄生補益肝腎。諸藥共奏益肝腎、補氣血、祛風濕、止痹痛之效。偏於陽虛，關節冷痛明顯加附子 5-10 克，乾薑 5-10 克以溫陽散寒。偏於陰虛去肉桂加枸杞子 5-10 克，製首烏 5-10 克以補肝益腎。腰膝酸軟無力加黃耆 30 克，川斷 15 克以益氣補腎。肌膚不仁加雞血藤 30 克，絡石藤 15 克以養血通絡。

(2) 現代藥理學研究可抑制尿酸合成的中藥

山慈姑、葛根、淡竹葉、絞股藍、女貞子、土茯苓、鮮白茅根、薏仁、枸杞子、百合、威靈仙等中藥都有降尿酸的效果。

(3) 中藥外治法

1. **清熱痛痹膏**：石膏，忍冬藤各 30 克，知母、黃柏、蒼朮、黃連、黃芩、赤芍、元胡、大黃、山梔子各 10 克，研末，加醋調和敷患處。

2. **四黃散**：大黃、梔子、黃柏、黃芩各 10 克，加蜂蜜調敷患處。

3. **黃柏散**：大黃、黃柏、側柏葉、澤蘭、薄荷各 10 克，加蜂蜜調和敷患處。

4. **四色散**：黃柏、白芷、青黛、紅花，各 10 克，加蜂蜜調和。

5. **黃金散**：生大黃、生南星、白芷、黃柏、薑黃各 10 克，厚朴、蒼朮各 6 克，陳皮、甘草各 4 克，花粉 20 克，醋調。

6. **住痛散**：生川烏、生草烏、羌活、獨活、木香各 6 克。細辛，乾薑各 12 克，當歸 6 克，醋調敷患處。

7. **六神丸**：藥店有售，加醋調和敷患處。

(4) 針灸治療

1. **體針**

(i) 取穴

主穴：分 2 組。一、足三里、陽陵泉、三陰交；二、曲池、手三里、外關。

配穴：分 2 組。一、內踝側：太溪、太白、大敦；外踝側：崑崙、丘墟、足臨泣、束骨。二、合谷、中渚。

(ii) 操作

病變在下肢，均各取第一組；在上肢各取第二組。以主穴為主，據部位酌加配穴。以 1-1.5 寸 28 號毫針刺入，得氣後採用撚轉提插補瀉手法；急性期用瀉法，恢復期用平補平瀉法，均留針 30 分鐘。每隔 10 分鐘行針 1 次。每日或隔日 1 次，7-10 次為一療程，療程間隔 3-5 天。

2. 刺絡放血法

(i) 取穴

主穴：取阿是穴（阿是穴位置：紅腫熱痛最明顯處）。下肢加太沖、內庭；上肢加曲池、陽池、陽溪。

(ii) 操作

用三棱針或採血針刺相關穴位，每處擠出鮮血 1-2 滴。有祛菀陳莝之功。

食療

(1) **牛膝粥**

【材料】懷牛膝 20 克，白米 100 克

【製法】懷牛膝加水 200 毫升，煎至 100 毫升，去渣留汁，入白米，再加水約 500 毫升，煮成稀粥。每日早晚溫熱頓服， 10 天為 1 個療程

【功效】健脾祛濕，通絡止痛

(2) **百合粥**

【材料】百合 30 克，白芍 15 克，白米 50 克

【製法】百合、白芍與白米加水 400 毫升，放砂鍋內用文火煮成稠粥。溫熱服食，早晚各 1 次

【功效】滋陰緩急止痛

(3) 首烏粥

【材料】製何首烏粉 25 克，生薏米 50 克，白糖適量

【製法】先將生薏米加水煮粥，粥半熟時調入首烏粉，邊煮邊攪勻，至黏稠時即可。加糖調味，早晚分食

【功效】補益肝腎，健脾祛濕

(4) 薏米土茯苓湯

【材料】生薏米 30 克，土茯苓 30 克

【製法】二者加水煮熬，去渣取汁。代茶飲，每日 1-2 劑，連飲 1 週

【功效】祛風除濕，通絡宣痹

(5) 木瓜湯

【材料】鮮木瓜 1 個，宣木瓜 15 克，瘦肉 100 克

【製法】鮮木瓜切成 4 塊，加宣木瓜、瘦肉，放入 1,500 毫升水中，煮至 500 毫升。每日分 2-3 次，溫熱服食。

【功效】健胃祛濕，舒筋通絡

日常護理

(1) 飲食禁忌

痛風的人在飲食上要注意以下幾個方面：

1. **控制總熱量攝入**：控制每天總熱量的攝入，少吃碳水化合物。少吃蔗糖、蜂蜜，因果糖很高，會加速尿酸生成。蔬菜中的嫩扁豆、青蠶豆、鮮豌豆含嘌呤量高，也要限制食用。

2. **限制蛋白質攝入**：多選用牛奶、乳酪、脱脂奶粉和蛋類，它們所含嘌呤少；盡量少吃肉、禽、魚類，如一定要吃，應將肉煮沸後棄湯食用。因為嘌呤易溶於水，湯中含量高。豆製品雖然蛋白質含量較高，但痛風患者不宜食用，因為含嘌呤成分較高，例如：黃豆、豆腐、豆乾等都禁止食用。

3. **限制嘌呤攝入**：嘌呤是細胞核中的一種成分，只要含有細胞的食物就含有嘌呤，動物性食品中嘌呤含量較多。要避免或禁食動物內臟、蝦蟹、濃肉湯、食用菌類、海藻類、鳳尾魚、沙甸魚、蛤類、豆類及啤酒等高嘌呤類食物和飲品。

4. **多吃鹼性食品**：如蔬菜、馬鈴薯、水果（青梅、檸檬）等，可以降低血和尿液的酸度。西瓜和冬瓜不但是鹼性食品，對痛風患者更有利。

5. **多飲水保持尿量充足**：平時應多喝開水、礦泉水和果汁（不要喝濃茶，濃茶容易引起痛風發作）等。

6. **減少脂肪攝入**：少吃脂肪，因脂肪可減少尿酸排出。痛風併發高脂血症者，脂肪攝取應控制在總熱量的 20%-25% 以內。

7. **限制鹽的攝入**：鹽的攝入量每天應該限制在 2-5 克以內。

8. **避免飲酒**：酒精具有抑制尿酸排泄的作用，長期少量飲酒還會刺激嘌呤合成增加，尤其喝酒時經常吃肉類食品，會令嘌呤攝入量加倍。

9. **少吃辣椒等調料**：辣椒、咖喱、胡椒、花椒、芥末、生薑等調料均能刺激植物神經，誘使痛風發作，應盡量少吃。

10. **忌食火鍋**：火鍋原料主要是動物內臟、蝦、貝類、海鮮，再飲啤酒，自然是火上添油。調查證明，一頓火鍋比一頓正餐攝入嘌呤高十倍，甚至數十倍。一瓶啤酒可使尿酸升高一倍。高血壓病人患痛風可能性會增加十倍。痛風與糖尿病一樣是終生疾病。關鍵是控制飲食，多食嘌呤低的鹼性食物，如瓜果、蔬菜，少食肉、魚等酸性食物，做到飲食清淡，低脂低糖，多飲水，以利體內尿酸排泄。

11. **營養分配合理**：在限制總熱量的前提下，三大營養素的分配原則是：高碳水化合物、中等量蛋白質和低脂肪。碳水化合物如米麵，也需包括蔬菜和水果，三者應佔總熱量的 55%-60%。這也符合中國人的飲食習慣，如此，可以減少脂肪分解產生酮體，有利於尿酸鹽排泄。

(2) 日常注意事項

痛風病人除在醫生指導下服用適當藥物外，在日常生活中還應注意以下幾點：

1. **妥善處理誘發因素**：禁用或少用影響尿酸排泄的藥物：如青霉素、四環素、大劑量噻嗪類及氨苯喋啶等利尿劑、維他命 B1 和 B2、胰島素，及小劑量阿士匹靈（每天小於 2g）等。

2. 注意體重，勞逸結合：

(i) 肥胖者要積極減肥，減輕體重，對防止痛風發生頗為重要。

(ii) 注意勞逸結合，避免過勞、精神緊張、感染，一般不主張痛風病人參加跑步等強度較高的身體鍛煉，或進行長途步行旅遊。

六、系統性紅斑狼瘡

系統性紅斑狼瘡（Systemic Lupus Erythematosus, SLE）是一種瀰漫性、全身性自身免疫病，主要累及皮膚黏膜、骨骼肌肉、腎臟及中樞神經系統，同時還可以累及肺、心臟、血液等多個器官和系統，表現出多種臨床症狀；血清中可檢測到多種自身抗體和免疫系統異常。

流行病學

SLE 好發於青年女性，發病高峰為 15-40 歲，男女發病比例約為 1：9，幼年和老年性 SLE 的男女比例約為 1：2。全球的患病率約為每 10 萬人中有 30-50 人患病，中國的患病率約為每 10 萬人中有 70 人，但各地的患病率報道有明顯差異。SLE 的發病有一定的家族傾向，SLE 患者的同卵雙生兄妹發病率為 25%-50%，而異卵雙生之間的發病率僅為 5%。儘管 SLE 的發病受遺傳因素影響，但大多數為散發病例。

疾病分類

按照主要的受累器官或組織的不同，系統性紅斑狼瘡可進一步分類為狼瘡腎炎、神經精神性狼瘡、狼瘡肺炎、狼瘡心肌炎以及狼瘡肝炎等。

(1) 皮膚病變

盤狀紅斑（DLE），是 SLE 的慢性皮膚損害，約有 2%-10% 的 DLE 可發展為系統性紅斑狼瘡。亞急性皮膚性狼瘡（SCLE）可見於 7%-27% 的患者，多為對稱性，常見於陽光暴露的部位，紅斑可為鱗屑樣丘疹或多形性環狀紅斑，多形性環狀紅斑可融合成大片狀伴中心低色素區，癒合後不留有瘢痕。急性皮膚病變的典型表現是蝶狀紅斑，約見於 30%-60% 的 SLE 患者，常是系統性紅斑狼瘡的起始表現，光照可使紅斑加重或誘發紅斑。

(2) 狼瘡腎炎（LN）

SLE 的腎臟損傷多出現在一半至三分之二的患者身上，診斷狼瘡腎炎的主要依據是腎臟病理活檢、尿蛋白及紅白血球檢查，評價腎臟損傷程度除了依據臨床資料外，更重要的是依據腎臟活檢的病理及免疫分型。

(3) 神經精神性狼瘡（NPSLE）

是 SLE 的中樞神經或周圍神經系統的瀰漫性或局灶性受累而導致的一系列神經精神性臨床表現的綜合症。約 40% 的患者在發病時即出現神經精神性症狀，63% 在 SLE 確診後的第一年內出現此病。

發病原因

系統性紅斑狼瘡的病因及發病機理不清，並非單一因素引起，可能與遺傳、環境、性激素及免疫等多種因素有關。通常認為具有遺傳背景的人在環境、性激素及感染等因素的共同作用或參與下，引起機體免疫功能異常、誘導 T 、B 細胞活化、自身抗體產生、免疫複合物形成及其在各組織的沉積，導致系統性紅斑狼瘡的出現和進展。

發病機制

(1) 疾病易感性

SLE 不是單一基因的遺傳病，而其發病與多種遺傳異常相關，是一種多基因病，如 HLA-DR2 和 HLA-DR3 分子及其各亞型與 SLE 的發病顯著相關；純合 C4a 遺傳缺陷與 SLE 發病的風險相關；此外，SLE 還與 C1q 、C1r/s 和 C2 缺陷具有一定的相關性。

(2) 免疫細胞紊亂

SLE 患者自身抗體產生與 T 細胞、B 細胞和單核細胞等免疫細胞系統紊亂有關。T 細胞和 B 細胞紊亂還可出現異常的免疫耐受。SLE 患者體內除抗 ds-DNA 抗體滴度顯著升高外，核小體是 SLE 疾病發生的促發抗原。此外，細菌 DNA 具有特徵性核酸基序，可直接刺激 TLR，具有潛在的免疫輔助特性，可誘導易感個體產生抗 DNA 抗體。在 SLE 的發病過程中，外來抗原的交叉反應促發機體的免疫應答，而自身抗原維持了 ANA 的持續產生。

(3) 誘發因素

遺傳因素和體液微環境提供了 SLE 易感背景，但是 SLE 的出現或病情活動，可能與環境或其他外源性刺激有關。其中，感染是重要影響因素之一。感染可通過分子模擬和影響免疫調節功能而誘導特異性免疫應答；應激可通過促進神經內分泌改變而影響免疫細胞功能；飲食可影響炎性介質的產生；毒品包括藥物，可調節細胞反應性和自身抗原的免疫原性；紫外線照射等物理因素可導致炎症和組織損傷。這些誘發因素對不同個體的損傷存在很大差異。

許多 SLE 患者在臨床症狀出現前數年，已出現血清學異常改變，從發病機制來說，SLE 是進展性的疾病，首先表現為自身抗體產生，在某種因素的刺激下出現臨床症狀。後天的誘發因素可導致自身抗原釋放，免疫複合物形成，並促發細胞因子產生。

臨床表現

系統性紅斑狼瘡的發病可急可緩，臨床表現多種多樣。早期輕症的患者往往僅有單一系統或器官受累的不典型表現，隨着病程的發展其臨床表現會越來越複雜，可表現為多個系統和器官受累的臨床症狀。全身表現包括發熱、疲勞、乏力及體重減輕等。

(1) 常見受累組織和器官的臨床表現

1. **皮膚黏膜**：蝶形紅斑，盤狀皮損，光過敏，紅斑或丘疹，口腔、外陰或鼻腔潰瘍，脱髮等。

2. **關節肌肉**：關節痛，關節腫，肌肉痛，肌無力，缺血性骨壞死等。

3. **血液系統**：白血球減少，貧血，血小板減少，淋巴結腫大，脾腫大等。

4. **神經系統**：頭痛，周圍神經病變，癲癇，抽搐，精神異常等。

5. **心血管系統**：心包炎，心肌炎，心內膜炎等。

6. **血管病變**：雷諾現象，網狀青斑，動靜脈栓塞及反覆流產等。

7. **胸膜及肺**：胸膜炎，肺間質纖維化，狼瘡肺炎，肺動脈高壓及成人呼吸窘迫綜合症等。

8. **腎臟**：蛋白尿，血尿，管型尿，腎病綜合症及腎功能不全等。

9. **消化系統**：腹痛，腹瀉，噁心，嘔吐，腹膜炎及胰腺炎等。

(2) 少見的受累組織器官的臨床表現

1. 腸繫膜血管炎、蛋白丟失性腸病或假性腸梗阻等，屬於嚴重的消化系統受累的併發症，症狀包括發熱、噁心、嘔吐、腹瀉或血便，腹部壓痛及反跳痛等症狀和體徵。

2. 眼部受累，以視網膜病變常見，表現為「棉絮斑」，其次是角膜炎和結膜炎；可表現為視物不清、視力下降、眼部疼痛及黑蒙等。

(3) 特殊類型的狼瘡

1. SLE 與懷孕

SLE 患者與正常人羣的生育與不孕率沒有顯著差異。但活動性 SLE 患者的自發性流產、胎死宮內和早產的發生率均高於正常健康婦女。SLE 病情完全緩解後的 6-12 個月，妊娠的結局最佳。

2. 新生兒狼瘡

這是一種發生於胎兒或新生兒的疾病，是一種獲得性自身免疫病；通常發生於免疫異常的母親。患者的抗 SSA/Ro 、抗 SSB/La 抗體可通過胎盤攻擊胎兒。可表現為新生兒先天性心臟傳導阻滯，還可出現皮膚受累（紅斑和環形紅斑，光過敏）等。

3. 抗磷脂綜合症

可表現為靜脈或動脈血栓形成，以及胎盤功能不全導致反覆流產，抗磷脂抗體可呈陽性。SLE 繼發抗磷脂綜合症與原發性抗磷脂綜合症（APS）患者懷孕的結果無差異。

4. 藥物相關性狼瘡（Drug-related Lupus, DRL）

是繼發於一組藥物包括氯丙嗪、肼苯噠嗪、異煙肼、普魯卡因胺和奎尼丁後出現的狼瘡綜合症。診斷時需確認用藥和出現臨床症狀的時間（如幾週或幾個月），停用相關藥物，臨床症狀可以迅速改善，但自身抗體可以持續六個月到一年。

診斷

(1) 診斷標準

本病的診斷主要依據臨床特點、實驗室檢查，尤其是自身抗體的檢測有助於診斷及判斷病情。出現多系統損害的臨床表現伴有自身免疫病的證據（如自身抗體陽性、免疫球蛋白升高及補體降低等）者，應考慮狼瘡的可能。目前常用的是 1997 年美國風濕病學會修訂的系統性紅斑狼瘡分類標準。

1. **頰部紅斑**：固定紅斑，扁平或高起，在兩顴突出部位有紅斑。

2. **盤狀紅斑**：片狀高起於皮膚的紅斑，黏附有角質脫屑和毛囊栓；陳舊性病變可發生萎縮性瘢痕。

3. **光過敏**：對日光有明顯的反應，引起皮疹。

4. **口腔潰瘍**：經醫生觀察到的口腔或鼻咽部潰瘍，一般無痛。

5. **關節炎**：非侵蝕性關節炎，累及兩個或更多的外周關節，有壓痛、腫脹或積液。

6. **漿膜炎**：胸膜炎或心包炎。

7. **腎臟病變**：尿蛋白 > 0.5g/24h 或 +++ ，或管型（紅血球、血紅蛋白、顆粒或混合管型）。

8. **神經病變**：癲癇發作或精神病，除去藥物影響或已知的代謝紊亂。

9. **血液學疾病**：溶血性貧血或白血球減少，或淋巴細胞減少，或血小板減少。

10. **免疫學異常**：抗 dsDNA 抗體陽性，或抗 Sm 抗體陽性，或抗磷脂抗體陽性（包括抗心膦脂抗體，或狼瘡抗凝物，或至少持續六個月的梅毒血清試驗，假陽性三者中具備一項陽性）。

11. **抗核抗體**：在任何時間和未用藥物誘發「藥物性狼瘡」的情況下，抗核抗體異常。

以上診斷標準的 11 項中，符合 4 項或以上者，在除去感染、腫瘤和其他結締組織病後，可診斷為系統性紅斑狼瘡，同時具備第七條腎臟病變，即可診斷為狼瘡性腎炎。

（2）輔助檢查

1. 常規檢查

（i）血常規：觀察白血球、血小板及血色素。SLE 患者可以表現為不明原因的血小板減少、白血球減少或急性溶血性貧血。

（ii）尿液檢查：尿蛋白陽性、血尿、膿尿、管型尿 >1 個 / 高倍視野，均有助於診斷。

(iii) 便常規：糞便潛血陽性時應注意消化系統病變。

(iv) 急性時相反應物：血沉（ESR）的增快多出現在狼瘡活動期，穩定期狼瘡患者的血沉大多正常或輕度升高。血清 CRP 水平可正常或輕度升高；當 CRP 水平明顯升高時，提示 SLE 合併感染的可能，但也可能與 SLE 的病情活動有關。

2. 免疫系統檢查

(i) 免疫球蛋白（immunoglobulin, Ig）是一組具有抗體樣活性及抗體樣結構的球蛋白，分為 IgG、IgA、IgM、IgD 和 IgE 等五類。系統性紅斑狼瘡患者的免疫球蛋白可表現為多克隆的升高，嚴重時出現高球蛋白血症。蛋白電泳可顯示球蛋白明顯升高、特別是 γ 球蛋白的升高較為顯著。

(ii) 補體（CH50、C3、C4、C1q）水平的減低對 SLE 診斷有參考意義，同時對判斷疾病活動性有一定價值。補體 C1q 的基因缺陷可能與 SLE 的發病有明顯的相關性。

3. 自身抗體檢測

SLE 患者的血清中可檢測到多種自身抗體，但其在分類診斷中的敏感性和特異性各不相同。

(3) 鑒別診斷

由於系統性紅斑狼瘡表現複雜，診斷時應與其他風濕性疾病進行鑒別，同時應鑒別不典型的惡性腫瘤、多發性骨髓瘤或淋巴瘤等。

(4) 系統性狼瘡活動性及復發性指標

各種臨床症狀，特別是新近出現或近期加重的臨床症狀，均可提示狼瘡疾病活動的可能，多數實驗室指標也與病情活動有關。目前國際上常用的幾個 SLE 活動判定標準包括：SLEDAI、SLAN 及 BILAG 等，其中以 SLEDAI 最為常用，其總分為 105 分，但是判定疾病活動性的積分在 10-20 分以上不等，積分越高病情活動越明顯。

治療

由於系統性紅斑狼瘡的臨床表現複雜，治療上強調早期、個體化方案及聯合用藥的原則。根據患者有無器官受累及病情活動，選擇不同的治療方案。對重症患者應積極用藥治療，病情控制後給予維持治療。

在 SLE 病人開始治療前，必須對病人的病情進展，如抗核抗體、抗 DNA 抗體和低補體血症，及器官受損程度，如腎、心、肺病變，皮膚和漿膜炎等，而作出正確的評價，對於制定適當的治療方案、觀察療效和隨後連續地判斷治療的成敗是十分重要的。

(1) 非類固醇類抗炎藥

輕型病例如僅有皮疹、低熱或關節徵狀者，可單獨使用此類藥物，或與皮質類固醇並用，盡量減少後者的用量。此類藥物有時能迅速緩解發熱及肌肉、關節疼痛等徵狀。或用於皮質類固醇已經減量，而仍有關節痛或痛楚加劇等徵狀。一般應用水楊酸鹽製劑如阿士匹靈每日 3g；吲哚美辛 25mg，每日 3 次，或布洛芬 1 片，每日 2 次口服。因為此類藥物對前列腺素有抑制作用，造成血清肌酐清除率減少，使用後可能導致病人血清肌酐升高，應及時減量或停用，對有腎臟累及的病人尤應慎用。注意不宜採用多種非類固醇類抗炎藥聯合治療。

(2) 皮質類固醇

現有治療 SLE 最重要的藥物，劑量視病情輕重而異。推薦劑量：輕型病例潑尼松（或相當的藥物）每日 0.5mg/kg，一般為 20-40 mg/d；病情中等者每日 1.0mg/kg，一般為每日 60-80 mg；理想的給藥方法是早上八時服用，可以減少對腦垂體 - 腎上腺軸的抑制。病情得不到控制時，可將劑量分為每天 2-3 次口服。病情重者用大劑量，必要時用氫化考的松或地塞米松靜脈滴注，每日相當潑尼松 2-3 mg/kg，一般為 100-200 mg/d。對瀰漫增殖性狼瘡性腎炎，神經、精神徵狀明顯，重症溶血性貧血以及血小板減少等症狀迅速惡化病例，可應用大劑量甲基潑尼松龍靜脈衝擊療法，劑量為每天 1g（或 15mg/kg）琥珀酸鈉甲基潑尼松龍靜脈注射（應在 30 分鐘內注射完畢），連續使用 3d，然後迅速減至常規劑量或用 3mg/kg，維持 2-3d。皮質類固醇治療中應注意：

1. 治療原則為早期、足量和持續用藥。病情越危重，最初用量越要大，以迅速控制病情，搶救生命，避免重要器官受損或發生不可逆轉的損害，如不規則服藥或突然停藥可影響病程和預後。

2. 若皮質類固醇初量足夠，則在 1-2d 內退熱，關節痛消失及一些急性活動徵狀得到良好控制，一般情況好轉。若 2d 內上述症狀不好轉，應立即將原劑量再增加 25%-50%。一般經 2-3 週病情得到最大限度控制後，逐漸減量，開始時每週減 10mg 潑尼松或相當劑量其他製劑，同時密切注意疾病活動情況，當減至 30mg/d 時，遞減應更緩慢，每週減 2.5-5mg。如有活動傾向應立即在先前劑量上增加 5-10mg/d。最低維持量不同病人之間的差異較大，一般為潑尼松每日 7.5-20mg。也有以在潑尼松劑量減至 30mg/d 時，採用每週隔日減少 5mg 的方法，直到病人每隔一天早晨服 30mg 潑尼松時維持治療。

3. 皮質類固醇治療後，最快消失的徵狀是發熱、關節痛和漿膜炎等。LE 細胞、皮疹消失和心、腎及神經、精神損害恢復較慢。

4. 預防和及時處理皮質類固醇的副作用。當患者遇應激情況，如手術、感染、精神創傷時，必須加大劑量，直至應激過去，以免發生急性腎上腺皮質功能不足。並應對感染積極進行控制。

5. 觀察療效。皮質類固醇減量指標主要根據臨床徵狀的改善和有關實驗室指標。ANA 和 dsDNA 抗體滴度與病情活動常平行，血清補體主要是 C3 、C4 與疾病活動有重要聯繫。與病情活動有關的實驗室指標還有血沉、血清白蛋白、球蛋白和血、尿常規等。

(3) 抗瘧藥

氯喹或羥基氯喹有抗光敏和穩定溶酶體膜的作用，對控制皮損和輕度關節徵狀十分有效，用於病情較輕及皮膚損害明顯者，皮質類固醇減量過程中也可加用，劑量、療程和注意事項如前述。

(4) 免疫抑制劑

具有抗炎和免疫抑制作用，常用硫唑嘌呤和環磷醯胺。環磷醯胺可每日 1-4mg/kg，分次口服，但採用靜脈衝擊治療則副作用更小，目前已常用於中、大劑量激素不能控制的狼瘡性腎炎和有中樞神經系統累及的 SLE，方法為：每月一次靜脈注射，0.5-0.75g/m^2 體表面積，要求 60 分鐘內注射完畢，隨後 24 小時內多飲水，誘導迅速利尿。根據病情可重複六次，以後可改為每三個月一次。硫唑嘌呤劑量為每日 1-2.5 mg/kg。亦可應用苯丁酸氮芥等。

上述各種免疫抑制劑主要在下列情況下採用：單獨使用激素無效者；對長期大劑量激素治療不能耐受者；為了更有效地控制 SLE 中的某些器官損害；在急性徵狀得到控制後，為了進一步減少激素維持量，或更順利地逐漸遞減激素。免疫抑制劑可以與激素聯合使用。環孢素 A（CyA）是一種化學合成的新一代免疫抑制劑，無明顯細胞毒性，對吞噬細胞的移動作用無明顯影響，故不增加感染的危險性，對 T 淋巴細胞有選擇性的抑制作用。在 SLE 治療中，可作為第二線的免疫抑制藥物，一般採用較小劑量，3-5mg/d，使用時要注意病人的血清肌酐和血壓。如病人的血清肌酐水平較治療開始前升高 50%，則應減量或停藥。

(5) 雷公藤

中藥雷公藤具有較強的抗炎症和免疫抑制等作用，適用於輕、中度病情的 SLE 病人，療效確實。用量：福建產雷公藤生藥每日 20-40g，煎汁分兩次服或製成糖漿等劑型；雷公藤多甙片每日 1-1.5mg/kg（一般每日量 60mg），分三次食後服。重症病人須合用皮質類固醇治療。由於長期用雷公藤對生殖系統有一定影響，可引起閉經或不孕，故未婚或婚後未生育者應慎用。

(6) 免疫調節劑

根據 SLE 的發病機理與 T 淋巴細胞功能損傷，與細胞免疫功能低下有密切關係，近年來也配合採用：胸腺素 5-25mg，肌內注射，每日 1 次，2 週後，隔日或每週 2 次，連用數月；轉移因子 2ml，上臂內側皮下注射，每週 1-2 次，一療程 3 個月；或使用中藥黃耆注射液 20-40ml/ 日，靜脈注射。

(7) 血漿置換療法

一般應用於皮質類固醇治療效果差的進行性多器官損害者、器質性腦病綜合症、全血細胞減少及活動性腎炎等重癥病例。

(8) 靜脈注射丙種球蛋白

靜脈注射丙種球蛋白製劑保留了 IgG 分子的完整性，而無抗補體活性，既可增加病人對各種微生物感染的抵抗力，又可直接阻斷單核 - 巨噬細胞的 Fc 受體，作為免疫調節劑有類激素樣作用，可用於自身免疫性疾病的治療。對於有溶血性貧血或血小板減少症的患者及用激素治療療效不滿意的 SLE 病人可考慮使用。劑量為每日 400 mg/kg，連用 5 日，以後每 3 週重複 1 次。

(9) 精神徵狀的對症治療

使用氯丙嗪較好，劑量每日 50-150 mg，一般可控制症狀。癲癇樣抽搐的對症治療以安定較好，其次為巴比妥類藥物。

(10) 狼瘡性腎炎的治療

輕型或局部增殖性者，一般僅需要中小劑量皮質類固醇；若病變活動，發展較快，可使用中等到大劑量；對腎功能減退型、膜性和瀰漫增殖性，以皮質類固醇與免疫抑製劑合用為佳；對高度活動的進展腎炎使用大劑量衝擊療法；此外，瀰漫增殖性狼瘡性腎炎尚需根據病變屬活動階段或硬化階段而有所選擇，活動階段早期使用大劑量皮質類固醇，並用免疫抑製劑或氯喹類藥物，硬化期患者皮質類固醇激素和免疫抑製劑一般無效，晚期腎功能衰竭可作血液透析和腎移植。

中醫治療

中醫傳統醫學文獻中雖尚未查到與系統性紅斑狼瘡雷同的病名，但根據其臨床症狀在文獻中卻有類似描述。如「蝴蝶丹」、「陰陽毒」等。本病屬中醫風濕病範疇，原稱為「痹證」或「痹病」。

因其損害器官不同，局部臨床表現與水腫、飲證、血證、周痹、三焦痹、熱痹、陰陽毒、丹疹、蝴蝶丹、日曬瘡等病證的描述有相同之處，故又可單獨命名。系統性紅斑狼瘡伴有較多的臟腑症候，很難明確地劃分屬於某一具體病證。根據其全身症候認為本病近似於中醫所稱「溫毒發斑」之類。從皮疹特徵出發可稱之為「紅蝴蝶」、「蝴蝶丹」、「陰陽毒」等；本病累及周身，故又稱為「周痹」；多關節疼痛屬於「痹證」；影響臟腑稱「臟腑痹」；有腎功能損害、水液代謝障礙者屬「腎痹」、「水腫」；有肝損害屬「肝痹」、「黃疸」、「脅痛」；有急性心內膜炎、心肌損傷者屬「心痹」、「心悸」；狼瘡肺炎、肺間質纖維化屬「肺痹」；狼瘡性肌無力屬「脾痹」；出現消化系統表現稱「腸痹」；小便不暢為「胞痹」；有胸水者屬「懸飲」。上中下三焦功能均受損，又稱「三焦痹」。雷諾現象稱「肢端脈痹」。

(1) 病因病機

中醫認為系統性紅斑狼瘡是由於先天稟賦不足，精血虧虛，或後天陰精耗損，陰耗火旺，陽盛血熱，復感受風寒暑濕燥火熱毒之邪，從陽化熱；熱壅血瘀於肌膚、筋骨，重者深入氣營血分、毒攻臟腑。其基本病機為熱壅毒瘀，氣陰兩虛。

1. 內因：素體先天稟賦不足，精血虧虛，腎陰虧耗或後天勞傷過度，或女子值經、孕、產期，陰血暗耗；或肝氣鬱結，鬱久化火，火盛傷陰；或所欲不得，憂鬱氣結，暗傷陰血；或房勞過度，陰精耗損於下，相火妄動，火炎於上。以上諸因形成陰虛火旺，陽盛血熱，成為發病的內在根據。

2. 外因：感受風寒暑濕燥火熱毒之邪則形成本病外因，其中，風暑燥火熱之陽邪與內在陰虛血熱同氣相求，從陽化熱；寒濕之陰邪從陽化鬱而化熱；或烈日風熱、陽毒曝曬直入肌膚經絡，蝕於筋骨，而出現皮膚紅斑和骨節肌肉疼痛、腫脹。

(2) 辨證論治

1. **熱毒熾盛證**

【症狀】面部或軀幹、四肢斑疹鮮紅，高燒持續不退，煩躁，面赤，口渴，或狂躁譫語、神昏驚厥，或兼鼻出血，尿血，皮膚紫斑，小便黃赤，大便秘結，舌質紅絳，苔黃，脈弦細數或滑數

【治法】：清熱解毒，涼血消斑

【方藥】：犀角地黃湯合五味消毒飲加減。生地 30 克，赤芍 20 克，丹皮 20 克，金銀花 30 克，連翹 20 克，蒲公英 20 克，地丁 20 克，野菊花 10 克，生石膏 30 克，紫草 20 克，玄參 20 克，白花蛇舌草 30 克，水牛角粉 5 克（沖服）

【加減】神昏譫語者，加安宮牛黃丸或紫雪丹；驚厥狂亂者，加羚羊角粉、鉤藤、珍珠母；鼻出血、肌膚出血者，加側柏葉、生地榆、三七粉等

2. **陰虛內熱**

【症狀】低熱不退或午後、夜間潮熱，或中等度發熱，時高時低，面部或四肢斑疹時隱時現，腰膝酸痛，頭暈耳鳴，五心煩熱，口乾咽燥，盜汗，脱髮，月經後期、量少或經閉，小便黃，

大便乾，舌紅少苔或苔薄或薄黃，脈細數

【治法】養陰清熱，解毒透邪

【方藥】青蒿鱉甲湯加味。青蒿 15 克，鱉甲 15 克（先煎），生地 30 克，知母 12 克，丹皮 20 克，女貞子 15 克，旱蓮草 20 克，玄參 20 克，麥冬 20 克，銀柴胡 15 克，白薇 15 克，地骨皮 15 克，白花蛇舌草 30 克，忍冬藤 30 克

【加減】腰膝酸痛加山萸肉、川牛膝、狗脊；關節疼痛加秦艽、石斛；盜汗、五心煩熱加黃柏、牡蠣；夜寐不安加炒棗仁、夜交藤、合歡皮、珍珠母等

3. 氣陰兩虛

【症狀】全身乏力，納呆，精神萎靡，心悸，氣短，活動後加重，腰脊酸痛，脫髮，口乾，經常惡風怕冷，自汗盜汗，大便燥結，舌淡或舌質紅，舌苔薄白，脈細弱或細數

【治法】益氣養陰

【方藥】生脈散合增液湯、補中益氣湯加減。西洋參 10 克（單煎兑服），麥冬 20 克，五味子 10 克，黃耆 30 克，陳皮 12 克，當歸 12 克，玄參 20 克，生地 15 克，何首烏 20 克，枸杞子 15 克，山萸肉 12 克，山藥 15 克，白朮 12 克

【加減】惡風怕冷、自汗盜汗者，加牡蠣、浮小麥、麻黃根；腰脊酸痛、脫髮者，加川牛膝、菟絲子、狗脊；心慌氣短、脈細弱者，可合用炙甘草湯

4. 風濕熱痹

【症狀】四肢肌肉、關節遊走性疼痛，或多個關節紅腫熱痛、痛不可觸、屈伸不利，可伴有發熱，皮疹鮮紅或瘀紫夾雜出現，舌紅苔薄白或黃燥，脈滑數

【治法】祛風化濕，清熱和營

【方藥】獨活寄生湯、四妙散合白虎桂枝湯加減。獨活 20 克，桑寄生 30 克，蒼朮 12 克，黃柏 12 克，薏仁 30 克，川牛膝 20 克，生石膏 30 克，知母 12 克，桂枝 10 克，秦艽 12 克，土茯苓 30 克，川芎 12 克

【加減】關節腫脹明顯者，加車前草、豬苓、澤瀉；發熱者加金銀花、連翹、蒲公英、板藍根；皮疹鮮紅者，加生地、丹皮、水牛角粉；皮疹紫暗或伴見肢端涼紫者，加丹參、雞血藤、澤蘭等

5. 肝鬱血瘀

【症狀】面部或手足紅斑、色暗，脅肋脹痛或刺痛，胸膈痞滿，腹脹，納差，或脅下有癥塊，黃疸，或伴泛噁、噯氣，頭暈失眠，女性月經不調甚至閉經，舌質紫暗有瘀斑或瘀點，脈弦細或沉細而澀

【治法】疏肝解鬱，活血化瘀

【方藥】柴胡疏肝散加減。柴胡 24 克，枳殼 10 克，白芍 12 克，香附 10 克，當歸 12 克，桃仁 10 克，赤芍 15 克，丹皮 12 克，延胡索 15 克，丹參 20 克，鬱金 12 克，三七粉 3 克（沖服），

甘草 10 克，莪朮 6 克

【加減】脅下癥積者，加大黃蟅蟲丸；黃疸者，加茵陳、半枝蓮、垂盆草、製大黃；腹脹泛噁者，加半夏、陳皮、厚朴；紅斑隱現或伴吐衄、肌膚發斑者，加茜草、白茅根、生地榆等

6. **邪毒攻心**

【症狀】心悸怔忡，自汗短氣，胸悶胸痛，心煩神疲，失眠多夢，面部或軀幹、四肢紅斑鮮紅或暗紅，或伴反覆發熱，面晦唇紫，肢端怕涼、疼痛；病情進一步發展，日久不癒可導致形寒肢冷，面色蒼白，喘促不寧，脈細數或細澀結代，甚則大汗淋漓，四肢厥冷，脈微欲絕

【治法】養心安神，活血敗毒

【方藥】天王補心丹合丹參飲加減。太子參 30 克，麥冬 20 克，天門冬 20 克，五味子 10 克，丹參 20 克，當歸 12 克，生地 15 克，玄參 20 克，炒棗仁 30 克，檀香 10 克，鬱金 12 克，炙甘草 10 克，川芎 12 克，蓮子心 6 克

【加減】胸悶、胸痛者，加瓜蔞、薤白或加服冠心蘇合丸或速效救心丸；面晦唇紫、喘促不寧者加五加皮、葶藶子；兼有咳嗽者，加桑白皮、炙百部、蚤休；陽虛欲脫，四肢厥冷，大汗淋漓，脈微欲絕者，宜急加紅參或白參，單煎，服用量在 10-15 克以上，也可用參附龍牡湯或參附注射液搶救治療

7. **脾腎陽虛**

【症狀】顏面及四肢浮腫，尤以下肢為甚，腰膝酸軟，形寒肢

冷，面色萎黃，神疲倦怠，腹脹食少，尿少，嚴重者可出現懸飲，尿閉，胸憋氣促，不能平臥，喘咳痰鳴或腹大如鼓，心悸氣促，舌體胖嫩、質淡，舌苔薄白，脈沉細弱

【治法】溫腎健脾，化氣行水

【方藥】附子理中湯合濟生腎氣丸加減。熟附子 12 克，肉桂 6 克，黨參 20 克，黃耆 30 克，白朮 12 克，熟地黃 20 克，山萸肉 12 克，山藥 15 克，茯苓 20 克，澤瀉 20 克，車前子 20 克（包），川牛膝 20 克

【加減】全身腫脹明顯者，加豬苓、赤小豆、萆薢；懸飲咳喘者，加炙麻黃、葶藶子、白芥子；腹脹、腹大如鼓者，加大腹皮、厚朴、漢防己；尿少、尿閉者，加仙靈脾、肉桂末（常用 1-2 克沖服）或結合現代醫學的對症處理等措施進行急救

(3) 常用中成藥

複方金蕎片，每次 6-8 片，每日 2-3 次。雷公藤多甙片，每次 1-2 片，每日 2-3 次。三藤糖漿：雷公藤、紅藤、雞血藤各等量製成糖漿。每次 10-15 毫升，日服 3 次，2 個月為 1 個療程。適用於 SLE 各型。小柴胡丸、昆明山海棠片、紫草丸、逍遙丸、六味地黃丸、龍鳳寶膠囊、還少丹、狼瘡丸。

(4) 針灸治療

1. 蟒針療法

(i) 取穴：命門透陽關、身柱透靈台、太沖、曲池、百會、足三里。發熱為主配大椎；關節酸痛配合谷、懸鐘、陽陵泉；皮

損配肺俞、解溪、三陰交；腎臟損害配飛揚、中極；心肺損害配飛揚、中都。

(ii) 針法：命門透陽關、身柱透靈台，用 1mm 直徑粗針，留針 4 小時，大椎放血，餘穴強刺激不留針。

2. 聲電針療法：選穴厥陰俞、肝俞、心俞、神門、曲澤、內關、合谷、大陵、太溪、陽陵泉、三陰交等。每次根據辨證選有關穴五個，毫針刺入，得氣後通入樂曲聲電波，每日三次，每次 30 分鐘。

食療

(1) 首烏茯苓膏

【材料】製何首烏 200 克，茯苓 200 克，當歸 50 克，枸杞子 50 克，牛膝 50 克，補骨脂 50 克，菟絲子 50 克，黑芝麻 50 克，女貞子 50 克

【製法】將以上藥物加適量水浸泡，發透後加熱煎煮，沸後再煎 30 分鐘，煎煮 3 次，合併煎汁，先以武火令沸，再改文火緩煎，製成稠膏時加入 1 倍量蜂蜜，調均後再加熱至沸，即可停火，放涼後裝瓶備用

【功效】每服 1 湯勺，以沸水沖化頓服，每日兩次，可滋陰養血，用於治療系統性紅斑狼瘡所致的貧血和脫髮症狀

(2) **冬瓜薏米水**

【材料】生薏米 30 克，赤小豆 20 克，冬瓜 200 克（去皮），鮮銀花 10 克，冰糖少許

【製法】先將薏仁、赤小豆煮粥，待半熟時加入冬瓜，煮熟後納銀花和冰糖即成

【功效】清熱祛濕，健脾消腫，涼血除斑。適用於狼瘡皮膚病變者

(3) **百合貝母膏**

【材料】雪梨三個，川貝母 30 克，百合 100 克，冰糖適量

【製法】以上材料熬膏

【功效】有潤肺止咳作用，用於狼瘡性肺炎、肺纖維化等

(4) **山藥長壽餅**

【材料】陳倉米粉 750 克，糯米粉 750 克，白砂糖 750 克，蓮子米 750 克，芡實 120 克，淮山藥 120 克，茯苓 120 克

【製法】共為餅備用

【功效】具有健脾益腎，益氣養血的作用，適用於紅斑狼瘡的胃腸道損害及血液系統損害，血細胞減少等

(5) **石斛茅根湯**

【材料】鮮白茅根 60 克，石斛 10 克，車前草 15 克，生薏米 30 克

【製法】將白茅根、車前草、石斛加水適量煮半小時左右，取汁去渣，放入薏米煮熟

【功效】清熱利濕。用於治療狼瘡併發腎炎所致水腫症

(6) **淮山八寶飯**

【材料】鮮山藥、蓮子、芡實、生薏仁各 15 克，茯苓 30 克，白朮 10 克，澤瀉 10 克，白米 150 克，紅糖、大棗適量

【製法】先將茯苓、白朮、澤瀉加水煎煮，取汁去渣備用，再將芡實、鮮山藥、蓮子肉、薏仁、大棗洗淨蒸熟，兑入藥汁加白米和水，再蒸 40-50 分鐘即成

【功效】具有補脾益腎，溫陽化水的作用。用於治療狼瘡併發腎臟病變日久，肢倦乏力，面色萎黃，肢體浮腫，脘腹痞悶，大便溏瀉者

(7) **馬蘭頭豆腐乾**

【材料】新鮮馬蘭頭 500 克，香豆腐乾 150 克

【製法】馬蘭頭以沸水燙透切末，豆腐乾切末，共加調料拌食

【功效】SLE 患者可常食

疾病預後

SLE 患者的預後與多種因素有關，包括重要器官是否受累及其損傷程度、藥物治療的種類及時機，患者的依從性等。應注意輕型 SLE 可因過敏、感染、懷孕生育、環境變化等因素而加重，甚至可進入狼瘡危象。

影響預後的主要因素主要包括：

(1) 早期診斷是改善預後的關鍵；

(2) 合理規範的治療是狼瘡緩解的關鍵因素；

(3) 腎臟損害的程度是判斷狼瘡預後的主要指標，因此腎活檢病理檢查對於判斷預後非常重要；

(4) 多系統損害，如肺動脈高壓、肺纖維化、腦病、心功能受累等也是影響系統性紅斑狼瘡預後的因素。

疾病預防

系統性紅斑狼瘡的病因複雜、發病機制不清，在疾病的發展過程中，預防復發及併發症尤為重要，應注意以下因素：

(1) 避光及避免疲勞

疲勞是 SLE 最常見的表現，它是多因素作用的結果，解除疲勞還需要依賴潛在病因鑒別。光過敏也可導致患者疲勞，常規的遮光傘和防曬乳以及防護服非常重要。

(2) 預防感染

由於 SLE 體內的免疫功能紊亂以及長期免疫抑製劑的應用，合併感染是很常見的，對於不能解釋的發熱應積極就醫，而不要立即想到是狼瘡復發。合理應用糖皮質激素和免疫抑制劑，並及時調整劑量和應用時間，能夠減少感染的風險。

(3) 適當休息與鍛煉

SLE 患者的另一特徵是久坐的生活方式、疾病的慢性過程、精神壓抑及纖維肌痛等，使 SLE 患者的運動量明顯減少。SLE 患者作有氧運動如水療法和散步等鍛煉，是非藥物治療方案的一部分。重症活動期患者應臥牀休息，緩解期及輕症患者可適量運動或從事非體力性工作。鍛煉有助防止因長期類固醇激素治療造成的肌肉萎縮及骨質疏鬆。

疾病護理

(1) 飲食宜忌

1. 忌服羊肉、狗肉、馬肉、驢肉；少吃辣椒、大蒜、大蔥、韭菜、桂圓等偏熱性食物，以免加重內熱症狀。禁酒、辛辣刺激性食物。

2. 忌食無花果、黃泥螺、苜蓿芽、香菇、芹菜、草菇等，以上食物能引起光敏反應，加重面部紅斑、皮疹；菠菜可以發瘡，現代研究證明能增加狼瘡性腎炎尿蛋白和管型，引起尿混濁和尿路結石（含草酸鹽結晶），且臨床發現個別病人食用以上食品後誘發並加重了病情。

3. 低脂飲食：SLE 患者活動少，消化功能差，宜吃清淡易消化的食物，不宜食用含脂肪較多的油膩食物。

4. 低糖飲食：因 SLE 患者長期服用糖皮質激素，易引起類固醇性糖尿病及庫興氏綜合症，故要適當控制飯量，少吃含糖量高的食物。

5. 低鹽飲食：應用皮質激素或有腎臟損害的患者易導致水、鈉瀦留，引起水腫，故要作低鹽飲食。

6. 補充鈣質，防止糖皮質激素造成的骨質疏鬆；多食富含維他命的蔬菜和水果。

7. 西洋參、人參、靈芝、黃耆宜慎用，臨床觀察發現以上藥物能啟動抗體，狼瘡病人必須加以重視。

8. 補充足夠的優質蛋白，多飲牛奶，多吃豆製品、雞蛋、瘦肉、魚類等。有腎功能損害者要限制蛋白質的攝入量，宜以優質動物蛋白為主，豆製品應少食或禁食。

9. 活動少、消化功能差的病人，宜吃清淡易消化的食物，不宜食用含脂肪較多的油膩食物。

10. 可多食用清熱養陰、生津潤燥的食物如綠豆、蓮子心、百合、海蜇、海帶、白蘿蔔、薏仁、黑木耳、西瓜、番茄、甘蔗、馬蹄、茭白、茄子等。

(2) 避免日曬、戒煙、減重、適當鍛煉、血壓控制以及血脂監測均可以減低系統性紅斑狼瘡的心血管疾病的風險。長期應用糖皮質激素的患者常見骨質疏鬆，應適當補充鈣劑、維他命 D 以及雙磷酸鹽等預防和治療骨質疏鬆。

七、多發性肌炎與皮肌炎

多發性肌炎（Polymyositis, PM）和皮肌炎（Dermatomyositis, DM）指橫紋肌瀰漫性炎性疾病，主要累及對稱性的近端肢帶肌，頸和咽部呼吸肌，臨床表現可有多樣化的組合和模式，對診斷不具特異性。目前對其病因學沒有更多的特異性發現，遺傳學標誌測定也較困難。一些患者合併其他結締組織病，包括風濕熱、RA、SLE、MCTTD、硬皮病、結節性多動脈炎，還可以合併惡性腫瘤。

本病屬於中醫「痿證」範疇，中醫認為本病多屬風寒濕邪或熱毒之邪外襲，蘊鬱於肌膚腠理之間，或脾腎陽虛，復感風寒濕邪，阻於肌膚，氣血運行不暢，日久氣血兩虛，肌膚失養所致。

診斷依據

(1) 臨床表現

1. 一般症狀

成年人起病隱匿，表現為近端肌無力和（或）有皮疹，但也有以發熱、乏力、全身不適、體重下降等症狀起病者，數週或數月以後才有肌肉及系統損害。

2. 本病累及橫紋肌，以對稱肢帶肌羣無力為主要特點，表現為乏力、倦怠、上樓梯及上坡困難，走路下肢發軟；手臂攜物困難；屈肌受累者，臥牀時頭部不能抬離枕頭；喉部肌受累者發音困難，聲音嘶啞；食道上端橫紋肌受累者吞嚥困難，飲水咳嗽；呼吸肌受累者，胸悶、氣短；肌肉疼痛、壓痛等症狀間發，或持續數月至數年。本病很少累及面部肌肉。肢帶肌羣無力程度可分為 6 級。詳見表 2.2。

表 2.2　帶肌羣無力程度的判斷標準

0 級：完全癱瘓
1 級：肌肉能輕鬆收縮，但不能產生動作
2 級：肢體能平面移動，但不能抬起
3 級：肢體能抬離牀面（對抗地心引力）
4 級：能抗阻力
5 級：正常肌力

3. 皮膚

(i) 向陽性皮疹，在上眼瞼、眼眶、頸部、雙肩和上背部有暗紅色斑丘疹，對光線較敏感，上眼瞼的皮疹部位伴有浮腫，沿眼瞼緣分佈。見於 60%-80% 的 DM 患者，它是 DM 的特異性指徵。

(ii) Gottron 丘疹，指（趾）關節伸側出現淡紫色、不高出皮膚或略高出皮膚的丘疹，頂部扁平，皮疹中心皮膚萎縮，毛細血管擴張和色素減低。指間、掌指關節背面、肘關節、膝關節伸側及內踝部出現紅色斑疹，邊緣清晰，覆蓋鱗屑或局部水腫，可有色素沉着或丟失，血疹也是 DM 的特徵性皮疹。

(iii) 指緣或甲周病變，指緣與指尖皮膚有充血、脱屑、表面皮膚粗糙。甲牀變厚，有角質層過度角化，甲周紅斑，圍繞甲周出現線狀充血性紅斑，隨後轉變為瘢痕，局部有色素沉着，皮屑脱落。

(iv)「機械手」，即手指伸側或兩邊交替出現暗黑色或污穢樣皮疹。

(v) 雷諾現象、網狀青斑、多彩性紅斑等。

(vi) 血管萎縮異色病，慢性患者的皮疹呈角化性小丘疹，斑點狀色素沉着，毛細血管擴張，輕度皮膚萎縮和色素脱失等。

4. 關節

關節痛和關節炎見於約 15% 的患者，為非對稱性，常累及手指關節。嚴重者可致手的肌肉萎縮，引起手指屈曲畸形，但無骨質破壞。

5. 肺

約 30% 的患者有肺損害，表現為急起的發熱、乾咳、呼吸困難、發紺、可聞及肺部細濕羅音，X 光檢查可見肺部呈毛玻璃狀、顆粒狀、結節狀、網狀陰影等急性間質性肺炎改變。部分患者呈隱匿損害，表現為緩慢出現的進行性呼吸困難、乾咳、X 光檢查可見蜂窩狀或輪狀陰影等慢性肺纖維性變。肺功能測定為限制性通氣功能障礙及瀰散功能障礙。肺部高分辨 CT 檢查，有助於早期診斷肺間質改變。

6. 消化道

10%-30% 的患者出現吞嚥困難，食物反流，為食管上部及咽部肌肉受累所致，吞鋇檢查可見食道梨狀窩鋇劑瀦留，甚至胃蠕動減慢，胃排空時間延長。

7. 心血管

約 30% 的患者病程中有心肌受累，心肌中有炎性細胞浸潤，間質水腫和變性、局部壞死、心室肥厚、心律失常、充血性心力衰竭或心包炎等。心電圖檢查表現為以 ST 段和 T 波異常最為多見，其次為心臟傳導阻滯、心房顫動、早搏等。少數患者出現肺動脈高壓，為肺小動脈壁增厚和管腔狹窄所致。

8. 本病少數累及腎臟

少數患者可有局部增生性腎小球腎炎；少數暴發起病者可出現肌紅蛋白尿、急性腎功能衰竭。

9. 鈣質沉着症

多見於慢性皮肌炎患者。深筋膜鈣化導致局部軟組織出現麻木或僵硬感，嚴重影響患肢活動，X 光檢查可見鈣化點或鈣化塊，若鈣質沉積在皮下，會破潰流出石灰樣物，可繼發感染。

10. 惡性腫瘤

約 25% 的患者，特別是年齡在 50 歲以上者，可出現惡性腫瘤，男性多見，DM 多於 PM，肌炎可先於惡性腫瘤兩年左右，或同時或後於腫瘤出現。所患腫瘤多為實體瘤，如肺癌、胃癌、乳腺癌、鼻咽癌等。也可出現血液系統腫瘤，如淋巴瘤等。

11. 抗合成酶抗體綜合症

主要表現為發熱、結節性血管炎、「技工手」、雷諾現象、肌炎及間質性肺病變，伴血清酶增高、肌電圖呈肌源性損害等。其特徵是血清抗合成酶抗體均陽性。

12. 其他結締組織病

約 20% 的患者可伴有其他結締組織病如系統性硬化病、系統性紅斑狼瘡、乾燥綜合症、結節性多動脈炎等；有的和慢性甲狀腺炎、甲亢、炎性腸病和白塞氏病同時併發。

(2) 實驗室及其他檢查

1. 血液學檢查：白血球總數增多，血沉加快，免疫螢光 ANA 陽性。

2. 肌酶譜改變：血清肌酶活性增高，LDH、CPK、GOT，以 CPK 升高最有意義。

3. 尿肌酸測定：肌酸大於 6% 的異常陽性率增加。

4. 肌紅蛋白測定：大部分肌炎病人有肌紅蛋白升高。

5. 肌電圖：多數病例符合肌源性損害，晚期表現為神經源性和肌源性的混合。

6. 肌活檢：淋巴細胞、漿細胞、組織細胞、嗜酸性粒細胞浸潤到肌纖維之間及小血管周圍，可有肌纖維破壞，肌肉壞死、吞噬、再生、空泡形成。

診斷要點

目前博漢（Bohan）和彼得（Peter）在 1995 年提出的診斷標準仍被廣泛採用。

（1）對稱性近端肌無力，伴或不伴吞嚥困難和呼吸肌無力；

（2）血清肌酶增高，特別是 CPK 增高；

（3）肌電圖異常；

（4）肌活體組織檢查異常；

（5）特徵性的皮膚損害。

具備上述 1 至 4 項者可確診 DM，具備上述中 1-4 項者的任意 3 項者可診斷為可能 PM，具備任意 2 項者為可疑 PM。具備第 5 項加任意 2 項為可能 DM；第 5 項加任意 1 項者為可疑 DM。

鑒別診斷

（1）PM 應與以下疾病相鑒別

1. 重症肌無力：多表現為全身瀰漫性無力；受累的肌肉持續地運動後，肌無力表現明顯；血清肌酶正常；肌活檢無 PM 特徵性表現。

2. 風濕性多肌痛：以持續性頸、肩胛帶和骨盆帶肌疼痛僵硬為主要表現，多發於老年人，血沉加快而血清肌酶、肌電圖、肌活檢無異常。

(2) DM 應與以下疾病相鑒別

系統性紅斑性狼瘡：本病為輕度肌無力肌痛，肌酶正常，肌電圖多無肌源性損傷，肌活檢無肌纖維變性壞死。抗 Sm 抗體和 ds-DNA 抗體陽性，抗 JO-1 抗體陽性。臨床以顏面及四肢末端皮膚硬化為特別病徵。

辨證要點

本病因為濕熱阻滯，氣血虧虛，肝腎不足所致。脾為後天之本，脾主四肢、肌肉、脾氣虧虛四肢失於濡養而痿軟無力；肝主筋、腎主骨，肝腎不足失於濡養而致肢體不用。治療當從脾胃、肝腎入手。

治療

(1) 中醫治療

1. 辨證論治

(i) **濕熱阻滯證**

【症狀】全身肌肉或關節酸痛，皮膚發疹、痛癢，發熱，咽痛，大便乾燥，小便短赤。舌紅苔黃膩，脈數

【治法】清熱化濕，活血通絡

【方藥】當歸龍薈丸加減。當歸 15 克，梔子 10 克，黃芩 15 克，龍膽草 10 克，赤芍 15 克，地膚子 10 克，白鮮皮 10 克，雞血藤 30 克，萆薢 20 克，蠶砂 15 克

(ii) **陰虛內熱證**

【症狀】肌肉關節疼痛乏力，皮膚紅疹紅斑，低熱，五心煩熱，咽痛咽乾，舌紅苔薄或無苔，脈細數

【治法】養陰清熱，通絡止痛

【方藥】玉女煎加減。生石膏 20 克，熟地 20 克，白芍 15 克，知母 12 克，牛膝 15 克，當歸 15 克，地龍 12 克，女貞子 15 克，旱蓮草 20 克，桑寄生 20 克

(iii) **脾虛夾濕證**

【症狀】全身肌肉酸痛，鬆軟無力，皮膚腫脹色暗，納差腹脹，倦怠。舌質淡紅苔白膩，脈滑

【治法】益氣健脾，化濕通絡

【方藥】六君子湯加減。黨參 15 克，茯苓 15 克，陳皮 10 克，半夏 10 克，白朮 15 克，威靈仙 20 克，獨活 12 克，雞血藤 30 克

(iv) **氣虛血瘀證**

【症狀】全身肌肉酥軟無力，疼痛，關節屈伸不利，不能久立，眼周紅斑，納差，舌淡紅苔白膩，脈弦細

【治法】益氣活血，通絡止痛

【方藥】益氣祛瘀湯加減。黨參 15 克，黃耆 30 克，陳皮 10 克，茯苓 5 克，白朮 20 克，女貞子 20 克，菟絲子 15 克，雞血藤 20 克，赤芍 10 克，當歸 12 克，地龍 15 克，桃仁 10 克，紅花 10 克

(v) **氣陰兩虛伴血瘀證**

【症狀】肌肉酸痛，全身無力，面色晦暗，眼周紅斑紫暗。舌質暗紅有瘀點，苔白，脈弦細

【治法】益氣養陰，活血化瘀

【方藥】益氣通絡湯加減。黨參 15 克，黃耆 20 克，生地 15 克，北沙參 15 克，麥冬 12 克，雞血藤 20 克，當歸 15 克，秦艽 10 克，絡石藤 20 克

(vi) **濕熱蘊結證**

【症狀】發熱，熱勢較高，肌膚灼熱，撫之灼手，顏面紅赤，全身皮膚斑疹顯露，肌肉疼痛，肢體乏力，咽痛，胸悶腹脹，大便乾結，小便短赤，脈滑數，舌質紅，苔黃膩

【治法】清熱解毒，祛濕通絡

【方藥】甘露消毒丹加減。白蔻仁 10 克，藿香 12 克，茵陳 15 克，滑石 20 克，木香 6 克，通草 6 克，石菖蒲 10 克，金銀花 30 克，連翹 15 克，浙貝 10 克，射干 10 克，薄荷 6 克（後下），茯苓 5 克，生薏米 30 克

（vii）**脾腎陽虛，寒濕阻絡證**

【症狀】肌肉萎縮，倦怠無力，畏寒肢冷，食納欠佳，口淡乏味，面色蒼白。舌質胖嫩有齒痕，脈虛軟無力

【治法】溫補脾腎，祛濕通絡

【方藥】附桂理中湯加減。製附子 10 克，肉桂粉 3 克（沖服），紅參 10 克，乾薑 10 克，白朮 15 克，杜仲 15 克，巴戟天 15 克，肉蓯蓉 15 克，薏米 30 克，甘草 6 克

2. 針灸治療

（i）主穴犢鼻、內膝眼、梁丘、足三里；配穴陽陵泉透陰陵泉。均取患側穴位。功能祛風除濕，散寒止痛。適用於皮肌炎、屬脾腎陽虛，寒濕阻滯者。足三里宜灸，餘穴平補平瀉，1 次 / 日，7 日為一療程，每療程間歇 5 日，間歇期灸足三里，30 分鐘 / 次，1 次 / 日。

（ii）主穴環跳、陽陵泉、崑崙。配穴風熱犯肺加委中、大椎、曲池；濕邪留滯加豐隆、陰陵泉；肝腎不足加足三里、三陰交、腎俞。功能扶正祛邪，疏通經絡氣血。用提插捻轉補瀉法，除肝腎不足外均用瀉法。得氣後，留針半小時，1 次 / 日，7 日為一療程。

3. 食療藥膳

(i) **銀耳太子參羹**

【材料】乾銀耳 15 克，太子參 10 克，冰糖適量

【製法】銀耳用清水泡發，去雜質後洗淨，與洗淨的太子參同入砂鍋內，加水適量，先用大火煮沸，再用小火燉至銀耳熟爛，加冰糖調味即可

【功效】益氣養陰

(ii) **黑木耳炒肉片**

【材料】黑木耳 50 克，豬瘦肉 100 克

【製法】黑木耳浸發半小時，洗淨，去雜質，豬瘦肉洗淨，切薄片，加入雞汁、糖、生油醃製 10 分鐘；起鍋，下油燒熱，下豬肉片炒至變色；加入黑木耳、精鹽，炒至豬肉、木耳熟即可

【功效】健脾補腎

(2) 西醫治療

1. 腎上腺糖皮質激素為首選藥物

潑尼松 60-100mg/d，分 3 次口服，1-2 週後改為 1 次頓服。磷酸肌酐酸酶降至正常時，激素逐漸減量。約 7-8 個月後可減到維持量。在病情緩解後，這個劑量可維持 1 年或更長時間。

2. 免疫抑制劑

(i) 甲氨蝶呤 (MTX)：開始口服每週 7.5-10mg，以後每週增加 0.5mg，直至最大劑量 15-20mg。

(ii) 硫唑嘌呤 (AZP)：成人口服 100-200mg/d，病情緩解後，

可每月減 25mg，維持量 50mg。

(iii) 環磷醯胺 (CTX)：對 MTX 不能耐受者或療效不滿意者可用 CTX50-100mg/d；重症者可用 0.8-1.0g 加生理鹽水靜脈衝擊治療，1 次 / 月。不良反應有骨髓抑制、血細胞減少，出血性膀胱炎、卵巢毒性、誘發惡性腫瘤等。用藥期間應定期監測血常規、肝、腎功能等。

(iv) γ- 球蛋白：靜脈用丙種球蛋白 200-400mg/ (kg · d)，靜脈滴注，1 次 / 月，共用 3-5 次。適用於重症或進展期的患者。

預防與調護

重度炎症急性期應臥牀休息，可作關節或肌肉被動活動 2 次 / 日；康復期或急性炎症不嚴重時，可適度活動。

為避免病情反覆發作，激素治療不宜間斷或自行減量。皮肌炎患者的皮損有光敏現象，光照後皮損加重，因此，平時應盡量避免日光照射，外出時作好防護措施，如戴帽子、穿長袖衣物、戴手套、暴露部分塗防曬霜。在慢性肌無力和肌痛症狀不明顯時應進行適當的功能鍛煉。配合點穴、針灸、電療、鐳射照射、溫泉浴、中藥浸浴及中藥薰洗等方法，有助於改善病情，避免肌肉萎縮。在急性期階段，皮損及肌無力都很重，肌酶很高，應臥牀休息。保持心情舒暢，情緒不宜大起大落，患者應避免寒冷等不良刺激，預防感染、感冒，保持充足熱量，避免勞累。女性患者最好避免懷孕，因懷孕可誘發或加重病情。

八、血栓閉塞性脈管炎

血栓閉塞性脈管炎（Thromboangitis Obliterans, TAO）是發生於中小動脈（同時累及靜脈及神經）的慢性、進行性、節段性、炎症性血管損害；病變累及血管全層，導致管腔狹窄、閉塞，又稱伯格氏病。多發生於青壯年男性身上，多有重度嗜煙歷史。典型的臨床表現為間歇性跛行、靜息痛及遊走性血栓性淺靜脈炎。該病主要侵犯肢體，尤其是下肢的中小動脈及其伴行的靜脈和皮膚淺靜脈，受累血管呈現血管壁全層的非化膿性炎症，管腔內有血栓形成，管腔呈現進行性狹窄以至完全閉塞，引起肢體缺血而產生疼痛，嚴重者肢端可發生不易癒合的潰瘍及壞疽。病因至今尚不清楚。可能導致永久性功能障礙或肢體丟失，甚至死亡。

致病因素

血栓閉塞性脈管炎的病因至今尚不清楚，一般認為與下列因素有關：

(1) 吸煙

吸煙是脈管炎的重要始動因素之一，根據幾十年臨床觀察的經驗及國內外的共識，能否徹底戒煙是脈管炎能否長期控制的關鍵。綜合國內外資料，血栓閉塞性脈管炎患者中吸煙者佔 60%-95%。臨床觀察發現，戒煙能使血栓閉塞性脈管炎患者病情緩解，再度吸煙又可使病情惡化。雅立（Erb）等在白鼠實驗中發現，煙草浸出液能引起血管病變。哈卡維（Harkavy）等用煙草浸出液作皮內試驗發現，血栓閉塞性脈管炎患者陽性率達 78%-87%，而正常人僅為 16%-46%。但吸煙者中發生血栓閉塞性脈管炎的畢竟還是少數，部分血栓閉塞性脈管炎患者亦無吸煙史。因此，吸煙可能是血栓閉塞性脈管炎發病的一個重要因素，但不是唯一的病因。

(2) 寒冷、潮濕、外傷

中國血栓閉塞性脈管炎的發病率以比較寒冷的北方為高。流行病學調查發現，80% 的血栓閉塞性脈管炎患者發病前有受寒和受潮史；部分患者有外傷史。可能這些因素引起血管痙攣和血管內皮損傷，並導致血管炎症和血栓閉塞。

(3) 感染、營養不良

臨床觀察發現，許多血栓閉塞性脈管炎患者有反覆的霉菌感染史。湯遜（Thompson）發現血栓閉塞性脈管炎患者的皮膚毛菌素試驗陽性率為 80%，而對照組僅 20%。克萊文（Craven）認為，人體對霉菌的免疫反應，誘發血液纖維蛋白原增高和高凝狀態，可能與血栓閉塞性脈管炎的發病有關。

許多國家的學者發現，血栓閉塞性脈管炎在經濟收入和生活水平低下的人羣中多見。希爾（Hill）等分析了印尼的血栓閉塞性脈管炎後發現，大多數患者的飲食中缺乏蛋白質，尤其是必需氨基酸。還有人在作白鼠試驗時發現，飲食中缺乏維他命 B1 和維他命 C 可誘發白鼠的血管炎。因此，蛋白質、維他命 B1 和維他命 C 缺乏可能與本病有關。

(4) 激素紊亂

血栓閉塞性脈管炎患者絕大多數為男性（80%-90%），而且都在青壯年時期發病。有人認為，前列腺功能紊亂或前列腺液丟失過多，可使體內具有擴張血管和抑制血小板聚集作用的前列腺素減少，並有可能使周圍血管舒縮功能紊亂，血栓形成從而導致本病。

(5) 遺傳

血栓閉塞性脈管炎患者中的 1%-5% 有家族史。不少學者發現人類白血球抗原（HLA）的某些特殊位點與血栓閉塞性脈管炎的發病有關。日本學者發現血栓閉塞性脈管炎的 HLA-J-1-1 陽性率為 46%，而正常人僅 18%。另有報道，血栓閉塞性脈管炎患者的 HLA-BW54、HLA-BW52 和 HLA-A 陽性率增高。其中 HLA-J 和 HLA-BW54 均受遺傳因素支配。

(6) 血管神經調節障礙

植物神經系統對內源性或外源性刺激的調節功能紊亂，可使血管容易處於痙攣狀態。長期血管痙攣可使管壁受損、肥厚，容易形成血栓，導致血管閉塞。

(7) 自身免疫功能紊亂

近十餘年，自身免疫因素在血栓閉塞性脈管炎發病中所起的作用日益受到重視。古拉蒂（Gulati）等發現血栓閉塞性脈管炎患者血清中 IgG、IgA 和 IgM 明顯增加，而補體 CH50 和 C3 則減少，並在患者的血清和病變的血管中發現抗動脈抗體和對動脈有強烈親合力的免疫複合物。史慕勒（Smoler）等在 20 例血栓閉塞性脈管炎患者中發現 7 例存在膠原抗體，而對照組無 1 例存在膠原抗體。保歷加（Bollinger）等和貝列（Berlit）等則分別在血栓閉塞性脈管炎患者中發現彈性蛋白抗體。古拉蒂等認為，吸煙等因素可改變血管抗原性，產生自身抗動脈抗體。由此形成的免疫複合物沉積於患者的血管導致血管炎症反應和血栓形成。

(8) 性生活

臨床與實驗研究均證明，脈管炎與性激素紊亂有關，其中與前列腺素 E1 有更密切的關係。臨床上因性生活不節制而復發的例子屢見不鮮，所以脈管炎患者應節制房事。根據自己的身體狀況，每週最多 1-2 次。如同房後有下腹墜脹或次晨精神困乏無力，則為應節制的範圍。更重要的是環境應溫暖、舒適，決不可在陰冷的環境甚至非室內進行，即使健康無病的人也是很危險的。

臨床表現

患者幾乎都為男性，年齡在 20-45 歲間，病程緩慢。典型症狀有間歇性跛行，伴患肢怕冷、麻木、刺痛。足趾有持續性疼痛，尤其在夜間臥牀時加劇（靜止痛）。後期出現足部壞疽和潰瘍。

(1) 疼痛

疼痛是本病最突出的症狀。病變早期，由於血管痙攣，血管壁和周圍組織神經末梢受到刺激而使患肢（趾、指）出現疼痛、針刺、燒灼、麻木等異常感覺。隨着病變進一步發展，肢體動脈狹窄逐漸加重，即出現缺血性疼痛。輕者行走一段路程以後，患肢足部或小腿脹痛，休息片刻疼痛即能緩解，再次行走後疼痛又會出現，這種現象稱為間歇性跛行。產生間歇性跛行的機理一般認為是血液循環障礙時，肌肉運動後乳酸等酸性代謝物積聚，刺激局部神經末梢引起疼痛。也有人認為，動脈狹窄或閉塞後，動脈壓降低，肢體運動時，肌肉收縮所產生的壓力超過肌肉內動脈的壓力，使局部血流顯著減少，從而引起患肢疼痛。重者即使肢體處於休息狀態，疼痛仍不能緩解，稱為靜息痛。此時疼痛劇烈、持續，尤以夜間為甚。患肢抬高疼痛加重，下垂後則略有緩解。患者常屈膝抱足而坐，或將患肢下垂於牀旁，以減輕患肢疼痛，形成血栓閉塞性脈管炎的典型體位。一旦患肢發生潰瘍、壞疽，繼發感染，疼痛更為劇烈。

(2) 發涼

皮溫降低患肢發涼、怕冷，對外界寒冷敏感是血栓閉塞性脈管炎常見的早期症狀。隨着病情發展，發涼的程度加重，並可出現動脈閉塞遠端的肢體皮膚溫度降低。

(3) 皮膚色澤改變

患肢缺血常使皮膚顏色呈蒼白色，肢體抬高後更為明顯。此外，部分患者受寒冷刺激或情緒波動，可出現雷諾氏綜合徵，表現為指（趾）皮膚蒼白、青紫、潮紅間歇性改變。

(4) 遊走性血栓性淺靜脈炎

40%-50% 的血栓閉塞性脈管炎患者發病前，或發病過程中可反覆出現遊走性血栓性淺靜脈炎。急性發作時，肢體淺表靜脈呈紅色條索、結節狀，伴有輕度疼痛和壓痛。2-3 週後，紅腫疼痛消退，但往往留有色素沉着。經過一段時間，相同部位或其他部位又可重新出現。值得注意的是，部分血栓閉塞性脈管炎患者在尚未出現肢體動脈搏動減弱和肢體慢性缺血跡象時，已經存在反覆發作的遊走性血栓性淺靜脈炎。因此，有人把遊走性血栓性淺靜脈炎看成是血栓閉塞性脈管炎的前驅表現。

(5) 肢體營養障礙

患肢缺血可引起肢體營養障礙，常表現為皮膚乾燥、脫屑、皺裂；汗毛脫落、出汗減少；趾（指）甲增厚、變形、生長緩慢；肌肉萎縮、肢體變細。嚴重時可出現潰瘍、壞疽。潰瘍、壞疽常先出現在趾端、甲旁或趾間，可因局部加溫、藥物刺激、拔甲、損傷等因素誘發。開始多為乾性壞疽，繼發感染後形成濕性壞疽。根據潰瘍、壞疽的範圍可分為三級：I 級，潰瘍、壞疽局限於趾（指）部；II 級，潰瘍、壞疽超過蹠趾（掌指）關節；III 級，潰瘍、壞疽超過踝（腕）關節。

(6) 動脈搏動減弱或消失

根據病變累及的動脈不同，可出現足背動脈、脛後動脈、膕動脈或尺動脈、橈動脈、肱動脈等動脈搏動減弱或消失。但需注意，約有 5% 的正常人足背動脈先天性缺如而不能捫及搏動。尺動脈通暢試驗（Allen 試驗）可鑒別尺動脈搏動未捫及者動脈體表位置解剖變異和動脈閉塞。方法是抬高上肢，指壓阻斷橈動脈後，重複握拳數次，促使靜脈回流。然後將手放至心臟水平，如果尺動脈通暢，手指和手掌皮膚迅速轉為粉紅色（40 秒內）。反之，只有解除橈動脈指壓後，皮色才能恢復正常。尺動脈通暢試驗還可了解尺動脈搏動存在者尺動脈遠端通暢情況。方法同上，如持續指壓阻斷撓動脈後，手指保持蒼白色，提示尺動脈遠端閉塞。應用同樣原理，可以了解撓動脈有無有閉塞性病變以及撓動脈遠端通暢情況。

(7) 壞疽和潰瘍

脈管炎的後期如果治療不及時，加之誤治、外傷、熱敷等，很容易形成潰瘍和乾性壞死。

病理改變

血栓閉塞性脈管炎是青壯年的動脈和靜脈的一種週期性、節段性炎症病變。病變多數發生在四肢血管，尤其是下肢為常見。病理改變首先是血管內膜增厚，隨後有血栓形成，以致最後血管完全阻塞。通常病變首先出現於肢體動脈遠端，如脛後、脛前、尺、橈、足弓、掌弓、趾、指等動脈，病變進一步發展才累及股動脈和肱動脈等。病變節段和正常部分之間的界線非常分明，伴行靜脈常同時受累，一般都較輕。晚期，血管周圍有纖維組織增生、硬化。

診斷

(1) 診斷標準

根據 1995 年中國中西醫結合學會周圍血管疾病專業委員會修訂的血栓閉塞性脈管炎的診斷標準是：

1. 幾乎全為男性，發病年齡 20-45 歲。

2. 有慢性肢體動脈缺血表現，如麻木、怕冷、間歇性跛行、瘀血、營養障礙改變等，常累及下肢，上肢發病者少。

3. 40%-60% 有遊走性血栓性淺靜脈炎病史和體徵。

4. 各種檢查證明，肢體動脈閉塞、狹窄的位置多在膕動脈及其遠端動脈（常累及肢體中小動脈）。

5. 幾乎全有吸煙史，或有受寒凍史。

6. 排除肢體動脈硬化性閉塞症、糖尿病壞疽、大動脈炎、肢體動脈栓塞症、雷諾病、外傷性動脈閉塞症、結締組織病性血管病、冷損傷血管病和變應性血管炎等疾病。

7. 在疾病活動期，病人血液中 IgG 、IgA 、IgM 、抗動脈抗體、免疫複合物陽性率增高，T 細胞功能指標降低。

8. 動脈造影：①病變多在膕股動脈及其遠端多見；②動脈呈節段性閉塞、狹窄，閉塞段之間的動脈和近心端動脈多屬正常；③動脈閉塞的近遠端多有「樹根」形側支循環動脈；④動脈沒有迂曲、僵硬和粥樣斑塊影像。

臨床診斷以前五項為主要依據，有條件者，如能有其他指標更為確切。

(2) 疾病分期

本病起病隱匿，進展緩慢，週期性發作。按肢體缺血程度分為三期：

1. 第一期（局部缺血期）

患肢麻木、發涼、輕度間歇性跛行，可反覆出現遊走性淺靜脈炎。檢查發現患肢皮溫稍低，色澤較蒼白，足背或脛後動脈搏動減弱。此期功能性（痙攣）大於器質性因素。

2. 第二期（營養障礙期）

症狀加重，間歇性跛行明顯，疼痛轉為持續性靜息痛，夜間劇烈。檢查患肢皮溫顯著降低，色澤蒼白，或出現紫斑、潮紅，小腿肌萎縮，足背或脛後動脈搏動消失。此期動脈已處於閉塞狀態，以器質變化為主摻雜一些功能性因素，肢體依靠側支循環保持存活，腰交感神經阻滯後仍可出現皮溫增高。

3. 第三期（壞死期）

症狀繼續加重，患肢趾（指）端發黑、壞疽、潰瘍形成，疼痛劇烈呈持續性。此期動脈完全閉塞，側支循環不能保證趾（指）存活。

(3) 體格檢查

1. Buerger 試驗：取平臥位，下肢抬高 45 度，3 分鐘後觀察，陽性者足部皮膚蒼白，自覺麻木或疼痛，待病人坐起，下肢下垂後則足部膚色潮紅或出現局部紫斑，該檢查提示患肢存在嚴重的供血不足。

2. Allen 試驗：患者重複鬆拳握拳動作，若原手指缺血區皮色恢復，證明尺動脈來源的側支健全，反之提示有遠端動脈閉塞存在。本試驗也可檢測橈動脈的側支健全與否。

通過對閉塞性脈管炎的症狀及日常體檢的了解後，能更準確並及早發現病症，及早採取治療。

治療

血栓閉塞性脈管炎的治療原則是防止病變發展，改善患肢供血，減輕患肢疼痛，促進潰瘍癒合。具體方法如下：

(1) 一般治療

1. 堅持戒煙是血栓閉塞性脈管炎的治療關鍵。本病的預後很大程度上取決於患者是否堅持戒煙。其他治療措施能否取得療效，也與是否能堅持戒煙密切相關。避免寒冷、潮濕、外傷和注意患肢適當保暖，有助防止病變進一步加重和出現併發症。但不宜局部熱敷患肢，以免增加組織氧耗量，造成患肢缺血壞疽。

2. 患肢運動練習（Buerger 運動）能幫助建立患肢側支循環，增加患肢血供。方法是平臥，患肢抬高 45 度，維持 1-2 分鐘。然後坐起，患肢下垂牀邊 2-5 分鐘，並作足部旋轉，伸屈運動 10 次。最後將患肢放平休息 2 分鐘。每次重複練習 5 回，每日練習數次。

(2) 藥物治療

1. 血管擴張藥：具有解除動脈痙攣、擴張血管的作用。適用於第一、第二期患者。常用藥物有苄胺唑啉 25mg，口服，每日 3 次或 25mg，肌注，每日 2 次。煙酸 50mg，口服，每日 3 次。鹽酸罌粟鹼 30mg，口服或皮下注射，每日 3 次。採用動脈注射苄胺唑啉、654-2、普魯卡因等藥物能提高療效，但需反覆穿刺動脈，或會造成動脈損傷或痙攣，臨床應用受到限制。

2. 前列腺素：具有擴張血管和抑制血小板作用，對治療血栓閉塞性脈管炎有良好效果。用藥方法為動脈注射和靜脈滴注。國內報道採用前列腺素 E1（PGE1100-200mg，靜脈滴注，每日 1 次治療血栓閉塞性脈管炎），有效率為 80.8%。前列腺環素（PGI2）具有更強的擴張血管和抑制血小板作用，但因其半衰期短，性能不穩定，臨床應用療效不肯定。

3. 己酮可可鹼：能降低血液黏滯度，增加紅血球變形性，使其能夠通過狹窄的血管，提高組織灌注量。常用劑量 400mg，口服，每日 3-4 次。連續服藥 1-3 月或長期服用。國外報道服藥後能減輕靜息痛和間歇性跛行，促進潰瘍癒合。治療肢體動脈閉塞性疾病有效率達 95%。

4. 低分子右旋糖酐：具有減少血液黏滯度，抑制血小板聚集，改善微循環的作用。常用劑量，低分子右旋糖酐 500ml，靜脈滴注，每日 1-2 次。10-15 天為一療程，間隔 7-10 天可重複使用。

5. 蝮蛇抗栓酶：是從蝮蛇蛇毒提取的、具有降低纖維蛋白原和血液黏滯度的物質。近年來，中國先後用從東北蛇島和長白山蝮蛇蛇毒提純的抗栓酶和清栓酶治療血栓閉塞性脈管炎，顯效率分別達到 64% 和 75.4%。無明顯副作用。

6. 腎上腺糖皮質激素：腎上腺糖皮質激素治療意見尚不統一。有人認為激素能控制病情發展和緩解患肢疼痛。

7. 二氧化碳：能使血管平滑肌電活動減弱或消失，使血管壁處於鬆弛狀態，令血管擴張。動脈內注射二氧化碳能擴張血管、促進側支循環建立。一般採用 95% 的二氧化碳 2ml/kg 體重股動脈注射或 0.3ml/kg 體重肱動脈注射。每週 1 次，4-8 次為 1 療程，一般治療 1-2 療程。國內報道療效優良率為 75.7%。

(3) 手術治療

1. 交感神經節切除術和腎上腺部分切除術

交感神經節切除術能解除血管痙攣，促進側支循環建立，改善患肢血供。適用於第一、二期患者。根據病變累及上肢或下肢動脈，採用同側胸或腰第 2、3、4 交感神經節及其神經鏈切除術。對於男性患者，應避免切除雙側第 1 腰交感神經節，以免引起性功能障礙。術前應常規進行交感神經阻滯試驗，如阻滯後患肢症狀緩解，皮膚溫度上升 1-2 ℃以上，提示患肢存在血管痙攣，切除交感神經節後常能取得良好療效。反之，則説明患肢動脈閉塞，不宜選用交感神經節切除術。由於交感神經節切除術主要改善皮膚血供，因此常能使皮膚溫度升高，皮膚潰瘍癒合，但不能緩解間跛行症狀。對於第二、三期患者，有人認為採用交感神經節切除術合併腎上腺部分切除術，能提高近、遠期療效。

2. 動脈血栓內膜剝除術

將病變動脈的血栓內膜剝除，從而重建患肢動脈血流的手術方法。適用於股、膕動脈閉塞，而膕動脈的分支（脛前動脈、脛後動脈和腓動脈）中至少有一支通暢的第二、三期患者。由於動脈血栓內膜剝除術治療血栓閉塞性脈管炎臨床適應者較少，遠期療效不佳，現已較少採用。

3. 動脈旁路移植術

在閉塞動脈的近、遠端行旁路移植，是另一種重建患肢動脈血流的方法。適應症同動脈血栓內膜剝除術。動脈移植材料多採用自體大隱靜脈，膝關節以上也可採用人造血管。由於血栓閉塞性脈管炎病變主要累及中小動脈，輸出道條件往往較差，很少有條件採用動脈旁路移植術。

4. 大網膜移植術

遊離血管蒂大網膜移植術能使大網膜組織與患肢建立良好的側支循環，改善患肢血供，具有明顯緩解靜息痛和促進潰瘍癒合的作用。適用於膕動脈以下三支動脈均閉塞的第二、三期患者。方法是遊離大網膜，將胃網膜右動、靜脈與股動脈、大隱靜脈或膕動、靜脈吻合，然後把經剪裁或未經剪裁的大網膜移植於患肢內側。近期療效滿意，遠期療效尚不肯定。

5. 靜脈動脈化

將閉塞近端的動脈與靜脈吻合，使閉塞近端的動脈血轉流到患肢的靜脈系統，從而改善患肢血供。適應症同大網膜移植術。早年採用動、靜脈直接吻合，因動脈血流不能衝開正常靜脈瓣膜的阻擋，結果多告失敗。近十年來，國內外學者在動物實驗的基礎上，採用分期或一期動靜脈轉流重建患肢血液循環獲得成功。方法是根據患肢動脈閉塞平面不同，採用股、膕動脈與股淺靜脈、脛腓幹靜脈或大隱靜脈吻合形成動靜脈瘺，使動脈血既能不斷向痛口遠端的靜脈瓣衝擊，又能從痛口近端的靜脈向心回流。經過一段時間（2-6 個月）後，痛口遠端的靜脈中的瓣膜，由於長期承受逆向動脈血流衝擊和靜脈段擴張而發生關閉不全。這時再將痛口近端的靜脈結紮，就能使動脈血循靜脈單向灌注到患肢的遠端。國內文獻報道療效滿意。

（4）高壓氧治療

能夠提高血氧含量，增加肢體供氧量，從而減輕患肢疼痛，促進潰瘍癒合。方法是每天在高壓氧倉內行高壓氧治療 1 次，持續 2-3 小時。10 次為一療程，休息 1 週後再進行第二療程。一般可進行 2-3 療程。

其他治療

（1）鎮痛治療

1. 止痛藥：嗎啡、度冷丁等止痛藥能有效地緩解患肢疼痛，但易成癮，應盡量少用。解熱鎮痛藥如安乃近、消炎痛等也可試用，但療效不肯定。

2. 連續硬膜外阻滯：能緩解患肢疼痛，擴張下肢血管，促進側支循環建立。適用於嚴重靜息痛的下肢血栓閉塞性脈管炎患者。一般選擇第 2、3 腰椎間隙留置硬膜外導管。間斷注入 1% 的利多卡因或 0.1% 的地卡因 3-5ml。操作時應嚴格掌握無菌技術，導管留置時間以 2-3 天為宜，留置時間過長容易併發硬膜外間隙感染。

3. 中藥麻醉：主要藥物為東莨菪鹼和洋金花總鹼，能使患者安睡，疼痛緩解。其中東莨菪鹼尚有擴張周圍血管，增加心肌收縮力和改善微循環的作用，能增加患肢血流量。常用劑量：東莨菪鹼 1-3mg，洋金花總鹼 2.5-5mg，靜脈推注、靜脈滴注或肌肉注射。每次輔以氯丙嗪 12.5-50mg。連續應用 3-5 天，改為隔日或隔兩日一次。一般用藥後 3-4 小時病人自然清醒。必要時可於用藥後 5 小時注射毒扁豆鹼 0.5mg 催醒。

4. 小腿神經壓榨術（Smithwich 手術）：根據患肢疼痛部位施行小腿下段感覺神經壓榨術，有良好的止痛效果，70% 的患者可得到長期止痛。主要缺點是足部感覺遲鈍，常需幾個月才能恢復。

（2）創面處理

1. 乾性壞疽：保持創面乾燥，避免繼發感染。可以酒精消毒創面，並覆蓋無菌紗布保護。

2. 濕性壞疽：去除壞死組織，積極控制感染。可採用敏感的抗生素溶液濕敷或東方一號、金蠍膏、玉紅膏外敷。壞疽邊界清楚，可行清創術或截趾（指）術。

（3）截肢術

足部壞疽繼發感染並出現全身中毒症狀、肢體劇痛難忍影響工作生活，經各種治療難以控制或足部壞疽達足跟、踝關節以上且界限清楚可行截肢術。施行截肢術應注意以下兩點：

1. 在保證殘端癒合的前提下，盡量選擇有利義肢安裝的較低截肢平面。

2. 截肢術操作過程中應注意保護截肢殘端血供，盡可能避免加重患肢缺血的因素。具體措施包括，皮膚、皮下組織和筋膜一層切開，不宜過多遊離皮瓣；切斷骨膜時應貼近截骨平面，避免向近端過多分離骨膜；肌肉切斷平面與截骨平面相同，盡量切斷可能壞死的肌肉組織；此外，術中應避免使用止血帶。

中醫認識

血栓閉塞性脈管炎簡稱脈管炎，中醫屬於「脱疽」等範疇。血栓閉塞性脈管炎的病因較複雜，一般因外感寒邪或外傷後引起血管、神經損傷；憂思或房勞過度，可使心、肝、腎、脾的功能失調，而導致經絡、氣血功能紊亂而發病。

(1) 辨證論治

血栓閉塞性脈管炎中醫一般分為陽虛寒凝證、濕熱阻滯證、血瘀痰滯證和熱毒互結證。

1. 陽虛寒凝證

【症狀】下肢發涼、怕冷、麻木、疼痛，同時伴有疲乏感，局部脹緊壓迫感或足底墊物感有間歇性跛行，行走時因小腿沉困、憋脹，能走的距離越來越短。舌質淡紫苔白滑，脈沉遲

【治法】溫經散寒，益氣活血、化瘀通絡

【方藥】陽和湯加減。熟地黃 30 克、麻黃 2 克、鹿角霜 9 克、白芥子 6 克（炒，研）、肉桂 3 克（後下）、生甘草 3 克、炮薑炭 2 克、川牛膝 15 克、透骨草 15 克

2. 濕熱阻滯證

【症狀】患肢怕冷、疼痛，常為遊走性。行走時下肢酸困、憋脹、沉重乏力；下肢常出現腫塊或結節，紅腫熱痛；患肢有時浮腫。舌質紅苔黃膩，脈數

【治法】清熱利濕，化瘀散結

【方藥】四妙勇安湯合茵陳赤小豆湯加減。金銀花 30 克、當歸尾 15 克、玄參 15 克、茵陳 30 克、赤小豆 15 克、山梔子 15 克、赤芍 10 克、丹皮 10 克、甘草 10 克

3. 血瘀痰滯證

【症狀】患肢怕冷，觸之冰涼，有結節，疼痛呈持續性，皮膚紫紅、暗紅或青紫色，腳端皮膚有瘀點。舌質暗紅有瘀斑，苔薄白或微黃，脈沉澀

【治法】溫經通絡，活血化瘀，化痰散結

【方藥】四妙活血湯加減。金銀花 30 克、當歸尾 15 克、玄參 15 克、細辛 10 克、丹參 15 克、川牛膝 15 克、元胡 15 克、山慈菇 15 克、貓爪草 15 克、甘草 6 克

4. 熱毒互結證

【症狀】患肢疼痛，白天輕夜間重，肢體局部紅腫，大便乾

燥。舌質紅苔黃，脈滑數

【治法】清熱解毒，化瘀通絡

【方藥】活血解毒湯加減。連翹 30 克、葛根 6 克、柴胡 9 克、當歸 6 克、生地 15 克、赤芍 9 克、桃仁 24 克（研）、紅花 15 克、枳殼 3 克、山海螺 15 克、羊蹄根 30 克、甘草 6 克

(2) 中成藥

1. 毛冬青（毛披樹根）：有效成分為黃酮甙，可直接在血管平滑肌產生作用，使外周血管擴張。常用劑量：毛冬青 250 克，煎服，每日 1 次或毛冬青針劑 2-4ml，肌注，每日 1-2 次。1-3 個月為一療程。

2. 複方丹參針劑（丹參和降香，每 ml 含生藥各 1g）：具有改善微循環，增加患肢血供的作用。常用劑量 2-4ml，肌注，每日 1-2 次。或將複方丹參注射液 20ml 加入 5% 葡萄糖溶液 500ml 中，靜脈滴注，每日 1-2 次。2-4 週為一療程。

(3) 食療

血栓閉塞性脈管炎，除及早科學治療外，合理膳食也很重要。對血瘀阻絡型者，宜食具有活血作用的食品如生薑、雞、鴨、山楂、藕、栗子、荔枝等，宜熱服、忌生冷、忌食澀味收斂之品；對熱毒型病人宜食清熱解毒易消化的食物，如綠豆、梨、西瓜、百合、苦瓜等，可飲用菊花茶、金銀花露，或用荷葉、竹葉煎湯代飲。忌食辛辣、燒烤、肥甘厚味及魚腥發物等助濕生熱之品；氣血兩虛型，宜食營養豐富的滋補之品，如瘦肉、海參、牛奶、

雞蛋等，可用黨參、黃耆、當歸燉雞，或用黨參、當歸、熟地、白朮、大棗等燉牛肉食用；陰寒型患者宜進食溫熱滋補之品，如羊肉、山藥等，忌食寒涼生冷食物。

1. 常用食材

(i) 桃仁：桃仁味苦甘，性平而潤，入肝、心、大腸經，有破血去瘀、潤燥滑腸作用。能活血、行血、消散瘀血。

(ii) 龍眼：龍眼味甘性平無毒，入脾、心經，有開胃益脾之功效。龍眼肉可滋補強壯、安神補血，是補血益心的佳果。可用於治療體衰、氣血不足、產後血虛和腦力衰退等症。適用於脈管炎各型病人。

(iii) 山楂：山楂味酸甘，性微溫，無毒。入脾、胃、肝經。有止痛、活血、止血、化瘀的作用。山楂對心血管系統有多方面藥理作用，能夠擴張血管，興奮中樞神經系統，降低血脂，降低血壓和強心。適用於脈管炎各型，但毒熱型和氣血俱虛型病人不宜多用。

(iv) 紅糖：紅糖性溫味甘，入脾，具有益氣、緩中、化食之功，還有緩解疼痛和行血、活血的功用，所以受寒、身虛或瘀血致病，吃些紅糖頗有好處，脈管炎病人可酌情食用。

(v) 烏雞：烏雞，其性平味甘，入肝、腎、肺經，有補肝腎、益氣養血之功用。

(vi) 鴨肉：鴨肉入肺和腎經，有滋陰補腎之功，陰虛之人服後不燥，陽虛亦不見寒；鴨血，性味鹹寒，能補血、解毒，可解血瘀、血熱之作痛。

(vii) 銀耳：味甘、性平、無毒，入肺、胃、腎經，有清肺熱、益脾胃、滋陰、生津、益氣、活血、潤腸之功效，可治胃腸燥熱、血管硬化、高血壓等。

2. 臨床常用食療方

(i) **絲瓜薏米湯**

【材料】絲瓜 250 克，生薏米 30 克，赤小豆 15 克，瘦肉 250 克

【製法】加水煲 2 小時。飲湯食肉

【功效】清熱祛濕通絡。適用於濕熱下注型血栓閉塞性脈管炎患者

(ii) **龍血牛膝湯**

【材料】五爪龍 30 克，雞血藤 15 克，川牛膝 10 克，瘦肉 250 克

【製法】加水煲 2 小時。飲湯食肉

【功效】補益氣血，活血通絡。適用於氣血不足型血栓閉塞性脈管炎患者

(iii) **田七貝母湯**

【材料】田七 10 克，浙貝 10 克，百合 30 克，瘦肉 250 克

【製法】加水煲 2 小時。飲湯食肉

【功效】活血化瘀，化痰通絡。適用於痰瘀互結型血栓閉塞性脈管炎患者

3. 飲食宜忌

對於早期患者飲食無特殊禁忌，但應少吃刺激性食物，少飲酒，因本病為血管炎症，任何促進炎症的因素應盡量減少，壞死期應進食高營養、易消化、少刺激的食物，宜食水果、蔬菜，少食豬肉、魚、蝦，或在醫生指導下針對性調節。

(i) 飲食宜清淡，忌辛辣、生冷，以絕生痰之源。

(ii) 在緩解期，藥膳療法通常以補益肺、脾、腎為主，不宜進食蝦、蟹等「發物」。

(iii) 在急性感染期，飲食宜清淡富含營養，應戒辛辣、燥熱之品。飲食療法應結合辨證論治情況運用。

(vi) 不同患者飲食禁忌

A. 血瘀阻絡型患者（喜暖怕冷，足趾端皮膚蒼白，持續脹痛，無潰瘍），可進食生薑羊肉湯、鴨、山楂、桂枝、桂圓肉；忌生冷。

B. 熱毒傷絡型病人（反覆遊走性血栓性淺靜脈炎，趾端可發生壞疽及潰瘍）宜食清熱解毒，易消化的食物，如綠豆、梨、西瓜、馬齒莧等。可飲用菊花茶、金銀花露或用荷葉、竹葉、鮮車前煎湯代水。

C. 氣血兩虛型患者（形體消瘦乏力，患肢肌肉萎縮，皮膚枯皺脱屑，創面經久不癒）宜食營養豐富，易消化食物，如瘦肉、雞蛋、牛奶等。

預後及預防

(1) 預後

經治療病情繼續惡化或截肢者，預後差。

(2) 預防

本病病因未明，但某些因素能誘發本病，並能引起病情的發展，故積極地採取預防措施，能穩定病情，減輕症狀。

(3) 注意事項

1. 絕對禁煙是預防和治療本病的一項重要措施。

2. 保持足部清潔、乾燥，防止感染；因濕冷比乾冷對病情更為有害，故宜保持足部乾燥；因患部已有血液循環不良，即使輕微外傷亦易引起組織壞死和潰瘍，故切忌任何形式的外傷。

3. 防寒保暖：無論是在工作或休息時均宜保持足部溫暖，以改善足部血液循環，但不能過熱，以免增加氧消耗量。

4. 體位變動與足部運動：勞動時應隨時變換體位，以利於血液循環。平時可進行足部運動（Buerger 運動），以促進患肢側支循環。方法為：患者平臥，抬高患肢 45 度，維持 1-2 分鐘，然後兩足下垂牀旁 2-5 分鐘，同時兩足及其趾向四周活動 10 次，再將患肢放平休息 2 分鐘，如此反覆練習 5 次，每天數回。

5. 避免應用收縮血管藥物。

九、混合性結締組織病

混合性結締組織病（Mixed Connetive Tissue Disease, MCTD）是一種以 SLE 硬皮病，多肌炎或皮肌炎及 RA 樣症狀重疊為特徵的風濕病綜合症，有極高滴度的循環抗核抗體，即抗細胞核核糖核蛋白的抗體陽性率最高。

其特徵為臨床具有類似紅斑狼瘡症（SLE）、系統性硬化症（PSS）、多發性肌炎和皮肌炎（PM/DM）以及類風濕性關節炎（RA）的混合表現，並有血清學高滴度的抗核糖核蛋白（RNP）抗體。目前對 MCTD 究竟代表一獨立疾病，還是 SLE 、 PSS 或多肌炎的亞型，或者是重疊綜合症的類型，頗有爭論。現在對 MCTD 患病率不詳，一般估計可能高於多發性肌炎，而少於 SLE 。發病年齡在 4-80 歲之間，平均年齡 37 歲，女性患者約佔 80% ，高於男性。

發病因素

據多種免疫學檢測異常，認為本病是自身免疫病，患者有 B 淋巴細胞功能亢進和 T 抑制性淋巴細胞功能減低。帕拉西奧斯

(Palacios, 1981) 等發現患者 T 細胞免疫調節異常，與 SLE 中不同，MCTD 患者血液中 T 抑制性淋巴細胞數正常或增高，但對 T 淋巴細胞回饋抑制受損，此功能異常不能以血清胸腺因子糾正，或認為患者的 T 抑制性淋巴細胞對 T 輔助性淋巴細胞的抑制功能受損，或由於 U1RNP 抗體通過 Fc 受體能穿透單個核細胞，使 T 抑制性細胞也存在缺陷。患者的單核吞噬系統清除免疫複合物 Fc 受體的功能正常。由於本病抗 dsDNA 抗體少或陰性而抗 nRNP 抗體增高，有人認為病毒等感染，產生細胞損傷和 ENA 因具有可溶特性，較 DNA 容易進入血流，促使抗體產生及免疫複合物的形成，然後沉着於各種組織和器官，產生相關的症狀。

至於 MCTD 中腎臟發病率少，摩里斯 (Morris) 和漢堡格 (Hamberger) 等經動物實驗證明 ENA 可抑制 DNA 和抗 DNA 抗體的免疫複合物的合成，從而對腎臟起保護作用。但近來亦有研究認為腎臟累及可高達 25%，提示 RNP 免疫複合物無保護作用。

臨床症狀

本病臨床症狀不一，有皮膚表現，雷諾現象達 90%-100%，可在其他症狀前幾月或幾年出現，或早期發生；手腫脹佔 66%-88%，呈瀰漫性，皮膚繃緊、肥厚，失去彈性，不易捏起但不發硬，手指臘腸樣，可進展硬化，指端尖細，可糜爛或潰瘍，通常手指硬化不超過指關節，手背腫脹不超越腕關節；面色蒼白萎黃或灰暗。手面腫脹在本病具有特徵性，此外，面部可呈現顴部紅斑或盤狀紅斑，上眼瞼紫紅色斑，掌指指間關節有紫紅色丘疹，非疤痕性禿髮，光敏感，口腔潰瘍，有網狀青斑，結節紅斑等。

肌肉病變呈近端肌肉疼痛、壓痛和無力，佔 60%-75%，血清肌漿酶如肌酸磷酸激酶、醛縮酶、乳酸脱氫酶和穀草轉氨酶可升高，尿肌酸排出正常或升高，肌電圖異常，肌肉活檢呈局部炎症性肌炎，間質和血管周圍淋巴細胞和漿細胞浸潤，肌纖維退行性變。關節病變呈多發性關節炎或關節痛，佔 87%-100%，關節畸形少見，有時偶見如類風濕性關節炎的畸形。肺病變約佔 70%，有些臨床上可無呼吸道感染症狀，有暫時性胸膜炎，可伴少量胸腔積液，肺間質纖維化，肺功能測定有四分之三的病例受損，最常見為二氧化碳瀰散功能障礙和肺活量減低，呼吸受限，某些有運動性呼吸困難和肺動脈高壓，後者可繼發於肺纖維化或肺小動脈內膜增生。X 光片可見肺基底部網狀結節陰影，變換位置的肺實質變化。心臟病變約 30% 有心包炎，尚可有心肌炎、完全性傳導阻滯、節律紊亂和心力衰竭，亦可有瓣膜病變如二尖瓣閉鎖不全和狹窄，曾報道一例因主動脈瓣閉鎖不全引起心力衰竭。腎臟受累者較少，約 5%-25%，腎穿刺顯示瀰漫性膜性增生性改變、瀰漫性膜性腎炎、局部腎小球腎炎、腎小球血管膜細胞增生、細胞浸潤、內膜增殖和血管閉塞。

神經系統病變約佔 10%，呈無菌性腦膜炎、癲癇、橫貫性脊髓炎、馬尾綜合症、多發性周圍神經病變和三叉神經病變、發作性血管神經性頭痛和精神病。消化道累及佔 70%，可見食道擴張，蠕動減弱或消失，吞嚥困難，十二指腸擴大和大腸憩室，曾報道有腸壁囊樣積氣症。約 30% 的病例有肝脾腫大和淺表淋巴結腫大。可伴同乾燥綜合症（7%-50%）或橋本氏甲狀腺炎（6%）。

實驗室檢查

可有貧血、白血球減少、血小板減少、血沉增快、γ 球蛋白顯著增高，可測出高滴度斑點型抗核抗體和高效價的抗 nRNP 抗體，後者具有一定特徵性，抗 dsDNA 抗體，抗 Sm 抗體陰性，LE 細胞少數陽性，Coombs 氏試驗陽性，類風濕因子約半數陽性，抗 SSA 和 SS-B 抗體可陽性，VDRL 假陽性。免疫印跡法示 68KD 多肽抗體高陽性率達 78%，具有一定特徵性。

血循環中 T 淋巴細胞數減少，抑制性 T 淋巴細胞功能降低，90% 的病例可測出循環免疫複合物，其濃度與疾病活動度相平行，補體減少少於 20%。取自正常非暴光皮膚的直接免疫螢光檢查顯示，表皮細胞核呈斑點型螢光模式，是 IgG 沉積；約 30% 的病例在真皮表皮交界處有免疫球蛋白沉積，血管壁、肌纖維內、腎小球基底膜亦可見 IgG、IgM 和補體沉積。HLA-B7、HLA-DW1 和 HLA-BW55 發生率增高。亦有學者提出 MCTD 患者與 HLA-A，HLA-B 抗原無相關性，但與 HLA-DR4 、HLA-DR5 抗原頻率明顯增高，分別達 61% 和 57% 。X 光片有時可見小片骨侵蝕，指叢侵蝕，關節周圍鈣化，股骨頭無菌性骨壞死。甲皺毛細血管鏡檢查常見灌木叢型毛細血管異常。

診斷標準

根據 1986 年夏普（Sharp）標準：

（1）主要標準

1. 肌炎（重度）；

2. 肺部受累：CO_2 瀰散力 <70% 、肺動脈高壓，肺活檢顯示增生性血管損傷；

3. 雷諾現象或食道蠕動功能降低；

4. 腫脹手的手指硬化；

5. 抗 ENA 抗體 ≥1：10,000，抗 U1RNP 抗體（+）及抗 Sm 抗體（-）。

（2）次要標準

1. 脫髮；

2. 白血球減少，$<4\times10^9/L$；

3. 貧血：血紅蛋白女性 <100g/L，男性 <120g/L；

4. 胸膜炎；

5. 心包炎；

6. 關節炎；

7. 三叉神經病變；

8. 頸部紅斑；

9. 血小板減少，$<100\times10^{9}/L$；

10. 肌炎（輕度）；

11. 有手背腫脹史。

(3) 判斷標準

1. 確診：四項主要指標加血清學抗 U1RNP 抗體（+）和抗 ENA 抗體滴度 ≥1：4,000，需除外抗 Sm 抗體（+）。

2. 可能診斷：三項主要臨床指標或兩項主要臨床指標（1、2 或 3）和兩項次要臨床指標及抗 U1RNP 抗體（+）和抗 ENA 抗體滴度 ≥1：10,000。

(4) 重疊綜合症

有明確兩種或以上結締組織病的重疊，因此與 MCTD 有明顯差別。

(5) 系統性紅斑狼瘡症、多發性肌炎、系統性硬化症：MCTD 各具有三者中的某些特徵，而又不能用某一種病解釋 MCTD 所有表現。

治療

(1) 一般治療

活動期應臥牀休息，戒煙，應長期覆診，嚴密監視病情進展，治療應個體化，視不同器官系統累及情況，選用不同的治療方案。一般治療上強調儘早應用慢作用抗風濕藥 DMARDs，以控制病變的進展。

1. 傳統的 NSAIDS：扶他林、凱扶蘭、戴芬、奇諾力、萘普生、布洛芬。

2. 傾向性 COX2 抑制劑：萘丁美酮、美洛昔康、尼美舒利、依託度酸。

3. 選擇性 COX2 抑制劑：西樂葆、萬絡、依託考昔、COX189。

4. 抗瘧藥：適用於皮疹。

5. 秋水仙鹼。

6. 青霉胺及金製劑：適用於侵蝕性關節炎而無腎累及者。

7. 糖皮質激素：一般用強的松 0.5-1mg/（kg · d）

8. 免疫抑制劑：適用於腎炎、肌炎。

（2）輕度的關節炎：選用一種非類固醇體抗炎藥。

（3）發熱、淋巴結腫大、肝脾腫大，較為嚴重的關節炎、皮疹、漿膜炎、肌炎、貧血、白血球減少等選用中等劑量糖皮質激素。

（4）皮膚損害：選用抗瘧藥如氯喹或羥基氯喹。

（5）雷諾現象：選用血管擴張劑、鈣離子拮抗劑、巰甲丙脯酸、蝮蛇抗栓酶。

（6）腎炎：環磷醯胺靜脈衝擊，按 0.5-1.0g/m^2 體表面積，每月一次，合併小劑量激素以控制腎外表現。

(7) 侵蝕性關節炎而無腎累及者：小劑量激素、抗瘧藥、金製劑或青霉胺或甲氨蝶呤。

(8) 硬皮病樣表現：秋水仙鹼、青霉胺、抗瘧藥、血管擴張劑。

(9) 食道功能障礙：胃復安。

(10) 心肌炎和充血性心力衰竭：洋地黃應用要謹慎，防止心律紊亂。

(11) SLE 樣主要器官的累及，明顯的肌炎，或進行性肺或食道累及：中等或大劑量激素和細胞毒類藥、血管擴張劑。

(12) 輕度未分化結締組織病：非類固醇類抗炎藥、小劑量腎上腺皮質激素。

中醫認識

由於混合性結締組織病的不同臨床表現，在中醫學文獻中無相似的病名，與皮痹、肌痹、周痹、陰陽毒、歷節病等有相似之處；有腎炎、腎功能損害者可屬「腎痹」、「水腫」；有肝臟損害者屬「肝痹」、「黃疸」、「脅痛」；有急性心內膜炎、心肌損害者屬「心痹」；有肺功能異常、呼吸困難為「肺痹」、「喘證」；食道功能障礙臨床出現吞嚥困難、噁心、嘔吐、腹痛、腹瀉者將其歸入「脾痹」；雷諾氏症為「脈痹」、「手氣」等範疇；出現多器官損害者列入「虛勞」範圍。

(1) 病因病機

混合性結締組織病病因病機比較複雜，多由先天稟賦不足，陰陽氣血虧虛或失衡；感六淫之邪，自毛皮乘虛而入，客於肌膚經絡之間，營衛不和；或由後天飲食偏嗜，傷及脾陽；或由勞倦過度，病後失養；或因內傷情志，損及臟腑、氣血等，日久造成臟腑功能紊亂，氣血凝滯，瘀血痰阻，血脈不通，皮膚受損，漸及皮肉筋骨，則病變由表入裏，損及臟腑而發本病。先天稟賦不足和後天失於調攝是發病的重要因素。

(2) 辨證論治

1. 風熱犯衛證

【症狀】發熱惡風，或汗出，咽痛聲啞，咳嗽咯痰，眼瞼浮腫或呈紫紅色，面部及全身多樣紅斑或皮疹或皮膚腫脹，手指浮腫，伴有疼痛，肢端發白或青紫，肢體肌肉關節腫痛，舌淡紅，苔白，脈數

【治法】疏風清熱，宣肺通絡

【方藥】銀翹散合白虎湯加減。金銀花 15 克，連翹 15 克，生石膏 30 克(先煎)，蒼朮 9 克，生薏米 30 克，黃芩 15 克，知母 9 克，大青葉 30 克，桑枝 15 克，荊芥 6 克，地龍 15 克，生甘草 6 克，虎杖 30 克，防風 9 克，防己 15 克，秦艽 15 克，川牛膝 15 克。發熱不退加蒲公英 15 克，玄參 30 克；肌肉關節疼痛較重，加忍冬藤 30 克，薑黃 15 克，威靈仙 30 克；汗出惡風較重加桂枝 9 克，白芍 15 克

2. 氣營熱盛證

【症狀】多見高熱，不惡寒，喜渴冷飲，顏面紅赤，瘰癧腫痛，神昏譫語，紅斑紅疹，眼瞼紫紅，甲周紅紫，衄血，尿血，關節痛劇，手指腫或臘腸樣腫脹，舌紅苔黃或舌紅絳，少苔，脈滑數或洪數

【治法】清熱解毒，涼血化瘀

【方藥】清瘟敗毒飲加減，生石膏 30 克（先煎），寒水石 30 克（先煎），滑石 30 克（先煎），知母 15 克，生地 30 克，丹皮 15 克，赤芍 9 克，元參 15 克，金銀花 30 克，連翹 15 克，竹葉 6 克，大青葉 30 克，黃芩 15 克，虎杖 30 克，桑枝 30 克，地龍 30 克，木瓜 15 克，防己 15 克，生甘草 3 克。高熱、神昏譫語者可加安宮牛黃丸 1 粒；衄血、尿血者加藕節炭 9 克，白茅根 9 克，茜草 15 克，三七粉 3 克（沖服）

3. 熱耗陰血證

【症狀】低熱日久，盜汗，手足心熱，面色潮紅，夜重晝輕，口乾眼澀，胃灼善飢，腰背酸軟，脫髮，淋巴結腫大，斑疹鮮紅，齒衄咽痛，便秘，溲赤，關節灼痛，腿足消瘦，筋骨痿軟，肌肉無力，掌趾瘀點，舌紅苔少，脈細數

【治法】養陰清熱，化瘀通絡

【方藥】玉女煎、大補陰丸加減。生地 30 克，生石膏 30 克（先煎），麥冬 15 克，玄參 15 克，黃芩 15 克，生薏米 30 克，知母 9 克，忍冬藤 30 克，虎杖 30 克，地龍 30 克，桑枝 30 克，龜

板 30 克，秦艽 9 克，赤芍 15 克，丹皮 9 克，生甘草 6 克。低熱重者加青蒿 9 克，地骨皮 9 克，白芍 9 克；筋骨痿軟者加山藥 15 克，白鮮皮 9 克，雞血藤 30 克，當歸 30 克；口乾眼澀者加石斛 15 克，蘆根 9 克，玄參 30 克；脱髮者加何首烏 30 克，旱蓮草 15 克，熟地 15 克；淋巴結腫大重用元參 30 克，牡蠣 30 克（先煎），川貝 9 克，青皮 9 克

4. **陰陽兩虛證**

【症狀】神疲乏力，面色無華，畏寒肢冷，指甲青紫，斑疹暗紅，顏面浮腫，脘腹脹滿，手足呈臘腸樣腫脹，指尖皮硬，遇寒肢端或白或青紫，兩腿浮腫，關節肌肉酸痛麻木無力，納呆食少，小便短少，舌體胖，舌質淡，苔薄白或薄膩，脈細數或細弱

【治法】健脾益腎，活血利水

【方藥】獨活寄生湯加減。獨活 12 克，桑寄生 15 克，秦艽 15 克，生熟地各 15 克，白芍 15 克，當歸 15 克，川芎 15 克，黨參 15 克，黃耆 30 克，白朮 15 克，茯苓 15 克，炙甘草 6 克，豬苓 15 克，五加皮 15 克，防己 15 克，赤小豆 30 克，骨碎補 15 克，川牛膝 15 克，澤瀉 15 克，杜仲 15 克，枳殼 9 克，紅花 15 克。貧血明顯者重用黃耆 45 克，當歸 30 克，何首烏 15 克，雞血藤 30 克；腰痛膝酸重者用杜仲 15 克，桑寄生 15 克，黃精 30 克

(3) 臨床常用食療

1. **朱雀玄武湯**

【材料】金雀根 30 克，草龜 1 隻，豬脊骨 150 克

【製法】加水煲 2-3 小時。飲湯吃肉

【功效】滋陰清熱。適用於陰虛內熱型混合性結締組織病

2. **三石粥**

【材料】生石膏 30 克，寒水石 15 克，滑石 30 克，白米 30 克

【製法】生石膏、寒水石及滑石加水先煎 1 小時，然後濾去藥渣，藥水加白米煲粥

【功效】清熱解毒。適用於熱毒亢盛型混合性結締組織病

3. **關節寧湯**

【材料】忍冬藤 30 克，老桑枝 15 克，絲瓜絡 10 克，豬脊骨 150 克

【製法】加水煲 2-3 小時。飲湯吃肉

【功效】清熱祛濕，通絡止痛。適用於熱痹型混合性結締組織病關節炎患者

十、結節性紅斑

結節性紅斑（Erythema Nodosum, EN）是一種累及真皮血管和脂膜組織的反應性炎性疾病。它是一種肌生紅色結節，繞脛而發如瓜藤所纏。臨床特點為：紅斑高起、大小不等，蠶豆至杏核大小，如數個紅斑融合一起，亦可大如雞蛋，壓之疼痛，大多伴有關節疼痛。本病多發於春秋季節，亦可見於春末夏初。發病年齡在 20-40 歲，以青年女性為多，男、女患病之比為 1：6.7。本病為急性過程，經 3-6 週不留任何痕跡而消退，但也有少數為慢性過程，反覆多年不癒。

本病在中醫學文獻中無相似的病名，但其臨床表現在文獻中有類似的描述，像瓜藤纏、濕毒流注、梅核丹等的皮疹都與結節性紅斑相似，可參考這些病的中醫辨治經驗。其病因病機為血熱內蘊，濕熱下注，寒濕阻絡。其病位主要在氣血、肌膚，基本病理特點是氣血瘀阻，故其病性屬實，亦有虛實夾雜者。

診斷依據

(1) 病史

1. 感染史：大部分患者發病前有鏈球菌、結核菌感染史。

2. 用藥史：有服用磺胺、溴、碘、口服避孕藥史。

(2) 臨床表現

1. 結節性紅斑

以雙小腿對稱性發生梅核大小疼痛性結節為主要症狀。發病初期多有發熱及關節痛。皮損常突然發生，小若梅李，大似紅棗，少則數個，多達數十，對稱出現，繞脛而發，以脛前居多，如瓜藤所纏，微隆起皮面，皮膚緊繃，周圍腫脹，觸之微熱而有痛感，其色由鮮紅漸為紫紅，最後變為黃色，自行消退，多無潰瘍，不會留有瘢痕，但可反覆發生。少數侵及大腿、上臂伸側、面頰，但一般結節可小而淺。

2. 發熱

大多數患者發病初期時可伴有發熱，體溫可達到 39-40℃，並可有全身不適，肌肉酸痛近似於感冒症狀。

3. 關節疼痛

多數患者自患病開始即伴有關節腫脹疼痛，步履艱難，尤其以膝關節為甚而近似於風濕或類風濕關節炎的表現。

(3) 實驗室及其他檢查

1. 血常規：白血球計數一般正常或輕度升高，但在初期伴有高熱、扁桃腺炎或咽炎時，白血球計數及中性粒細胞計數明顯升高。

2. 血沉：加快，可達 80-120mm/h 或更高，皮損消退後可逐漸恢復正常。若有其他慢性疾病，如類風濕性關節炎、慢性支氣管炎等，則血沉不易恢復正常。

3. 抗鏈球菌溶血素 O（簡稱抗「O」）：可升高，類風濕因子亦可為（+）；α2 球蛋白可暫時升高，伴有結核者，OT 試驗可為（+++）；結節病患者初起時，OT 試驗可為（+），病後可降低或亦為（-）。

診斷要點

(1) 發病較急，以青年女性多見，發病多在春秋季節，偶有發生於春末夏初者。
(2) 初起有或輕或重的畏寒、發熱、頭痛咽痛、肢體酸痛、神疲乏力。
(3) 紅色結節，大小不等，對稱發生於兩小腿伸側為有痛性或壓痛的皮下結節。

鑒別診斷

(1) 硬結性紅斑

好發於青年女性，以小腿下三分之一的屈側為多，常呈對稱性，與皮膚黏連，有融合傾向，邊界不清，呈紫紅色，一般不高出皮膚，觸之堅硬，有輕微的壓痛或酸痛，消退後遺留色素沉着。硬結可破潰形成潰瘍，癒合後形成萎縮瘢痕及色素沉着，冬季易復發。部分病人有手足冷、發紺等雷諾氏徵。

(2) 結節性血管炎

本病為下肢結節性紅斑性皮膚病，主要發生於下肢深層的結節性血管炎，多見於青年女性，病情遷延，反覆發作。其病理改變是以淋巴細胞浸潤為主的皮膚小血管炎。

(3) 結節性脂膜炎

好發於下肢，也可見於腰臀、股部及下肢，結節破潰後可流出黃色油狀液體，每次發病伴有發熱、全身不適及關節疼痛，病理顯示脂肪小葉及間隔有大量中性粒細胞浸潤。

(4) 結節性多動脈炎

該病主要侵犯中小動脈，肢體可出現類似脈管炎的缺血症狀，如皮膚發生紫斑、壞死。但其病變廣泛，常累及腎、心、肝、胃腸道等動脈，出現皮下結節，沿表淺動脈排列。化驗檢查血清丙種球蛋白增高。難於鑒別時可做活組織檢查明確診斷。

辨證要點

本病多由久居濕地或過度勞累，致使風寒濕熱毒邪入侵；或衛氣營血損傷，正氣不足所致。與嗜食肥甘厚味、辛辣煎炸之品、酗酒及抽煙等也有一定關係。以致營衛、氣血、津液運行不暢，產生氣滯濕阻、瘀血痰濁。本病病變主要在膝踝之間的外側面和後側面，偶有侵及前側臀部、大腿等處者，呈現為大小不等的紅色結節。

治療

(1) 中醫治療

1. 辨證論治

(i) 風熱夾濕證

【症狀】下肢如杏核大結節色紅疼痛，伴發熱惡寒，咽痛頭痛，四肢酸痛舌質紅苔薄白，脈浮數或浮滑

【治法】疏風清熱，祛濕通絡

【方藥】清熱通絡湯加減。金銀花 15 克，連翹 15 克，威靈仙 12 克，忍冬藤 20 克，絲瓜絡 30 克，萆薢 10 克，地龍 12 克，雞血藤 20 克，蒼朮 15 克，黃柏 10 克

(ii) **濕熱下注證**

【症狀】結節大如紅棗，繞脛而發，潮紅疼痛，伴神疲乏力，困倦嗜臥，關節酸痛沉重，足跗浮腫，納呆便溏。舌質紅苔黃膩，脈滑數

【治法】清熱利濕，活血通絡

【方藥】茵陳赤小豆湯加減。茵陳 15 克，赤小豆 15 克，忍冬藤 20 克，薏米 20 克，苦參 15 克，漢防己 15 克，澤瀉 15 克，黃柏 10 克，懷牛膝 15 克，赤芍 10 克，玄參 15 克，黃芩 10 克

(iii) **陰虛火旺證**

【症狀】皮膚結節色暗紫黑，或久潰不斂，瘡面污穢，伴口渴唇乾，五心煩熱，乏力盜汗。舌紅少苔，脈細數

【治法】滋陰清熱，活血通絡

【方藥】知柏地黃丸合通絡活血湯加減。熟地 12 克，山藥 30 克，茯苓 12 克，澤瀉 12 克，山茱萸 12 克，丹皮 18 克，知母 12 克，黃柏 10 克，丹參 30 克，雞血藤 15 克，蒼朮 10 克，牛膝 18 克

(iv) **血熱內蘊證**

【症狀】結節鮮紅漫腫，灼痛劇烈發熱，口渴煩躁，關節腫痛，大便乾燥，小便短赤。舌紅少苔，脈弦數

【治法】清熱涼血，化瘀通絡

【方藥】通絡活血湯加減。丹參 15 克，赤芍 10 克，丹皮 15 克，乳香、沒藥各 6 克，王不留行 10 克，澤蘭 10 克，桃仁 10

克，紅花 10 克，當歸 12 克，川牛膝 10 克，製香附 15 克

(v) **風濕阻絡證**

【症狀】結節色淡紅或紫暗，遇寒加重，反覆發作，伴形寒肢冷，面色蒼白。脈沉細無力

【治法】溫經散寒，祛濕通絡

【方藥】當歸四逆湯加減。當歸 15 克，桂枝 15 克，赤芍 12 克，木通 10 克，細辛 6 克，甘草 6 克，大棗 15 克

2. 針灸治療

主穴足三里，三陰交。配穴濕熱阻滯者配髀關、絕骨、風市。取平補平瀉，每日 1 次，每次 30 分鐘，針後可加電刺激，疏密波 15-20 分鐘。

(2) 西醫治療

1. 抗生素：有上呼吸道感染或發熱顯著者，可給予抗生素或磺胺製劑；如查明是結核分枝桿菌引起者，可予抗結核治療。

2. 非激素類抗炎藥：對原因不明者尤為適宜，常用吲哚美辛、阿士匹靈等內服可奏效。

3. 碘化鉀合劑：本品內服，5-10ml / 次，3 次 / 日，對某些患者可收捷效。

4. 皮質類固醇激素：本藥可用於由藥物引起的重症患者，其他患者應謹慎應用。

預防與調護

(1) 盡量尋找並去除可疑的病因。

(2) 發作期應臥牀休息，抬高患處，盡量減少活動，尤其是較劇烈的運動。

(3) 急性發作者飲食宜清淡為宜，宜食性涼利濕之物，慎辛辣、油膩之品，如蒜、胡椒、辣椒等。禁性發之物，如蝦、蟹、無鱗魚等。

(4) 遷延反覆者宜補以養陰利濕之品，如薏米、赤小豆、綠豆煮粥常服。熱重者常服清熱涼血解毒之品，如馬齒莧、鮮藕汁、西瓜、冬瓜等。

十一、結節性多動脈炎

結節性多動脈炎（Polyarteritis Nodosa, PAN）是一種累及中小動脈全層的炎症和壞死性血管炎，隨受累動脈的部位不同，臨床表現多樣，可僅局限於皮膚（皮膚型），也可波及多個器官或系統（系統型），以腎臟、心臟、神經及皮膚受累最常見。常伴有發熱、多汗和關節酸痛等症狀。本病可在任何年齡人士身上出現，男女發病數約 3-4：1。

病因

結節性多動脈炎的發病原因尚未十分明瞭，一般認為與下列因素有關：

(1) 免疫複合物

據研究，部分乙型肝炎患者合併本病時，乙肝病毒及其形成的免疫複合物，在本病的發病中起重要作用。

(2) 過敏因素

有些學者認為藥物如青霉素、磺胺以及注射血清的過敏，也是本病的病因。

發病機制

(1) 結節性多動脈炎的血管損傷的機制目前並不十分清楚。部分與乙肝病毒感染相關的結節性多動脈炎，乙肝病毒抗原誘導的免疫複合物能啟動補體，誘導和活化中性粒細胞引起局部的血管炎症損傷。

1. 細胞因子在結節性多動脈炎的發病機制中起重要作用。結節性多動脈炎患者的外周血清中 α- 干擾素、白血球介素 -2、α- 腫瘤壞死因數、白血球介素 -1 等的水平均明顯升高。它們能誘導黏附分子（LFA-1 、ICAM-1 和 ELAM-1）的表達，從而使中性粒細胞易與血管內皮細胞接觸，以及誘導血管內皮細胞的損傷。另外，結節性多動脈炎患者血清中常可檢測到抗血管內皮細胞抗體。抗內皮細胞抗體可直接作用於血管內皮細胞表面，通過抗體依賴的細胞毒的作用介導血管內皮的損傷。

2. 免疫組化研究發現結節性多動脈炎患者的炎症部位，有大量的巨噬細胞和 T 淋巴細胞（主要為 CD4 ）浸潤，這些 T 細胞表達大量的淋巴細胞活化標記，如 IL-2 、HLA-DR 抗原等，提示 T 細胞介導的免疫機制在結節性多動脈炎的發病過程中起一定作用。

但是無論是細胞因子、抗內皮細胞抗體還是T細胞介導的免疫機制都不是結節性多動脈炎所特有的，也見於其他系統性血管炎如韋格納肉芽腫、Churg-Strauss綜合症等。

(2) 病理改變

1. 結節性多動脈炎的病理一般表現為中小肌動脈的局部血管全層的壞死性炎性損傷。很少累及微小動脈和小靜脈。病變好發於血管分叉處。任何部位的動脈均可受累，但通常很少累及肺和脾臟動脈。急性期血管炎症損傷的特點主要表現為纖維素樣壞死和多種細胞的浸潤，浸潤細胞主要為多形核白血球、淋巴細胞及嗜酸性粒細胞。正常血管壁的結構被完全破壞，同時可見有動脈瘤和血栓形成。

2. 結節性多動脈炎病理改變的另一特點是，同一患者的活動性病變和已癒合的血管損傷可同時存在。要確定不同器官的受累情況很困難，因為在很多研究中病人的來源差異很大。在屍檢病例報告中，結節性多動脈炎患者的腎臟和心臟受累大約佔70%，肝臟和胃腸道受累約佔50%，外周神經受累佔50%，腸繫膜受累佔30%，骨骼肌受累佔30%，中樞神經系統受累佔10%，而皮膚受累發生率變異較大（從2%-50%）。

臨床表現

(1) 全身症狀

起病可有多種方式，不規則發熱、多汗、乏力及體重減輕等。

(2) 皮膚

皮膚結節、紫癜、潰瘍、網狀青斑及指（趾）端缺血性改變等。

(3) 關節和肌肉

可有關節痛或關節炎，常呈一過性，非對稱性，不導致畸形。骨骼肌中小動脈受累常表現為肌痛和間歇性跛行。

(4) 腎臟

蛋白尿、血尿和各種管型，少數為腎病綜合症，嚴重者可發生急性腎功能衰竭和急進型高血壓。

(5) 消化系統

因病變部位及範圍不同而症狀體徵各異。瀰漫性腹痛可能為腸繫膜動脈栓塞，消化道血管炎可出現嘔血和黑便，膽囊、闌尾或胰腺受累，臨床表現為急性膽囊炎、闌尾炎或胰腺炎。肝臟受累可有黃疸、轉氨酶升高等。

(6) 神經系統

周圍神經受累較常見，表現為周圍神經分佈區的疼痛、感覺異常及運動障礙。中樞神經系統受累較少見，可表現為頭痛、抽搐、偏癱等。

(7) 心臟

主要表現為冠狀動脈供血不足，可引起心悸、心絞痛、心律失常甚至心肌梗死、心力衰竭。

(8) 其他

睾丸受累時睾丸疼痛和腫脹，肺部血管很少受累，可呈瀰漫性肺浸潤，表現為咳嗽、咯血等，也可累及顳動脈及眼的小動脈，但不多見。

診斷

(1) 診斷標準

目前均採用 1990 年美國風濕病學會（ACR）的分類標準。

1. 體重下降 4 公斤或以上；
2. 網狀青斑；
3. 睾丸痛或觸痛；
4. 單神經病或多神經病；
5. 肌痛、無力或下肢觸痛；
6. 舒張壓 > 90mmHg；
7. 肌酐、尿素氮升高；
8. 乙型肝炎表面抗原或抗體陽性；
9. 血管造影異常；

10. 活檢顯示中小動脈壁內有粒細胞和單核細胞浸潤。

上述 10 項中至少有 3 項為陽性者，可以診斷結節性多動脈炎。

(2) 實驗室檢查

1. 血常規：正色素性貧血，白血球總數及嗜中性粒細胞增高；

2. 血沉增快；

3. 血清白蛋白低，γ 球蛋白增高；

4. 免疫學檢查：抗核抗體陰性，活動期總補體和 C3、C4 降低。

(3) 特殊檢查

1. 病理學檢查：受損皮膚、睾丸、周圍神經、直腸或肌肉、腎臟活檢，顯示中小動脈壞死性血管炎。

2. 內臟血管造影：腎臟、肝臟、腸繫膜等中等大小動脈顯示微小動脈瘤樣擴張、節段性狹窄和剪枝樣中斷。

治療方法

(1) 一般治療

發作期要適當休息，去除感染灶，避免使用易引起過敏的藥物。注意保暖，避免感冒，保持精神舒暢。

(2) 免疫抑制劑

可選用環磷醯胺，皮質類固醇激素等。

中醫認識

中醫稱本病為「瓜藤纏」，以小腿起紅斑結節，猶如藤系瓜果繞脛而生為特徵，病因是由於過食辛辣、肥甘油膩，風濕熱邪侵犯血管。

(1) 辨證論治

一般分濕熱瘀阻證和寒濕入絡證。

1. 濕熱瘀阻證

【症狀】發病急驟，皮下結節，略高出皮面，灼熱紅腫，伴頭痛，咽痛，關節痛，體溫增高，口渴，大便乾，小便黃

【方藥】四妙勇安湯加減。當歸 10 克、玄參 15 克、生地 30 克、金銀花 15 克、川芎 9 克、紅花 9 克、土茯苓 15 克

2. 寒濕入絡證

【症狀】皮損暗紅，反覆纏綿不癒，伴有關節痛，遇寒加重，肢冷，口不渴，大便軟

【方藥】當歸四逆湯加減。當歸 15 克、細辛 3 克、木通 6 克、桂枝 10 克、白芍 10 克、赤芍 10 克、雞血藤 15 克

(2) 單方驗方

紅參 4.5 克、生黃耆 45 克、酒當歸 18 克、赤芍、白芍各 9 克、白芥子 15 克、絲瓜絡 9 克、路路通 9 克、伸筋藤 15 克、川牛膝 15 克、丹皮 12 克、山萸肉 9 克、淮山藥 9 克，每劑加黃酒 30 克，煎服，每日一劑，連用一個月。

(3) 外治法

輕粉 4.5 克、黃丹、黃柏、密陀僧、乳香各 9 克、麝香 1.5 克，共研細末，先用蔥熬湯洗患處，再外搽此藥。

(4) 飲食宜忌

飲食應以營養豐富，易消化食物為主，忌食辛辣、煙酒、油膩、煎炸食物。

(5) 常用食療方

1. **絲瓜薏米湯**

【材料】絲瓜 1 條，生薏米 30 克，土茯苓 15 克，瘦肉 250 克。加水煲 2 小時。飲湯食肉

【功效】清熱祛濕。用於濕熱型結節性多動脈炎

2. **桂枝羊肉湯**

【材料】桂枝 9 克，赤芍 9 克，當歸 15 克，紅棗 4 枚，生薑 10 克，山羊肉 250 克。加水煲 2 小時。飲湯食肉

【功效】散寒祛濕。用於寒濕型結節性多動脈炎

3. **田七白鳳湯**

【材料】田七 10 克，木瓜 10 克，蒼朮 6 克，白毛烏骨雞半

隻。加水煲 2 小時。飲湯食肉

【功效】活血化瘀，通絡止痛。用於痰瘀互結型結節性多動脈炎

預防措施

因本病可由多種病因引起，故預防措施也應從各方面着手：

(1) 避免濫用藥物

任何藥物（包括中藥、西藥）都是用來治療疾病的，均有一定的副作用，因此要反對亂用藥，即使有病也要爭取少用藥，或通過增強體質，增加抗病力，使疾病自行轉癒。例如老年人感冒，若無嚴重症狀，可以注意保暖，多飲水以促進排毒。

(2) 防止藥物過敏

常見的會引起過敏的藥物有青霉素、氨芐青霉素、鏈霉素、先鋒 V 號、水楊酸製劑、低分子右旋糖酐等。

(3) 防止感染

老年人機體抵抗力差，易感染細菌或病毒而致病，常見的感染有：上呼吸道感染、泌尿道感染、膽道感染等，若有感染應及時服用抗菌藥或中藥。

(4) 積極治療乙型肝炎

有一部分結節性多動脈炎是由乙型肝炎引起，所以積極治療乙肝有一定意義。

十二、風濕性多肌痛

風濕性多肌痛（Polymyalgia Rheumatic, PMR）是一種關節疾病，可以引起頸、肩、髖部的僵硬和疼痛。從字面理解，這個病的定義是「多個肌肉疼痛」。此病大多發生在 50 歲之後，平均年齡約為 70 歲。女性發病率是男性的兩倍。風濕性多肌痛的僵硬和疼痛是由於關節及周圍組織的炎症引起的。肩和髖關節最常受累，但其他關節都可以發生。血化驗 HLA-DR4 基因陽性者更容易得風濕性多肌痛，但是風濕性多肌痛的確切的病因尚不清楚。可能與遺傳、環境、免疫、年齡及內分泌等因素有關，起病隱匿。

風濕性多肌痛在中醫文獻中無此病名。但其症狀與「痹證」、「歷節風」、「肌痹」的症狀相似。多因素體虛弱，感受風寒濕所致，「風寒濕三氣雜至，合而為痹」。中醫認為肝腎虛弱，衛外不固，腠理不密，風寒濕邪乘虛而入，侵犯臟腑，留於筋脈關節而成本病。

診斷依據

(1) 臨床表現

風濕性多肌痛可以引起頸、肩、髖部的僵硬和疼痛，絕大多數風濕性多肌痛患者這幾個關節中至少兩個有症狀。對於許多患者來說，症狀的發生非常突然。風濕性多肌痛病人可以前一天情況非常好，而第二天症狀就很重。有時，症狀則是慢慢出現的。

關節僵硬是風濕性多肌痛的主要症狀，通常早晨較重。當症狀很重時，連起牀都有困難。疼痛會使人半夜醒來，翻身困難。僵硬會在長時間不活動後加重，比如長時間駕車後。

風濕性多肌痛還會引起其他症狀，如乏力、體重減輕和低熱。其他部位的關節也可能會疼痛。手和膝關節可以腫脹，手指也可能會麻木刺痛（腕管綜合症）。有些風濕性多肌痛患者會感到抑鬱。

大多數患者在出現症狀前都很健康，而這些症狀出現以後都使人痛苦不堪，因為它們可以影響患者日常生活。

風濕性多肌痛患者有時還合併其他關節炎如骨性關節炎。但兩者間並無關係。風濕性多肌痛和一種稱為巨細胞動脈炎的疾病有關。

(2) 實驗室及其他檢查

可見血沉增快、C 反應蛋白升高。類風濕因子、抗核抗體、血清補體、血清肌酶活性均正常。肌電圖檢查無肌源性和神經源性損傷。

診斷標準

(1) 年齡 ≥50 歲；

(2) 雙側肩和（或）骨盆帶酸痛，受影響肌肉無紅腫發熱現象；

(3) 晨僵 >45 分鐘；

(4) 症狀持續時間 >2 週；

(5) 急性反應產物：血沉（ESR） 30 mm/h ，C 反應蛋白（CRP） 10 mg/L；

(6) 患者症狀突然發作，全身症狀包括身痛、厭食、體重下降超過 2 公斤；

(7) 小劑量激素治療效果好。

鑒別診斷

(1) 多發性肌炎

本病多見於老年女性，有近端肢帶肌無力與疼痛，血沉加快，但本病以肌炎為特徵，血清肌酶活性升高，肌電圖檢查有肌源性損害，肌肉活檢有炎症特徵。

(2) 纖維織炎綜合症

以關節外肌肉骨骼僵痛與疲乏為主要表現，軀幹四肢有固定性敏感壓痛點，患者多有睡眠障礙，激惹性腸炎、激惹性膀胱炎、緊張性頭痛等。血沉正常。

(3) 類風濕性關節炎

常為多關節發病，以小關節為主，關節腫脹但不紅，類風濕因子陽性。

治療

(1) 中醫治療

1. 辨證論治

(i) **寒濕阻滯證**

【症狀】全身肌肉關節疼痛，痛無定處，遇冷疼痛加重，晨僵，舌淡苔薄白，脈沉弦

【治法】溫經散寒，祛風除濕

【方藥】蠲痹湯加減。羌活 15 克，獨活 15 克，桂枝 15 克，秦艽 15 克，當歸 15 克，川芎 10 克，萆薢 20 克，蠶砂 20 克

(ii) **鬱熱傷陰證**

【症狀】全身疼痛沉重，胸悶不適，低熱，局部關節或有紅腫，小便黃，舌淡紅苔黃膩，脈細數或滑

【治法】養陰清熱

【方藥】桂枝芍藥知母湯加減。桂枝 10 克，赤、白芍各 12 克，知母 12 克，茯苓 5 克，牛膝 20 克，當歸 15 克，地龍 12 克，

女貞子 15 克

(iii) **氣虛血瘀證**

【症狀】全身肌體軟弱無力，疼痛，關節屈伸不利，不能久立，眼周紅斑，納差，舌淡紅苔白膩，脈弦細

【治法】益氣活血，通絡止痛

【方藥】參耆桃紅四物湯加減。黨參 15 克，黃耆 15 克，茯苓 15 克，白朮 20 克，陳皮 10 克，半夏 10 克，桃仁 10 克，紅花 10 克，當歸 12 克，川芎 10 克，赤芍 10 克，菟絲子 15 克，雞血藤 20 克，女貞子 15 克

(iv) **脾虛夾濕證**

【症狀】全身肌肉酸楚，鬆軟無力，皮膚腫脹色暗，納差腹脹，倦怠，舌淡紅苔白膩，脈滑

【治法】益氣健脾，化濕通絡

【方藥】參苓白朮散加減。黨參 15 克，茯苓 15 克，白朮 15 克，扁豆 12 克，陳皮 6 克，山藥 15 克，蓮子仁 10 克，薏米 20 克，威靈仙 20 克，雞血藤 20 克

【加減】風邪重者加防風 10 克；濕邪為患加蒼朮 12 克，防己 9 克；寒邪甚者加製附子 10 克，細辛 6 克，桂枝 10 克；熱盛者加黃柏 10 克，忍冬藤 20 克；陰虛者加生地 15 克；痛劇者加全蠍 10 克，蜈蚣 2 條；血瘀明顯者加桃仁 10 克，紅花 10 克，丹參 20 克

2. 針灸治療

根據不同關節及部位選擇主穴及配穴，常用主穴有：大椎、天柱、風池、曲池、手三里、陽池、外關、陽溪、腕骨、合谷、身柱、腰俞、環跳、膝眼、陽陵泉、梁丘、崑崙、丘墟、解溪、照海。

配穴：風勝配風池、血海、膈俞；寒勝配腎俞、關元（灸）；濕勝配足三里、商丘；熱勝配大椎、曲池、合谷。

3. 食療藥膳

發病急，關節腫熱的患者，體內往往多濕熱邪氣，食療要針對清熱利濕做文章，不要認為患者病重，需要大魚大肉來補養，往往適得其反。木瓜、薏米均有祛風濕、清濕熱、通經絡、舒筋骨、止痹痛的作用，木瓜和薏米同屬食物，口感很好，易於消化。

【製法】木瓜 1 個，蒸熟去皮；薏米 100 克、大米 50 克在高壓鍋中煮熟，燜爛成稠粥，可作為 1 天的食用量，根據口味既可當主食，也可加點糖作為兩餐之間的加餐。

(2) 西醫治療

1. 非類固醇抗炎藥

對症狀輕微或不伴血管炎的 PMR，尤其是顳動脈活檢陰性者，可先試用非類固醇抗炎藥，如腸溶吲哚美辛 25mg，2-3 次 / 日，雙氯酚酸（扶他林）(25mg，2-3 次 / 日）等，可控制肌痛等症狀。有報道 10%-20% 患者單用阿士匹靈或非類固醇抗炎藥足可控制病情，而無需加用糖皮質激素。非類固醇抗炎藥雖可緩解部分症狀，但無阻止血管炎併發症的療效。因此，一般認為短效皮質激素如潑尼松為本病首選。

2. 糖皮質激素

對症狀輕微的 PMR，經上述治療 2-4 週病情仍無改善即可開始應用 5-10mg 潑尼松或相當劑量的其他糖皮質激素治療。如果 PMR 診斷正確，其臨床症狀一般在使用激素後即可迅速緩解，此點常用來判斷 PMR 診斷是否正確，如治療後無反應，則需要進一步排除其他疾病。小劑量皮質激素不能抑制伴發的血管炎症狀，因此即使疼痛顯著緩解，仍需要密切觀察病情變化。對初始症狀嚴重者，一般可根據治療前血沉、C- 反應蛋白和血清 IL-6 水平以及對首次治療的反應，將患者分成不同亞型實施不同治療方案。激素劑量由病情嚴重程度和是否伴有巨細胞動脈炎而確定，療程可分為起始治療、減量治療和維持治療三個階段。對不伴有巨細胞動脈炎的 PMR，潑尼松常規推薦劑量為 15-30mg/d，一般 4 天左右骨骼肌肉疼痛與僵硬可迅速緩解，血沉和 C- 反應蛋白恢復正常。一旦症狀減輕及血沉降至正常可考慮減量。激素減量必須在周密的監測下緩慢進行，否則容易復發。潑尼松開始劑量超過 15mg/d 者，可每週減 5mg 直至減至 15mg/d，並每 2-3 週測定血沉 1 次。15mg/d 以後每月減 2.5mg，一般在 6-12 個月內可達到維持劑量 2.5-7.5mg。因無實驗室檢查可預測甚麼時候可以停用激素，故維持治療時間隨病情嚴重程度而定，一般認為當使用 2.5mg 劑量，並維持治療 6-12 個月後，無任何臨床症狀，且血沉正常者可停止治療。停藥後約一半患者可完全正常，其餘可在隨後的數月內復發，復發早期再服 10-15mg 潑尼松龍又可控制病情。

有報道指，甲潑尼龍（又稱甲基潑尼松龍）肌內注射可進一步減少激素的副作用。方法為每 3 週肌內注射 1 次，劑量為 120mg/ 次，連用 12 週，然後每月減量 20mg 肌注 1 次，療程 1 年。療效極快，48 小時症狀即可緩解，血沉恢復正常。對下丘腦 - 垂體 - 腎上腺軸無抑制，激素總量較口服小得多，故較為安全，容易被患者接受。皮質激素雖可緩解症狀，但尚無證據提示它可縮短病程，經小劑量激素治療後，實驗室檢查已恢復正常，潛在血管炎或血管併發症可能相當少，但並不是所有患者均對小劑量激素有特效，因為即使血沉已正常，仍有發生急性動脈炎的可能。巨細胞動脈炎與胸主動脈瘤高度相關，該瘤是巨細胞動脈炎相對晚期的嚴重併發症之一，一旦動脈瘤破裂可導致患者突然死亡。

有資料證實即使不伴顳動脈炎的 PMR，仍有較一般人羣更高的心血管疾病死亡率。反覆使用皮質激素治療最常見的副作用主要有，椎體壓縮性骨折、髖部骨折、糖尿病、消化性潰瘍較為常見，故要確定它們一定是激素的副作用頗為困難。為了盡可能減少激素的副作用，推薦採用最小有效劑量，早晨 1 次頓服，並輔以鈣劑，以防骨質疏鬆的發生。

3. 免疫抑制藥

對病情頑固或小劑量潑尼松不能維持療效者，可加用甲氨蝶呤片 7.5mg，1 次 / 週，頓服。但單用甲氨蝶呤治療本病尚存在爭議。其他免疫抑制藥（如硫唑嘌呤、環磷醯胺）以及其他慢作用抗風濕藥（如抗瘧藥、青霉胺、氨苯碸）等也可協助激素減量，減少復發，但由於缺乏系統研究，資料有限，經驗不多，故臨床應用有較大爭議。

預防與調護

（1）做好心理調適，解除思想顧慮，樹立戰勝疾病的信心。

（2）加強營養，增加蛋白質、維他命，避免刺激性食物。

（3）避免可能引起疾病的不良因素，如日光照射、吸煙、病菌和微生物感染。

（4）加強體育鍛煉，增強體質，進行關節和肌肉運動，防止肌萎縮。

十三、硬皮病

硬皮病（Scleroderma）是一種以皮膚炎性變性、增厚和纖維化進而硬化和萎縮為特徵的、可引起多系統損害的結締組織病。皮膚改變可呈全身性或局部性。因免疫異常而引起的硬皮病，稱為系統性硬化病；因某些化學因素、代謝異常、環境因素、職業等原因引起，則稱為硬皮病樣疾病（又名硬皮病樣綜合症）。以下主要討論系統性硬化病。

系統性硬化病，是一個累及小動脈、微血管以瀰漫分佈的結締組織為主的系統型自身免疫疾病。除皮膚組織外，同時也可累及周圍循環、肺、心、胃、腸、肌肉、骨骼等，血清中出現多種特異性自身抗體。本病發病年齡多在 30-55 歲之間，兒童少見，女性發病者多於男性（男：女 =1：7-12）。

本病屬於中醫「皮痹」範疇，由於素體氣血虛弱，正氣不足，衛外不固，感受風寒濕邪，聚於皮膚肌腠，滯於經絡，寒凝血澀，絡脈痹阻，皮失所養而成。病久則累及五臟，致臟腑功能失調。

臨床表現

(1) 症狀與體徵

1. 全身症狀

低、中度發熱，納差，消瘦。

2. 雷諾現象

多數病人以此為首發症狀，表現為手指、足趾、鼻、耳部位受涼、受壓或情緒激動後出現短暫蒼白，隨之發紺，繼之發紅，並有刺痛和麻木感。

3. 皮膚病變

分為三個階段：

(i) 水腫期：為早期表現，可有手指（足趾）、手（足）背或上臂、面部、軀幹等部位水腫，壓之無凹陷，也可表現為紅斑和瘙癢。

(ii) 硬化期：表現為上述部位皮膚增厚、變硬、發亮，皮膚繃緊而不易捏起，面部皮膚繃緊後無表情，鼻翼變薄，鼻尖變尖，末節手指縮短或形成潰瘍。這種皮膚的改變可持續 1-3 年或更長，最後進入萎縮期。

(iii) 萎縮期：晚期表現為皮膚萎縮、變薄，不易用手捏起，攣縮部位可出現痛性潰瘍。

4. 肌肉與骨骼病變

非特異性的骨骼肌肉症狀，如關節痛和肌痛是硬皮病最早的症狀，10% 患者出現明顯的對稱性關節滑膜炎症狀，晚期主要表現為肌萎縮和肌無力。

5. 呼吸系統病變

患者普遍有呼吸系統受累。肺胸膜病變多種多樣，主要有：

(i) 纖維性胸膜炎：多數症狀較輕，可有少量胸腔積液。

(ii) 肺間質纖維化：發生率較高，尤其是 Sc1-70 抗體陽性者。表現為進行性呼吸困難、咳嗽、發紺，肺功能下降，表現為瀰散功能及通氣功能障礙，胸片示雙側基底部瀰漫性網狀肺間質纖維化，早期無臨床表現，但肺功能及 X 光胸片已有異常。

(iii) 肺動脈高壓：發生率低，但預後差。表現為進行性呼吸困難、發紺、繼發右心衰竭，多數合併肺動脈高壓的患者，無肺間質纖維化。

6. 消化系統病變

(i) 食道蠕動功能障礙：發生於大多數患者，表現為吞嚥困難，食道 X 光檢查表現為食道下段蠕動減弱或完全消失，食道擴張或狹窄。

(ii) 賁門括約肌受損：可引起賁門關閉不全，導致反流性食道炎，表現為心前區灼痛感。

(iii) 約半數合併食道裂孔疝。

(iv) 胃及腸道病變可引起噁心、嘔吐、腹脹、腹痛、腹瀉或便秘等。小腸和大腸病變可以無症狀。

(v) 肝功能異常及肝臟腫大較常見。

7. 心臟病變

(i) 心肌損害：半數以上有心肌損害，表現為胸悶、心悸、心絞痛、心律失常。原因為心肌纖維變性、壞死。

(ii) 心包積液及心臟瓣膜病變：發生在少數患者，一般症狀較輕。

(iii) 也可發生心臟傳導阻滯及各種心律失常。

8. 腎臟病變：多數表現為少量蛋白尿，腎功能不全進展緩慢，預後較好；少數急性起病，呈進行性腎功能不全及惡性高血壓，預後差，是 SSC 的主要死因。

9. 神經系統病變：多數為周圍神經病變，也可有脊髓受累、腦梗死及神經症狀。

10. 其他：最新調查發現 50% 的硬皮病患者有抑鬱、性功能減退、甲狀腺功能減退等。

(2) 實驗室及其他檢查

1. 可見中度貧血、活動期 ESR 增快、CRP 陽性等。部分病人有輕度血清球蛋白，RF 可呈低滴度陽性。蛋白尿提示腎損害。

2. 約 90% 患者 ANA 陽性，多數為斑點型或核仁型，抗着絲點抗體多為陽性。

3.Sc1-70 抗體對 SSC 有很強的特異性，陽性率約 20%-30%。

4.X 光檢查：雙手 X 光像早期可有骨質疏鬆，病情進展時可有不規則的骨侵蝕，關節間隙變窄，少數病人有末節指骨吸收。食管鋇餐檢查早期可發現食道下段輕度擴張，蠕動減弱，鋇劑在食道內滯留時間延長，嚴重者完全無法蠕動，擴張嚴重。胸部X光檢查早期示下肺紋理增厚，典型者上三分之二的肺葉有大量細小或網狀陰影，嚴重時呈「蜂窩狀」。

診斷標準

根據1980年美國風濕病學會關於系統性硬化症的診斷標準，凡是具備下列一項主要標準或兩項次要標準者，即可診斷為系統性硬化症。

(1) 主要標準

有近端硬皮病，即手指和掌指關節或蹠趾關節以上的任何部位皮膚有對稱性增厚、繃緊和硬化。這類變化可累及整個肢體、面部、頸和軀幹（胸和腹部）。

(2) 次要標準

1. 雙側肺基底部纖維化：標準胸片上顯示雙側網狀的線形或線形結節狀陰影，以肺基底部最明顯，可呈瀰散性磨砂玻璃影或「蜂窩肺」外觀。這些改變不能歸因於原發性肺部病變。

2. 手指硬皮病：上述皮膚改變僅限於手指。

3. 手指的凹陷性瘢痕或指墊組織消失：缺血所致的指尖凹陷或指墊（指肚）組織消失。

(3) CREST綜合症標準

具鈣化、雷諾氏現象、食道運動障礙、硬指（Sclerodactyly）和毛細血管擴張五項中的三項及抗着絲點抗體便可確診。

鑒別診斷

(1) 硬腫病（Scleredema）

本病發生於細菌感染後，且有顏面、頸部、肩部及軀幹部水腫性蠟樣浸潤，而手和足很少受累，無雷諾現象及內臟損害，可資鑒別。

(2) 嗜酸性筋膜炎（Eosinophilic Faseiitis）

本病發病突然，常有過度疲勞史。四肢腫脹、發僵、皮下組織增厚、變硬如木棍樣，皮膚尚可推動，手和足一般不受累。一般無內臟損害和雷諾現象，有嗜酸性粒細胞增高，高球蛋白血症，抗核抗體陰性，病理改變為深部筋膜瀰漫性增厚和非特異性炎症。

(3) 瀰漫性 SSC 與肢端硬皮病（包括 CREST 綜合症）的鑒別

前者近端皮膚增厚，後者皮膚病變限制於手指。雷諾現象出現後，前者很快發病，後者緩慢發展。前者有明顯的內臟疾病，後者晚期出現內臟損傷。前者 ANA 陽性， ACA 一般陰性，後者 ACA 大多陽性。前者預後差， 10 年存活率 40%-60%；後者預後較好， 10 年存活率 >70% 。

(4) 混合性結締組織病

有雷諾現象、手指腫脹及食道運動功能減退，肺、心臟、腎等多系統損害，但本病為手指臘腸樣腫脹、無名指端潰瘍及末節指（趾）骨吸收現象，無瀰漫性皮膚硬化，抗 RNP 抗體呈高滴度陽性，抗着絲點抗體及抗 SCL-70 抗體陰性。

(5) 類風濕性關節炎

為對稱性小關節腫脹、疼痛，晨僵時間長，可有關節畸形，無皮膚硬化、 RF 呈高滴度陽性，關節片可見侵蝕樣改變。

(6) 肢端骨質溶解症（Acro-osteolysis Disease）

本病患者有雷諾現象，手指和手部有硬皮樣皮膚損害，首要損害從末指骨的溶解開始。患者多為聚氯乙烯製造業中接觸氯化乙烯單體者，當不再接觸有關化學藥物後，皮膚損害可逐漸消退，溶解性骨質損害亦可自然痊癒，手指變短，呈杵狀。

治療

(1) 中醫治療

1. 辨證論治

(i) 寒凝肌腠，氣血痺阻證

【症狀】手足局部皮膚發硬，增厚腫脹，蠟樣光澤，皮膚不易提起，關節僵硬，活動障礙，全身疼痛，雷諾現象明顯，舌質淡

苔白，脈沉細澀

【治法】溫經散寒，活血化瘀

【方藥】獨活寄生湯加減。獨活 12 克，黨參 15 克，細辛 6 克，秦艽 10 克，防風 10 克，懷牛膝 15 克，杜仲 12 克，羌活 10 克，黃耆 15 克，桑寄生 2 克，丹參 15 克，當歸 12 克，生薑 12 克，甘草 6 克

(ii) **肺氣虛弱，瘀血阻滯證**

【症狀】皮膚發硬或萎縮，皮色暗褐，汗毛脫落，無汗，咳嗽，氣短喘息，舌質淡苔薄白，脈沉細弱

【治法】補肺益氣，溫陽通脈

【方藥】補肺湯合當歸四逆湯。人參 10 克，黃耆 20 克，桑白皮 12 克，紫菀 12 克，熟地 12 克，當歸 15 克，桂枝 12 克，白芍 12 克，細辛 6 克，白朮 12 克，茯苓 12 克

(iii) **肝鬱氣滯，血瘀內結證**

【症狀】皮膚發硬或萎縮，情緒易於波動，噁心納呆，大便乾燥或溏瀉，月經不調，舌暗紅，苔薄白，脈弦

【治法】舒肝理氣，養血通絡

【方藥】逍遙散加味。當歸 15 克，白芍 12 克，柴胡 10 克，茯苓 12 克，白朮 12 克，生薑 10 克，薄荷 10 克（後下），鬱金 12 克，香附 10 克，紅花 10 克，川芎 10 克，甘草 6 克

(iv) **脾腎陽虛，痰濕蘊結證**

【症狀】皮膚腫脹、變硬，指間或有潰瘍，形寒肢冷，關節疼

痛，腰膝酸軟，性慾減退，舌質淡或邊有齒痕，苔白或灰滯無澤，脈沉細濡

【治法】溫陽散寒，祛瘀通絡

【方藥】陽和湯加味。熟地30克，鹿角霜15克，白芥子15克，肉桂12克，麻黃10克，紅花6克，薏米15克，淫羊藿15克，全蠍10克

(v) **氣血兩虛，瘀血痹阻證**

【症狀】皮膚發硬或萎縮，倦怠無力，身體消瘦，食慾減退，心慌氣短，頭暈舌質淡，苔薄白，脈沉細弱

【治法】補氣養血，活血通絡

【方藥】黃耆桂枝五物湯加減。黃耆60克，當歸30克，桂枝10克，雞血藤30克，桃仁10克，紅花10克，淫羊藿15克，伸筋草15克，蜈蚣2條，甘草6克

【加減】若皮膚明顯變硬或變薄，加蜈蚣、全蠍、地龍、土鱉蟲、烏梢蛇；膚色深，肌膚甲錯，加桃仁、紅花、丹參、蘇木；腎陽虛明顯者，加肉蓯蓉、鎖陽、巴戟天；發熱惡寒者，加荊芥、防風、羌活、葛根

2. 中藥外治法

(i) 藥酒方：當歸60克，肉桂60克，紅花30克，花椒30克，乾薑30克，樟腦15克，細辛10克，上藥粉碎，浸泡於白酒1,000ml中，密封7日後備用。

【用法】以藥酒擦患處，每次10分鐘

【功效】活血通絡，散寒祛瘀

(ii) 外洗方：伸筋草 60 克，蘄艾 60 克，透骨草 30 克，劉寄奴 15 克，肉桂 15 克，牛膝 15 克，桑枝 30 克，蘇木 10 克，紅花 10 克。

【用法】水煎薰洗患處，每日 1 劑，分兩次洗

【功效】活血化瘀，通絡止痛

(iii) 熱敷方：白附子、天花粉、炒梔子、枯礬、川烏、草烏、木通、甘松各 6 克，白鮮皮 9 克，狼毒、紅花、地骨皮、透骨草、生半夏、木賊、艾葉各 9 克，花椒 15 克，皂角 60 克，料礓石 15 克。上藥共為細末，煎汁浸泡患處皮膚，或藥粉包入布袋浸濕外敷。

3. 針灸治療

(i) 取穴分為四組：大椎、腎俞；命門、脾俞；氣海、血海；膈俞、肺俞。功能溫通經絡。主治各種硬皮病。採用隔藥餅或丁桂散灸為主。部分局限性硬皮病加刺絡拔罐。

(ii) 病變在前額者主穴取陽白、頭維，配穴取印堂、太陽穴；病變在上肢者取大椎、扶突，配穴取血海、三陰交；腰痛下肢病變者主穴取腰陽關、環跳、秩邊，配穴取三陰交、承山。功能祛風散寒除濕，通經活絡止痛。主治硬皮病。採用燒山火手法，使局部產生溫熱感。七日為一療程，一般用六個療程。

4. 食療藥膳

蟲草雞湯

【材料】冬蟲夏草 15-20 克、龍眼肉 10 克、大棗 15 克、雞 1 隻

【製法】將雞宰好洗淨，除內臟、大棗去核與冬蟲夏草和龍眼肉，一起放進砂鍋內，加水適量，文火煮約 3 小時，調味後食用

【功效】補脾益腎，養肺安神，適用於肺脾腎虛者

(2) 西醫治療

本病目前尚無特效療法，早期治療的目的在於阻止新的皮膚和器官受累，晚期在於改善症狀，延緩病情。

1. 腎上腺糖皮質激素

對本病的效果不顯著，通常對間質性肺病變早期有一定療效，對早期的皮膚消腫、關節痛、肌痛的治療有效。強的松劑量 30-40mg/d ，連用數週，漸減至維持量 10-15mg/d 。

2. 免疫抑制劑

(i) 青霉胺

劑量從 0.125g/d 開始，以後每 2-4 週 0.125g/d ，至 0.75-1.0g/d ，空腹口服。用藥 6-12 個月後皮膚有可能變軟，腎和肺受累機會降低。不良反應有發熱、厭食、噁心、嘔吐、口腔潰瘍、味覺異常、皮疹、白血球減少和血小板減少、蛋白尿和血尿等。

(ii) γ- 干擾素

能減少膠原合成，有開放試驗顯示肌肉注射可減輕皮膚的硬腫程度。

(iii) 來氟米特

具有較強的免疫抑制作用和較低的不良反應，有人試用於治療本病能取得較好的療效。

(iv) 其他

沙利度胺、環磷醯胺、環胞素 A、硫唑嘌呤、甲氨蝶呤等也可用於治療本病，通常選擇一種與糖皮質激素合併應用，不僅能提高療效，還可減少激素用量。

(v) 氯氨地平

本品為一種新的鈣通道阻滯劑，具有選擇性擴張小動脈、冠狀動脈，降低心肌收縮力、增加冠狀動脈血流量，抑制血小板聚集，減少血栓素（TSA）的釋放等作用，劑量 0.5mg，3 次 / 日開始，可酌情逐漸增至 1-2mg，3-4 次 / 日。

(vi) 前列腺素 E1

脂質微粒包裹前列腺膠囊、雙嘧達莫、阿士匹靈、酮色林等能阻止紅血球和血小板聚集，降低血液黏性，可用於治療雷諾現象，指端潰瘍。

預防與調護

(1) 對於雷諾現象患者，盡量避免寒冷、精神刺激和吸煙等。對於胃腸道動力學異常患者，注意進食易吸收飲食，避免餐後臥位等。對於合併間質性肺病者，盡量避免感冒，必要時長期低流量吸氧，防止進一步加重。對於合併肺動脈高壓者，注意避免劇烈運動，防止猝死。

(2) 皮膚護理

由於末梢循環差，故指端易併發感染，且感染不易控制。有光過敏者應避免日曬，注意個人衛生，勤剪指甲、清潔皮膚，洗浴溫度要適宜，皮膚乾燥瘙癢者浴後用滋潤皮膚的溫和潤滑劑止癢（如維他命 B6 軟膏等），以防皮膚破損。宜穿棉質、柔軟保暖性強的衣物，手足以棉手套和棉襪保護，戴帽子和多穿衣物，特別是秋冬季節及時增添保暖設施，以防受寒冷刺激而引起反射性效應。且應盡量避免情緒刺激、避免吸煙及吸二手煙。定時協助臥牀患者翻身，防止皮膚受壓，如發生潰爛和感染要及時治療。

(3) 飲食護理

對於胃腸道受累患者，護理上要指導患者少量多餐，進食時盡量坐下，以減少胃 - 食道反流，飲食以易消化、低鹽、高蛋白、高維他命的流質或半流質飲食為主，多食新鮮水果汁和蔬菜，忌酒、辛辣及刺激性食物，吞嚥嚴重困難者可留置鼻飼管，以保證營養供給。

(4) 呼吸道護理

對於合併間質性肺病患者，要預防呼吸道感染，防止勞累，避免着涼感冒，積極預防和治療上呼吸道感染，注意觀察呼吸頻率、節律、深淺度。

(5) 鼓勵患者積極進行身體鍛煉，如屈伸肘、雙臂、膝及抬腿等活動，若病情允許宜經常下地行走、打太極拳、做保健操等。運動前進行四肢按摩，放鬆緊張的肌肉。對已有關節僵硬者予以按摩、熱浴或輔以物理治療，幫助組織軟化。

十四、銀屑病關節炎

銀屑病性關節炎（Psoriasis Arthritsi, PsA），又名關節病型銀屑病（Arthropathic Psoriasis），是一種與銀屑病相關的關節病。本病病程遷延，易復發，晚期形成關節強直，導致殘廢。銀屑病在關節炎患者中較為常見，比普通人羣多 2-3 倍，而關節炎在銀屑病患者中也較普遍。據美國流行病學的調查顯示，PsA 患病率約 0.04%-0.1%。由於調查時入組標準同時包括皮疹和關節損傷，必然導致一部分尚未出現皮疹的 PsA 患者未能被包括在內，因此患病率可能被低估，Kay 等在 1999 年報告顯示患病率約 0.3%。1997 年英國報告 PsA 年發病率男性為每 10 萬人中有 3.6 人，女性為每 10 萬人中有 3.4 人，美國則為每 10 萬人中有 6.6 人。據美國 2005 年進行的一項抽樣調查顯示，PsA 的患病率為 0.25%，銀屑病患者出現關節炎的比例為 11%。中國缺乏此類調查，初步統計中國 PsA 患病率約 0.123%。本病男女發病率基本相似，高峰發病年齡在 30-55 歲，城市居民發病率比農村的高，北方發病率比南方的高。約 67% PsA 患者皮疹出現在關節受累之前，大約 16% 的患者皮疹和關節炎在 12 個月內同時或相繼出現，另約 15% 患者出現關節炎後 1 年以上才出現皮疹，給本病的診斷帶來困難。通常情況下，40 歲以前發病者平均 9 年後出現關節炎表現，而 40 歲以後發病者約 1 年左右出現關節損害。

發病因素

銀屑病關節炎病因尚未明瞭，但初步觀察與下列因素有關：

(1) 遺傳因素

多認為本病受多基因控制，同時也受外界其他因素的影響。

(2) 感染因素

有認為是病毒感染所致，雖曾發現在表皮棘細胞核內有嗜酸性包涵體，但至今病毒培養未能成功。鏈球菌感染可能是本病的重要誘發因素，因急性點滴狀銀屑病發疹前，常有急性扁桃腺炎或上呼吸道感染。

(3) 代謝障礙

有報告患者血清內脂質、膽固醇、球蛋白、糖、尿酸、鉀等增高，葉酸含量降低，但皆未能作出肯定結論。也有患者的報告皮損內多胺及花生四烯酸增加。

(4) 免疫功能紊亂

有的患者細胞免疫功能低下；有的血清 IgG 、 IgA 、 IgE 增高；有的血清中有抗 IgG 抗體；有的用免疫螢光技術測到患者表皮角質層內有抗角質的自身抗體。

(5) 精神因素

精神創傷、情緒緊張及過度勞累，可誘發本病或使病情加重。

(6) 其他

多數患者冬季復發、加重，夏季緩解或自然消退，但久病者季節規律性消失。有些婦女患者經期前後加重，懷孕期皮疹消退，分娩後復發。氯喹、碳酸鋰及 β 腎上腺能阻滯藥等可使本病加重。

臨床表現

銀屑病關節炎通常起病隱襲。疼痛常比類風濕性關節炎輕，偶而呈急性痛風樣起病。發病年齡多在 30-40 歲之間，13 歲以下兒童較少發生。關節症狀與皮膚症狀可同時加重或減輕；病變可在銀屑病多次反覆加重後，出現關節症狀；亦或與膿皰型和紅皮病型銀屑病併發關節症狀。Gladman 分析 PsA 的 220 例中，68% 的初患銀屑病患者，平均經 12.8 年後出現關節炎；15% 的患者在 1 年內發生銀屑病和關節炎；17% 的關節炎患者，平均經 7.4 年出現銀屑病。

(1) 關節表現

Moll 等及 Andrews 根據銀屑病性關節炎的表現特點，將該病分為五種臨床類型：

1. 少數指（趾）型：最多見，約佔 70%。為 1 個或數個指關節受累，非對稱性，伴關節腫脹和腱鞘炎，受損指（趾）可呈現典型的呈臘腸指（趾）。

2. 類風濕關節炎樣型：佔 15%，為對稱性、多發性關節炎伴爪狀手。病人可表現出類似類風濕性關節炎的臨床特點，出現晨僵，對稱性受累，近端指關節梭形腫脹，晚期向尺側偏斜。偶有類風濕結節或類風濕因子陽性。有人診斷，這類病例屬於類風濕性關節炎與銀屑病的重疊。

3. 不對稱性遠端指（趾）間關節型：佔 5%，主要累及遠端（趾）間關節。表現為紅腫、畸形，常從足趾開始，以後累及其他關節。指骨無尺側偏斜，疼痛較類風濕性關節炎輕，常伴指甲營養不良，男性較多見。

4. 殘毀性關節炎型：佔 5%，為嚴重關節破壞型。多侵犯手、足多個關節和骶髂關節。特徵為進行性關節旁侵蝕，以致骨質溶解，伴或不伴骨質性關節強硬，酷似神經病性關節病，為無痛性。此型的皮膚銀屑病常廣泛而嚴重，為膿皰型或紅皮病型。

5. 強直性脊椎炎型：佔 5%，表現為單純性脊椎炎或脊椎炎與外周關節炎重疊。脊椎病變為非邊緣性韌帶骨贅，尤多見於胸椎和腰椎，骨突關節間隙狹窄和硬化，椎間盤連接處侵蝕和椎體前緣骨質增生，主要發生於頸椎下部。周圍關節炎累及遠端指（趾）關節，表現為雙側對稱性或單側不對稱性侵蝕性關節炎。炎症除發生在滑膜，還可沿肌腱附着點進入骨骼區域。部分病人骶髂關節可受累。本型的臨床特點為脊椎僵硬，多發生在靜止狀態，持續 30 分鐘以上。

(2) 指（趾）甲變化

據統計 PsA 患者中 80% 伴有甲異常、甲受累、可提供早期診斷線索。因為甲床和指骨有着共同的供血來源，爪甲的慢性銀屑病性損害會引起血管改變，最終影響其下的關節。已發現骨改變的程度與指甲變化的嚴重性密切相關，並且兩者常發生於同一指（趾）。常見的甲變化有：點狀凹陷、橫斷、縱脊、變色、甲下角化過度、甲剝離等。

(3) 皮膚表現

皮膚損害好發於頭皮和四肢伸側，尤其肘、膝部位，呈散在或泛發性分佈。損害為丘疹和斑塊，圓形或不規則形，覆以豐富的銀白色磷屑，鱗屑去除後顯露發亮的薄膜，除卻薄膜後可見點狀出血（Auspitz 症）。這三大特徵具有診斷意義。

(4) 其他表現

在銀屑病性關節炎中，可伴發其他系統損害。常見的有：急性前葡萄膜炎、結膜炎、鞏膜炎、乾燥性角膜炎；炎性腸病和胃腸道澱粉樣變；脊椎炎性心臟病，以主動脈瓣關閉不全、持續性傳導阻滯、原因不明的心臟肥大為特徵。還可有發熱、消瘦、貧血等全身症狀。

臨床診斷

(1) 診斷標準

目前國際上普遍採用 CASPAR（Classification Criteria for Psoriatic Arthritis study）診斷分類標準。

已確定的炎性骨骼肌肉疾病（關節、脊柱或肌腱端）伴有如下至少三項：

1. 銀屑病

(i) 由專業醫學人員確定目前存在銀屑病皮疹或頭皮疾病和 / 或

(ii) 從患者或專業醫學人員獲得的銀屑病病史和 / 或

(iii) 患者的第 1 級或第 2 級親屬有銀屑病史。

2. 指甲改變

目前查體發現有典型銀屑病指甲營養不良，包括指甲剝離、凹陷和過度角化。

3. RF 呈陰性

4. 指（趾）炎：

(i) 目前整個指（趾）腫脹和 / 或

(ii) 由專業醫學人員記錄的指（趾）炎史。

5. 放射線有關節鄰近新骨形成證據

手或足 X 光片上顯示，關節間隙附近有模糊骨化（但排除骨贅形成）。其診斷敏感性和特異性分別達 91.4% 和 98.7% 。

(2) 實驗室檢查

本病無特殊性實驗室檢查，病情活動時血沉加快，C 反應蛋白增加，IgA、IgE 增高，補體水平增高等；滑液呈非特異性反應，白血球輕度增加，以中性夥粒白血球為主；類風濕因子陰性，少數患者可有低滴度類風濕因子和抗核抗體。約半數患者 HLA-B27 陽性，且與骶髂關節和脊柱受累顯著相關。

(3) 影像學檢查

1. 周圍關節炎

周圍關節骨質有破壞和增生表現。末節指（趾）骨遠端有骨質溶解、吸收而基底有骨質增生；可有中間指骨遠端因侵蝕破壞變尖和遠端指骨骨質增生，兩者造成「鉛筆帽」(pencil-in-cup) 樣畸形；或「望遠鏡」樣畸形；受累指間關節間隙變窄、融合、強直和畸形；長骨骨幹絨毛狀骨膜炎。

2. 中軸關節炎

表現為不對稱骶髂關節炎，關節間隙模糊、變窄、融合。椎間隙變窄、強直，不對稱性韌帶骨贅形成，椎旁骨化，其特點是相鄰椎體的中部之間的韌帶骨化形成骨橋，並呈不對稱分佈。

臨床治療

本病目前治療大多數只能達到近期臨床效果，而不能制止復發。

(1) 一般治療

患者應適當休息，減輕勞動強度，避免過度疲勞和關節損傷。每天應對所有關節進行足夠的活動和鍛煉，以保持和增進關節功能。

(2) 非類固醇類抗炎藥

這類藥物消炎作用較強，對消除炎症性疼痛效果顯著。目前，常用腸溶阿士匹靈、消炎痛、炎痛喜康、氨糖美辛、酮基布洛芬、芬必得等。最近有使用消炎痛致使銀屑病皮損加重的報道，因此對該藥的使用尚有爭議。

(3) 免疫抑制藥

這類藥物雖有一定療效，但有毒性反應，且停藥後易復發。所以並不是治療銀屑病的方向，在應用時要嚴格選擇適應症。用藥前和用藥期間，定期檢查肝、腎功能和白血球計數。對銀屑病關節炎有效的藥物有甲氨蝶呤（MTX）、丙亞胺（Rozoxane, ICRF159）、環孢菌素 A 等。

(4) 重金屬製劑

對比研究顯示，重金屬製劑對銀屑病關節炎有較高的緩解作用，常用亞胂酸鈉（Soclium Arsenite）等。

(5) 抗瘧藥

氯喹（Chloroquini Phosphas），對銀屑病的療效不定。目前很少用。

(6) 類固醇

目前，一般不主張用此類藥物治療銀屑病關節炎。有時僅用於其他藥物治療無效，而病情嚴重的患者。

(7) 生物製劑

兩種腫瘤壞死因子(Tumor Necrosis Factor, TNF) α 抑制劑 Etanercept 和 Infliximab 已被大量臨床試驗證實能夠改善 PsA 的皮疹、指甲和關節損害，甚至能夠改善關節的影像學指標。Etanercept 是一種融合蛋白，能夠阻斷 TNF-α 與細胞表面受體結合，常用劑量 25 mg，每週 2 次皮下注射，治療 12 週後各方面症狀均顯著改善。Infliximab 是 TNF-α 的單克隆抗體，5-10 mg/kg，靜脈給藥，每 2-4 週 1 次，具有與 Etanercept 相似的結果。停藥後病情易復發是 TNF-α 抑制劑的不足之處，也需要注意繼發感染。這兩種製劑的長期安全性仍有待評估。Alefacept 是淋巴細胞功能相關抗原(LFA-3)的融合蛋白，能夠抑制 CD45RO+ 記憶 T 淋巴細胞，臨床隨機雙盲對照研究顯示，該製劑能夠改善 PsA 患者的症狀。

(8) 物理療法

1. 紫外線治療主要為 β 波紫外線治療，可以單獨應用，也可以在服用光敏感藥物及外塗焦油類製劑後照射 β 波紫外線，再加水療(三聯療法)。

2. PUVA 治療即光化學療法，包括口服光敏感藥物如 8- 甲氧補骨脂素(8-MOP)，再用長波紫外線(UVA)照射。對皮膚病變的療效顯著，對周圍關節炎也有效，但對受累的脊柱無效。服用8-MOP 期間注意避免日光照射，引起光感性皮炎。

3. 水浴治療包括溫泉浴、糠浴、中藥浴、死海鹽泥浸浴、硫磺浴治療等，有助於濕潤皮膚、去除鱗屑和緩解乾燥與瘙癢症狀。

(9) 關節局部治療

關節腔內、腔上囊內或腱鞘內用長效類固醇激素注射治療，有一定療效，但反覆注射容易引起感染。

(10) 手術治療

對部分已出現關節畸形和功能障礙的患者可採用關節成形術，以恢復關節功能。目前髖、膝修復術已獲成功。但在外科手術後關節僵硬仍是個尚未解決的問題，在銀屑病性關節炎中，比類風濕性關節炎更為突出。

中醫認識

銀屑病在古代醫籍中有「白疕」、「乾癬」、「風癬」等描述，而關節炎屬於中國醫學「痹證」的範疇，因此在中醫學上銀屑病關節炎當屬「白疕」與「痹證」的範疇。

(1) 病因病機

中醫認為本病發生的主要原因是血熱。而導致血熱的因素有多種，可以因七情內傷，氣機壅滞，鬱久化火，以致心火亢盛，毒熱伏於營血，或因飲食失節，過食腥發動風之物，脾胃失和氣機不暢，鬱久化熱，復受風熱毒邪而發病。熱壅血絡則發紅斑。血熱風燥肌膚失養則層層脱屑，色白而癢，若病久陰血內耗，奪津灼液，則血枯燥而難榮於外，若血熱熾盛，毒邪外襲蒸灼皮膚，氣缸兩燔，則鬱火流竄，瘀滯肌膚，形成紅皮，若風濕毒熱或寒邪痹阻經絡，則手足甚至脊椎大關節腫痛變形，而發為銀屑病關節炎。

(2) 辨證論治

1. **風濕熱毒，痹阻經絡證**

【症狀】關節紅腫疼痛，活動受限，皮損泛發，色紅，浸潤腫脹，鱗屑較多，或見膿皰，發熱煩躁，大便乾燥，尿黃等。舌質紅，苔黃，脈滑數

【治法】清熱涼血，解毒通絡

【方藥】羚羊角粉 0.6 克、紫草 15 克、白茅根 30 克、牡丹皮 10 克、生地 15 克、赤芍 15 克、金銀花 10 克、大青葉 15 克、板藍根 30 克、土茯苓 15 克、重樓 10 克、白花蛇舌草 30 克、秦艽 10 克、木瓜 10 克

2. **寒濕痹阻證**

【症狀】皮損顏色暗紅，關節紅腫緩解，關節疼痛，遇冷加重，畏寒肢冷，筋肉拘急，活動受限，腹脹便溏，舌淡苔白，脈沉緩

【治法】溫經散寒，除濕通絡

【方藥】製川烏 3 克、製草烏 3 克、桂枝 6 克、秦艽 15 克、烏梢蛇 6 克、全蠍 5 克、天仙藤 10 克、絡石藤 10 克、雞血藤 15 克、木瓜 10 克、羌活 10 克、獨活 10 克、桑寄生 15 克、茯苓 10 克、蒼朮 10 克、白朮 10 克

3. **肝腎虧損，血虛風燥證**

【症狀】病程日久，症見皮損色暗或淡紅，關節僵硬疼痛，或變形，筋肉拘急，活動受限，皮損癢，伴形寒肢冷，腰背酸痛，舌淡苔白，脈沉細

【治法】滋補肝腎，養血通絡

【方藥】黃耆 10 克、生地 15 克、熟地 15 克、當歸 10 克、首烏藤 30 克、杜仲 10 克、枸杞子 15 克、續斷 10 克、補骨脂 10 克、赤芍 15 克、白芍 15 克、麥冬 10 克、秦艽 15 克、牛膝 10 克、木瓜 10 克、雞血藤 15 克、丹參 15 克、紅花 6 克、桑寄生 15 克

(3) 中成藥

1. 雷公藤片

醋酸乙酯提取物，含雷公藤甲素，具有較強的抗炎和免疫抑制作用。每次 2 片，每日 3 次。亦可用雷公藤多甙片每日 1-1.5mg/kg，分 3 次服用。

2. 昆明山海棠片

每片含昆明山海棠乙醇膏粉 0.5mg（折含生藥 2g），每次 3-6 片，每日 3 次。一天量不超過 18 片。

(4) 針灸

1. 針刺取穴

主穴大椎、肺俞、曲池、合谷、血海、三陰交。配穴頭面部配風池、迎香、顴髎，上肢配支溝，下肢配足三里、豐隆。局部加阿是穴。10 次為一個療程。

2. 耳針

主穴肺俞、神門、內分泌；配穴心、大腸。留針 20-30 分鐘，隔日 1 次，10 次為一個療程。

3. 穴位注射

主穴肺俞，配曲池、足三里，常用藥為當歸注射液，7-10 日為一個療程，療程間隔一週。

4. 埋線療法

取穴以背部為主，配用四肢穴位。

5. 拔火罐

主穴配大椎、陶道、雙側肝俞或脾俞，配穴曲池、三陰交。隔日 1 次，15 次為一個療程。

食療

(1) **土茯苓忍冬藤湯**

【材料】土茯苓 30 克，忍冬藤 30 克，豬骨 250 克

【製法】加水煲 2 小時，飲湯食肉

【功效】清熱祛濕，通絡止痛。適用於濕熱型銀屑病性關節炎

(2) **強筋壯骨湯**

【材料】製首烏 10 克，杜仲 10 克，懷牛膝 10 克，透骨草 6 克，豬脊骨 250 克

【製法】加水煲 2.5 小時，飲湯食肉

【功效】補腎壯腰，通關活絡。適用於肝腎虧虛型銀屑病性關節炎

(3) **黑白藥水**

【材料】土茯苓 30 克，黑老虎 30 克，陳皮 3 克

【製法】加水 1,000 毫升，煲至 400 毫升，每日 2 次，每次 200 毫升

【功效】適用於一切證型銀屑病性關節炎

預後

PsA 一般預後良好。基於醫院的觀察表明，11%-42% 的患者在就診時具有 ACRIII 到 IV 級的關節功能損傷，多關節受累與關節畸形明顯相關。其他的因素尚包括 HLA- 27/B39 或 DQw3 陽性。一項基於社區的研究顯示，PsA 的生存率與普通人羣無差

別，而來自醫院的資料則顯示相對於一般人羣的 PsA，男性和女性的標準化死亡比分別為 1.65 和 1.59，與死亡相關的預後因素為關節的放射學損傷、ESR 升高和既往使用過 DMARDs 藥物，而指甲損傷則是一個保護性因素。也有觀察顯示年輕發病、HLA-DR3 或 DR4 陽性、侵蝕性或多關節病、廣泛皮膚病變等提示預後較差。

十五、化膿性關節炎

化膿性關節炎（Pyogenic Arthritis）是一種由化膿性細菌直接感染，並引起關節破壞及功能喪失的關節炎，又稱細菌性關節炎或敗血症性關節炎。任何年齡均可發病，但好發於兒童、老年體弱和慢性關節疾患者，男性居多，男女之比例約 2-3：1。常見的病原菌佔 85% 以上是金黃葡萄球菌。感染途徑多數為血源性傳播，少數為感染直接蔓延，最常發生在髖關節和膝關節，以單發關節為主。

致病因素

最常見的致病菌為金黃葡萄球菌，可佔 85% 左右，其次為白葡萄球菌、淋病雙球菌、肺炎球菌和腸道桿菌等。細菌進入關節的途徑有：

1. 血源性傳播，身體其他部位的化膿性病灶內細菌，通過血液循環傳播至關節。

2. 臨近關節附近的化膿性病灶，直接蔓延至關節腔內。

3. 開放性關節損傷發生感染。

4. 醫源性感染，關節手術後感染和關節內注射皮質類固醇後發生感染。

發病機理

細菌侵入關節後，先有滑膜炎，關節滲液，關節有腫脹及疼痛。病情發展後，積液由漿液性轉為漿液纖維蛋白性，最後則為膿性。當關節受累後，病變逐漸侵入軟骨及骨質，最後發生關節僵硬。關節化膿後，可穿破關節囊及皮膚流出，形成竇道，或蔓延至鄰近骨質，引起化膿性骨髓炎。此外，由於關節囊的鬆弛及肌肉痙攣，亦可引起病理性脱臼，關節畸形，喪失功能。根據細菌毒力、機體防禦能力及感染的時限，有下述三種不同時期的改變。

(1) 漿液性滲出液

滑膜腫脹，充血、白血球浸潤，滲出液增多，關節液呈清晰的漿液狀。如病人抵抗力強，細菌毒性小，並得到及時治療，滲出液可逐漸減少而獲痊癒，關節功能可恢復正常。治療不當，雖有時表現暫時性的好轉，而後再復發，或進一步惡化，形成漿液纖維蛋白性或膿性滲出液。

(2) 漿液纖維蛋白性滲出液

滑膜炎程度加劇，滑膜不僅充血，且有更明顯的炎症，滑膜面上形成若干纖維蛋白，但關節軟骨面仍不受累。關節液呈絮狀。含有大量粒性白血球及少量單核細胞，細菌培養多呈陽性。關節周圍亦有炎症。在此期雖能得以控制，但容易引起關節黏連，使關節功能有一定程度的損害。

(3) 膿性滲出液

是急性關節炎中最嚴重的類型和階段。感染很快波及到整個關節及周圍組織，關節內有多量膿液。關節囊及滑膜腫脹，肥厚，白血球浸潤，並有局部壞死。關節軟骨不久即被溶解，這是由於膿液內有死亡的白血球釋出蛋白分解酶的作用，將關節軟骨面溶解所致。關節內積膿而壓力增加，可以破壞韌帶及關節囊引起穿孔，使關節周圍軟組織發生蜂窩組織炎或形成膿腫，甚至穿破皮膚、形成竇道。治療困難，可經久不癒。即使癒合，關節常會發生纖維性成骨性強直。

臨床表現

化膿性關節炎急性期主要症狀為中毒的表現，患者突有寒顫或高熱，全身症狀嚴重，小兒患者則因高熱可引起抽搐。局部有紅腫疼痛及明顯壓痛等急性炎症表現。關節液增加，有波動，這在表淺關節如膝關節更為明顯，有髕骨漂浮症。病人常將膝關節置於半彎曲位，使關節囊鬆弛，以減輕張力。如長期屈曲，必將發生關節屈曲攣縮，關節稍動即有疼痛，有保護性肌肉痙攣。如早期配合適當治療，全身症狀及局部症狀逐漸消失，如關節面未被破壞，可恢復關節全部或部分功能。

診斷

診斷主要根據病史、臨床症狀及體徵，在疑有血源性化膿性關節炎病人，應作血液及關節液細菌培養及藥物敏感試驗。X 光檢查在早期幫助不大，僅見關節腫脹；稍晚可有骨質脱鈣，因軟骨及骨質破壞而有關節間隙狹窄，晚期可發生關節骨性或纖維強硬及畸形等，有新骨增生現象，但死骨形成較少。

(1) 診斷依據

1. 全身感染中毒症狀、關節局部紅腫、疼痛、關節有被動活動障礙或功能障礙。

2. 白血球總數與中性白血球數增高、血培養陽性、關節液細菌培養。

(2) 診斷要點

1. 詢問身體有無感染及外傷史。

2. 全身表現有起病急、食慾差、全身不適、畏寒及高熱等。

3. 局部表現有關節疼痛、腫脹、積液、皮膚溫度升高、關節拒動及呈半屈曲位，可發生脫位。

4. 關節穿刺液呈混濁樣或膿性。應送常規檢查，革蘭氏染色查細菌、細菌培養及藥物敏感試驗。

5. 白血球總數及中性粒細胞數明顯增加、血沉增快，血培養可陽性。

6. X 光片顯示早期關節間隙變寬，較晚期間隙變窄，晚期關節破壞，關節間隙消失等表現，早期應與對側關節作對比。

7. 有條件者，早期可進行 ECT 檢查。

(3) 輔助檢查

1. X 光表現：早期可見關節腫脹、積液，關節間隙增寬。以後關節間隙變窄，軟骨下骨質疏鬆破壞，晚期有增生和硬化。關節間隙消失，發生纖維性或骨性強直，有時尚可見骨骺滑脫或病理性關節脫位。

2. CT 、 MRI 及超聲波檢查：可及早發現關節腔滲液，較 X 光片更為敏感。

3. 關節穿刺：關節穿刺和關節液檢查是確定診斷和選擇治療方法的重要依據。依病變不同階段，關節液可為漿液性、黏稠混濁或膿性，白血球計數若超過 $50x10^9/L$ ，中性多形核白血球佔 90% ，即使抹片未找到細菌，或穿刺液培養為陰性，也應高度懷疑化膿性關節炎。若抹片檢查發現大量白血球、膿細胞和細菌即可確診，細菌培養可鑒別菌種以便選擇敏感的抗生素。

(4) 鑒別診斷

急性化膿性關節炎應與急性化膿性骨髓炎、風濕性關節炎、結核性關節炎以及類風濕性關節炎相區別。

1. 類風濕性關節炎：多侵犯四肢小關節，為對稱性多發性關節炎，類風濕為因子陽性。

2. 風濕性關節炎：為遊走性大關節炎，伴有風濕熱的其他表現，如心臟炎、皮下結節、環形紅斑等，抗 O 增高，對水楊酸製劑療效好，炎症消退後關節不留畸形。

3. 結核性關節炎：病程長，反覆發作，滑液呈滲出性為淡黃色，結核菌素度驗呈強陽性，抗結核治療有效。

治療

(1) 治療原則

1. 早期大量應用有效抗生素治療(可以藥敏試驗選擇為主)。
2. 全身支持療法：補充營養、輸液、輸血等。
3. 局部制動和固定。
4. 關節內注入抗生素療法。
5. 關節切開引流手術。
6. 晚期關節功能恢復治療，與關節功能畸形矯正手術治療。

(2) 用藥原則

1. 早期以大劑量聯合應用抗菌素兩種以上，以靜滴為主；

2. 可根據膿液藥敏試驗結果選擇兩種以上抗菌素；

3. 關節內注射以青霉素、鏈霉素、慶大霉素為主，劑量適當減少；

4. 晚期重症者、併發膿毒敗血症和其他併發症者，除靜滴大劑量抗菌素外，應注意支持療法、電解質平衡、糾正貧血等輔助治療；

5. 後期及晚期功能畸形者、術前、術中、術後抗感染治療。

(3) 一般治療

1. 補液，糾正水、電解質紊亂，必要時少量多次輸血。增加高蛋白質、高維他命飲食。高熱時進行物理降溫。

2. 抬高患肢與制動，減少關節面壓力，解除肌肉痙攣、減輕疼痛。常採用皮膚牽引或石膏托板，將患肢固定於功能位。

3. 急性炎症消退後 2-3 週，應鼓勵病人加強身體鍛煉，可配合物理治療。

4. 關節引流：可減少關節腔的壓力和破壞，減輕毒血症反應。

(4) 藥物治療

1. 抗生素：根據治療效果及細菌培養和藥物敏感試驗結果調整抗生素。應盡早給予足量、足療程應用對致病菌敏感的抗生素。急性期，需靜脈給藥；感染控制後，改為口服，至少用至體溫下降或症狀消失後 2 週。關節穿刺抽液、沖洗、注入有效抗生素，一般 1-2 天穿一次，至關節無滲液為止。

(5) 手術治療

局部治療包括關節穿刺，患肢固定及手術切開引流等。如為閉合性者，應盡量抽出關節液，如為滲出液或混濁液，即用溫熱鹽水沖洗乾淨後，再注入抗菌素，每日進行一次。如為膿汁或傷後感染，應及早切開引流，將滑膜縫於皮膚邊緣，關節腔內不放引流物，傷口亦可用抗菌藥物滴注引流法處理，或局部濕敷，盡快控制感染。患肢應予適當固定或牽引，以減輕疼痛，避免感染擴散，並保持功能位置。防止攣縮畸形，或糾正已有的畸形，一旦急性炎症消退或傷口癒合，即開始關節的自動及輕度的被動活動，以恢復關節的活動度。但亦不可活動過早或過多，以免症狀復發。

中醫認識

化膿性關節炎是生長於關節部位的腫瘍，中醫因發病部位不同，其名稱各異，如在肩關節的稱肩中疽、過肩疽；肘關節的稱肘疽；腕關節的稱兑疽；生於髖關節的稱環跳疽；生於膝關節的稱疵疽；生於踝關節的稱內踝疽、外踝疽。此病多見於幼兒，男多於女；最易造成畸形。臨床以髖和膝關節較多發。

(1) 病因病機

中醫認為化膿性關節炎的內因是真氣不足，外因是外感暑濕之邪，熱毒流於四肢經絡關節；或因瘀血留滯，鬱而化熱，惡血熱毒，流注於關節，以致經絡阻塞，氣血凝滯而發為本病。

(2) 中醫治療

1. 初期

(i) 內治法

【治法】清熱解毒，利濕化瘀

【方藥】黃連解毒湯合五神湯，藥用黃連 9 克、黃芩 6 克、黃柏 6 克、梔子 9 克、茯苓 12 克、金銀花 15 克、牛膝 10 克、車前子 12 克、紫花地丁 15 克。暑濕重者加佩蘭、薏仁、六一散等；熱毒餘邪重者加生地黃、牡丹皮；血瘀化熱者加桃仁、紅花、丹參、三七等。

(ii) 外治法

患肢制動：應用石膏、夾板或牽引於功能位制動，有助於減輕肌肉痙攣和疼痛，防止感染擴散，預防畸形和病埋性脫位。

局部敷藥：選用金黃膏、玉露膏等，有助緩解關節紅腫熱痛等。

關節腔穿刺：病變關節積液腫脹，有波動時行關節腔穿刺，抽液後注入冰黃液或三黃灌洗液。每日或隔日一次。可以及時地沖洗出纖維蛋白及白血球釋出的溶酶體等有害物質，並局部外敷如意金黃散。

2. 釀膿期

(i) 內治法

【治法】清熱解毒、涼血利濕

【方藥】五味消毒飲合黃連解毒湯，藥用金銀花 20 克、野菊花 15 克、蒲公英 15 克、紫花地丁 15 克、紫背天葵子 15 克、黃連 9 克、黃芩 6 克、黃柏 6 克、梔子 9 克。濕熱重者加薏仁、茯苓、澤瀉、車前子；熱毒內盛症見高熱神昏，甚或譫妄屬危候，上方加水牛角、生地黃、牡丹皮，配服安宮牛黃丸或紫雪丹等；若熾熱傷陰氣陰兩傷，舌光紅無苔者加生脈散

(ii) 外治法

關節腔穿刺鏡檢有膿細胞時，可採用黃連解毒湯持續沖洗；局部敷雙柏散，與患肢制動方法同初期。

3. 潰膿期

(i) 內治法

【情況】膿將潰未潰或初潰不暢

【治法】托裏透膿

【方藥】托裏消毒散，藥用人參 3 克、川芎 3 克、白芍 3 克、生黃耆 3 克、當歸 3 克、白朮 3 克、茯苓 3 克、金銀花 3 克、白芷 1.5 克、甘草 1.5 克、皂角刺 1.5 克、桔梗 1.5 克。製成散劑沖服，或按病情酌定劑量，水煎服，每日一劑；或透膿散方，藥用生黃耆 12 克、穿山甲片（炒）3 克、川芎 9 克、當歸 6 克、皂角刺 5克。熱毒盛者加連翹、蒲公英、敗醬草等

【情況】潰後正虛

【治法】補益氣血

【方藥】八珍湯，藥用當歸 10 克、川芎 6 克、熟地黃 10 克、白芍 10 克、黨參 10 克、白朮 10 克、茯苓 10 克、炙甘草 5 克、生薑 3 片、大棗兩枚。或十全大補湯，藥用人參、肉桂（去粗皮）、川芎、地黃（洗、酒蒸、焙）、茯苓（焙）、白朮（焙）、炙甘草、黃耆、當歸、白芍各等份。可配合適當輸液、輸血，增加營養攝入等，以提高抗病能力

(ii) 外治法

局部外用五加皮、白芷、芒硝水煎濕敷，或用九一丹引流，以促其局限或早日穿潰。收口期可外用生肌散等。引流不暢者可切開排膿。徹底沖洗關節腔，留置引流管，直至炎症被控制後拔出引流管。此期若關節黏連，強直不可避免，應使關節保持在功能位。

4. 恢復期及後遺症的處理

經過積極正確的治療，炎症消失病灶癒合，全身情況恢復良好，即應循序漸進地進行關節功能鍛煉，可外用五加皮湯或海桐皮湯薰洗僵硬的關節；關節黏連周圍組織攣縮者，可進行物理治療或手法按摩，以改善局部血運並鬆解黏連。

(3) 常用食療

1. **三花解毒茶**

【材料】土銀花 15 克，野菊花 10 克，紫花地丁 15 克，桔梗

10 克，甘草 6 克

【製法】加水 1,000 毫升，煎至 400 毫升。每日 2 次，每次 200 毫升，溫服

【功效】清熱解毒，消腫排膿。適用於熱毒壅盛證

2. 薏米赤小豆粥

【材料】生薏米 30 克，赤小豆 30 克

【製法】加水 1,000 毫升煲成 2 碗粥。每日 2 次，每次 1 碗

【功效】清熱祛濕，消腫解毒。適用於濕熱型化膿性關節炎

3. 犁頭草湯

【材料】犁頭草 30 克

【製法】加水 1,000 毫升，煎至 400 毫升。每日 2 次，每次 200 毫升

【功效】清熱解毒，消腫止痛。適用於化膿性關節炎初期熱毒互結證

4. 天花黃耆湯

【材料】天花粉 10 克、黃耆 10 克、瘦肉 100 克

【製法】加水 1,200 毫升，煲成 2 碗。每日 2 次，每次 1 碗。飲湯食肉

【功效】益氣滋陰，解毒生肌。適用於化膿性關節炎恢復期氣陰兩虛證

飲食宜忌

(1) 減少酸性食物的攝入。正常人的血液呈弱鹼性，PH 值為 7.35 至 7.45 之間，在這個範圍內，各組織的生理功能得到正常發揮。食物的酸鹼性不是指食物的味道是酸或是甜，而是指食物在體內新陳代謝的最終產物是酸性或是鹼性。米、麥、糖、酒、魚、肉、禽、蛋及動植物油脂屬酸性食物，它們在體內經生物氧化的最終產物是碳酸；某些含硫磷較多的食物，如含蛋氨酸和胱氨酸的蛋白質及磷脂，因在體內會氧化分解成硫酸和磷酸，故也屬酸性食物。鹼性食物有蔬菜、水果、薯類和海藻（紫菜、海帶和海菜等），它們含有豐富的鉀、鈉、鈣、鎂等鹼金屬元素，體內代謝後以離子狀態與血液中的碳酸銨根結合，從而增加血液的鹼性。

(2) 膳食結構要合理，最好以清、淡、素、全為主，如主食以米、麵調節，佔每餐全部飲食總量的三分之一，副食蔬菜三分之一，水果佔三分之一的措施，才能避免葷食易產酸，加重對局部組織負擔與損害。小兒與老年要根據生理特點與要求，更細心地從飲食上向偏鹼性食物加以調節。

(3) 在飲食中要做到三低：低脂肪、低糖、低鹽。

(4) 注意補鈣。因病人本身長期臥牀，限制了戶外活動，陽光照射不足，減少了利用光能轉化為身體所需要的鈣，也因飲食差，從食物中攝取鈣質不足，很易造成鈣的缺乏，如病人長期缺鈣得不到糾正，就會使血鈣自穩系統受損，通過各種機制的作用後，以病患部為主出現「鈣搬家」的異常反應，臨床上一般稱為廢用性脫鈣或骨質疏鬆。所以飲食中應增加鈣的攝入，例如喝豬骨湯。豬的脊骨、肋骨所含的巨集量元素與微量元素，是最接近人體生理要求的自然成分，如所含的鈣、磷、鐵、鎂、銅、錳等，是構成人體骨骼所必須的重要成分，用豬骨作湯飲，補充慢性骨炎所造成的營養缺乏或失衡，臨床實踐證實，對骨組織的增生性修復或修補性修復最佳，它不會造成某一元素在體內的升高，連鎖到其他元素又相對不足的弊端。比單純為患者補充某一種或幾種元素優越得多。

護理要點

(1) 注意休息，適量勞動，勞逸結合。

(2) 保持皮膚清潔衛生，防止感染。

(3) 遵照醫囑，按時服藥。

(4) 定期門診隨訪。

(5) 如有紅腫等感染現象應立即就診。

十六、成人斯蒂爾病

成人斯蒂爾病（Adult Onset Still's Disease, AOSD）是一種病因未明的、以長期間歇性發熱、一過性多形性皮疹、關節炎或關節痛、咽痛為主要臨床表現，並伴有周圍血白血球總數及中性粒細胞增高和肝功能受損等系統受累的臨床綜合症。臨床特徵為發熱、關節痛或關節炎、皮疹、肌痛、咽痛、淋巴結腫大、中性粒細胞增多以及血小板增多，嚴重者伴系統損害。本病男女罹病相近，散佈世界各地，無地域差異，患病年齡多在 16-35 歲，高齡發病亦可見。

發病因素

本病病因和發病機制尚不肯定。許多患者的齒槽中培養出溶血性鏈球菌，某些患者的發病與預防接種，花粉、塵埃或食物過敏有關，臨床上多侵犯關節和漿膜組織，呈急性炎症過程，具有全身受累的表現及免疫異常，抗生素無效而腎上皮質激素有效，故認為是一種感染性變態反應。感染在急性期起一定作用，變態反應則在整個病程中起作用。

臨床表現

(1) 症狀和體徵

1. 發熱

發熱是本病最常見、最早出現的症狀。其他一些表現如皮疹、關節肌肉症狀、外周血白血球增高等表現，可能在出現發熱數週甚至數月才陸續表現出來。80% 以上的患者發熱呈典型的峰熱（spiking fever），通常於傍晚體溫驟然升高，伴或不伴寒顫，體溫 39℃ 以上，但未經退熱處理次日清晨體溫可自行降至正常。通常峰熱每日一次，每日兩次者少見。

2. 皮疹

是本病的另一主要表現，約見於 85% 以上的病人，通常典型皮疹為橘紅色斑疹或斑丘疹，有時皮疹形態多變，有的患者可呈蕁麻疹樣皮疹。皮疹主要分佈於軀幹、四肢，也可見於面部。本病皮疹的特徵是常與發熱伴行，常在傍晚開始發熱時出現，次日晨熱退後皮疹亦常消失，呈時隱時現特徵。另一皮膚異常是約三分之一的病人由於衣服、被褥皺褶的刺激或由於熱水浴，受刺激相應部位皮膚呈瀰漫紅斑並可伴有輕度瘙癢，這一現象即「Koebner 現象」。

3. 關節及肌肉症狀

幾乎 100% 的患者表現有關節疼痛，有關節炎者也佔 90% 以上。易受累的關節為膝、腕關節，其次為踝、肩、肘關節。近端指間關節、掌指關節及遠端指間關節亦可受累。發病早期受累關節少，以後受累關節增多呈多關節炎。不少病人受累關節的軟骨及骨組織可侵蝕破壞，故晚期關節有可能僵直、畸形。肌肉疼痛也很常見，約佔 80% 以上，多數患者發熱時出現不同程度肌肉酸痛，部分患者出現肌無力及肌酶輕度增高。

4. 咽痛

多數病人有咽痛，常在疾病早期出現，有時存在於整個病程中，發熱時咽痛出現或加重，退熱後緩解。咽部出血，咽後壁淋巴濾泡增生，扁桃體腫大，咽拭子培養陰性，抗菌素治療對咽痛無效。

5. 其他臨床表現

成人斯蒂爾病可有其他表現，如周圍淋巴結腫大、肝大、腹痛（少數似急腹症），胸膜炎、心包積液、心肌炎、肺炎。較少見的有腎及中樞神經異常，周圍神經損害。少數病人可出現急性呼吸衰竭、充血性心力衰竭、心包填塞、縮窄性心包炎、瀰漫性血管內凝血（DIC）、嚴重貧血及壞死性淋巴結病。

診斷

(1) 診斷要點

對出現下列臨床表現及相關的檢查，應疑及本病。

1. 發熱是本病最突出的症狀，出現也最早，典型的熱型呈峰熱。一般每日 1 次。

2. 皮疹於軀幹及四肢多見，也可見於面部，呈橘紅色斑疹或斑丘疹，通常與發熱伴行，呈一過性。

3. 通常有關節痛和 / 或關節炎，早期呈少關節炎，也可發展為多關節炎。肌痛症狀也很常見。

4. 外週血白血球顯著增高，主要為中性粒細胞增高，血培養陰性。

5. 血清學檢查，多數患者類風濕因子和抗核體均陰性。

6. 多種抗菌素治療無效，而糖皮質激素有效。

(2) 診斷標準

成人斯蒂爾病無特異性診斷方法，不同國家曾制定許多診斷或分類標準，但至今仍未有公認的統一標準。一般應用較多的是美國 Cush 標準。

1. 必備條件

(i) 發熱 ≥39℃；

(ii) 關節痛或關節炎；

(iii) 類風濕因子 <1：80；

(iv) 抗核抗體 <1：100。

2. 另需具備下列任何兩項：

(i) 血白血球 $\geq 15 \times 10^9/L$；

(ii) 皮疹；

(iii) 胸膜炎或心包炎；

(iv) 肝大或脾大或淋巴結腫大。

(3) 鑒別診斷

在診斷成人斯蒂爾病之前應與下列疾病相鑒別：

1. 感染性疾病：病毒感染（乙肝病毒、風疹、微小病毒、柯薩奇病毒、EB 病毒、巨細胞病毒、人類免疫缺陷病毒等）、亞急性細菌性心內膜炎、腦膜炎球菌菌血症、淋球菌菌血症及其他細菌引起的菌血症或敗血症、結核病、萊姆病（Lyme 病）、梅毒和風濕熱等。

2. 惡性腫瘤：白血病、淋巴瘤、免疫母細胞淋巴結病。

3. 結締組織病：系統性紅斑狼瘡、原發乾燥綜合症、混合性結締組織病等。

4. 血管炎：結節性多動脈炎、韋格納肉芽腫、血栓性血小板減少性紫癜、大動脈炎等。

5. 其他疾病：血清病、結節病、原發性肉芽腫性肝炎、克隆氏病（Crohn 氏病）等。

(4) 實驗室檢查

1. 血常規：90% 以上的患者中性粒細胞增高，80% 左右的

患者血白血球計數 $\geq 15 \times 10^9/L$。約 50% 的病人血小板計數升高，嗜酸粒細胞無改變。可合併正細胞正色素性貧血。幾乎 100% 的病人血沉增快。

2. 部分患者肝酶輕度增高。

3. 血液細菌培養陰性。

4. 類風濕因子和抗核抗體陰性，少數人可呈陽性但滴度低。血補體水平正常或偏高。

5. 血清鐵蛋白（Serum Ferritin, SF）：本病 SF 水平增高，且其水平與病情活動相關。因此 SF 不僅有助於本病診斷，而且對觀察病情發展及判定治療效果有一定意義。

6. 滑液和漿膜液白血球增高，呈炎性改變，其中以中性粒細胞增高為主。

(5) 放射學表現

在關節炎者可有關節周圍軟組織腫脹，關節骨端骨質疏鬆。隨病情發展，關節軟骨可破壞，關節間隙變窄，此在腕關節最易見到這種改變。軟骨下骨也可破壞，最終可致關節僵直、畸形。

治療

成人斯蒂爾病尚無根治方法，但如能及早診斷，合理治療可以控制發作，防止復發，用藥方法同類風濕關節炎。

(1) 糖皮質激素

對單用 NSAIDs 不起效，症狀控制不好，或減量復發者，或有系統損害、病情較重者應使用糖皮質激素。常用強的松每日 1-2mg/ 公斤。待症狀控制、病情穩定 1 個月以後可逐漸減量。然後以最小有效量維持。病情嚴重者可用甲基強的松龍衝擊治療。通常劑量 500-1,000mg / 次，緩慢靜滴，可連用 3 天。必要時 1-3 週後可重複，間隔期和衝擊後繼續口服強的松。長期服用激素者應注意感染、骨質疏鬆等併發症。及時補充抗骨質疏鬆的相關藥物，如抑制破骨細胞的二磷酸鹽，調整鈣、磷代謝製劑及鈣劑。

潑尼松 1mg (kg/d)，症狀改善後，逐漸減量，總療程不宜超過 6 個月。減量過程中可加用非類固醇類藥物鞏固療效。療效不佳時可採用大劑量甲基潑尼松龍衝擊治療。

(2) 非類固醇類抗炎藥

急性發熱炎症期可首先使用 NSAIDs，輕症病例可單獨使用 NSAIDs，如萘普生 0.2g，每日 2 次；吲哚美辛 25mg，每日 3 次；扶他林 25-60mg，每日 3 次。近年，根據環氧化酶同功異構體理論，又將 NSAIDs 區分為選擇性 COX-2 抑制劑（如昔布類等）與非選擇性 NSAIDs。前者能明顯減少嚴重胃腸道等不良反應。在選擇使用 NSAIDs 時，有胃、腸、肝、腎及其他器官疾病的病人應優先選用選擇性 COX-2 抑制劑。無論使用哪一種 NSAIDs 都應遵循個體化和足量原則；不宜兩種 NSAIDs 聯合使用；一種

NSAIDs 足量使用 1-2 週無效的話，可更換另一種。

成人斯蒂爾病患者中約有四分之一經合理使用 NSAIDs，可以控制症狀，令病情緩解，通常這類病人予後良好。

(3) 慢作用抗風濕藥

用激素後仍不能控制發熱或激素減量即復發者；或關節炎表現明顯者應盡早加用 DMARDs。使用 DMARDs 時，首選甲氨蝶呤 (MTX)，每週劑量 7.5-15mg。病情較輕者可用羥基氯喹，對較頑固病例可考慮使用硫唑嘌呤、環磷醯胺及環孢素 A。使用環磷醯胺時，有衝擊療法及小劑量用法，兩者相比較，衝擊療法副作用小。臨床上還可根據病情，在使用 MTX 時基礎上聯合使用其他 DMARDs。當轉入慢性期以關節炎為主要表現時，可參照類風濕關節炎 DMARDs 聯合用藥，如 MTX+SASP；MTX+HCQ；MTX+ 青霉胺；MTX+ 金製劑。在多種藥物治療難以緩解時也可 MTX+CTX。如病人對 MTX 不能耐受，可換用萊氟米特 (LEF)，在使用 LEF 基礎上可與其他 DMARDs 聯合。

用藥過程中，應密切觀察所用藥物的不良反應，如定期觀察血象、血沉、肝腎功能。還可定期觀察鐵蛋白 (SF)，如臨床症狀和體徵消失，血象正常、血沉正常，SF 降至正常水平，則提示病情緩解。病情緩解後首先要減停激素，但為繼續控制病情防止復發，DMARDs 應繼續應用較長時間，但劑量可酌減。

(4) 植物製劑

部分中草藥製劑，已在多種風濕性疾病治療中應用。本病慢性期，以關節炎為主要表現時亦可觀察使用。常用有雷公藤多甙、青藤鹼、白芍總甙等。

(5) 其他藥物

抗腫瘤壞死因子 -α 國外已有應用。靜脈內注射丙種球蛋白尚有爭議。

(6) 手術治療

以關節炎為主要表現的成人斯蒂爾病患者，應定期對受累關節拍攝 X 光片，如有關節侵蝕破壞或畸形者，應參照類風濕關節炎的手術治療，進行關節成形術、軟組織分解或修復術及關節融合術，但術後仍需藥物治療。

中醫認識

成人斯蒂爾病在中醫學文獻中無相似病名，就其臨床特徵而言，可參考熱痹、暑溫、濕溫等疾病進行治療。

(1) 病因病機

中醫認為成人斯蒂爾病以臟腑積熱蘊毒，或中焦濕熱蘊結，是形成熱痹的內在根據，外感風寒濕熱邪氣是外在原因，內外因素相互作用的結果是形成濕熱毒邪攻注骨節，留滯經脈，深入臟腑的基本病機。由於患者為臟腑內熱，加之外感風寒濕熱及時疫毒邪，風濕熱毒亢盛導致風濕熱邪痹阻經絡，骨節，交熾於半表半裏發為本病。

(2) 辨證論治

1. 風濕熱邪，初犯衛分證

【症狀】多見於成人斯蒂爾病的早期，發熱或惡寒，頭痛，全身骨節、肌肉酸重疼痛，皮疹隱隱，咽部不適，咽腫，疼痛，口乾微渴，舌紅，苔薄白或薄黃，脈浮數

【症候分析】外感風熱時邪，鬱而不解，邪在衛分，故發熱或惡寒；邪痹經絡，經氣不利故頭痛，全身骨節，肌肉酸重疼痛；邪鬱衛分故皮疹隱隱；咽喉為肺胃之門戶，熱毒上攻故咽部不適，咽腫，疼痛；熱傷陰津，故口乾微渴舌紅，苔薄白或薄黃，脈浮數為邪氣在表之象

【治法】清熱解毒，宣散風熱

【方藥】銀翹散加減，金銀花 24 克、連翹 12 克、板藍根 15 克、大青葉 15 克、薄荷 10 克、黃芩 12 克、竹葉 9 克、桔梗 12 克、秦艽 12 克、生甘草 9 克、青風藤 30 克

2. 熱毒熾盛，氣營兩播證

【症狀】多見於成人斯蒂爾病的全身型。寒顫，高熱持續不退，口乾渴，咽痛，咽腫，汗多，心煩，關節疼痛甚則腫脹，四肢軀幹皮膚出現紅色皮疹，皮下瘀核，小便黃，大便秘結，舌質紅或絳，苔黃燥少津，脈洪數

【症候分析】素體陽盛，外感邪氣，從陽化熱，熱入陽明氣分故寒顫，高熱持續不退。熱傷陰津故口乾渴；熱毒聚於咽喉故

咽痛，咽腫；熱迫陰津故汗多，心煩；熱毒痹阻骨節故關節疼痛甚則腫脹；熱入氣營，熱入營血故四肢軀幹皮膚出現紅色皮疹；熱毒熾盛，煉津為痰，聚於皮下可見皮下痰核，熱傷陰津故小便黃，大便秘結；舌質紅或絳，苔黃燥少津，脈洪數為熱毒熾盛，熱入氣營之象

【治法】涼血解毒，清熱透營

【方藥】清瘟敗毒飲加減，生石膏 30-90 克、知母 10 克，生甘草 6 克、丹皮 15 克、生地 30 克、赤芍 15 克、水牛角 30 克、羚羊角粉 2 克（沖服）、金銀花 24 克、連翹 12 克、青風藤 30 克、柴胡 15 克

3. 濕熱痹阻，邪鬱少陽證

【症狀】多見於成人斯蒂爾病的關節型。關節疼痛、腫脹、灼熱，皮膚紅，伴寒熱往來，口渴，煩悶不安，皮疹隱隱，皮下觸之有痰核，肌肉酸痛，舌質紅，苔黃或黃膩，脈滑數

【症候分析】外感風濕熱邪，鬱而化熱，濕熱痹阻經絡，流注骨節故關節皮膚發紅，疼痛，腫脹，灼熱；濕熱蘊結不解，鬱於少陽，傷陰耗液故寒熱往來，口渴；濕熱不解，氣機不暢故煩悶不安；熱滯血脈故皮疹隱隱；濕為陰邪，凝結為痰，結於皮下，故皮下觸之有痰核；濕熱痹阻肌膚故肌肉酸痛；舌質紅，苔黃或黃膩，脈滑數為濕熱內蘊之象

【治法】清熱通絡，利濕解毒

【方藥】小柴胡湯合四妙散加減，柴胡 12 克、黃芩 12 克、

半夏 9 克、蒼朮 10 克、黃柏 12 克、砂仁 30 克、川牛膝 24 克、土茯苓 30 克、木防己 12 克、青風藤 30 克、獨活、羌活各 15 克

4. 陰虛血熱，餘毒未盡證

【症狀】高熱已退但長期低熱，或午後、夜間發熱，五心煩熱，潮熱盜汗，身疲乏力，關節疼痛，或輕度腫脹，舌紅少苔或無苔，苔面乾燥，脈細數

【症候分析】濕痹病阻日久，濕熱傷陰，氣隨液耗，正衰邪退，餘毒未盡邪伏陰分，故高熱已退但長期低熱，或午後、夜間發熱；陰虛火旺，薰蒸於內，故五心煩熱，潮熱盜汗；熱盛傷陰，氣隨陰脫故身疲乏力；邪毒未能根除，濕熱殘留，故關節仍有疼痛，或輕度腫脹；舌紅少苔或無苔，苔面乾燥，脈細數為正虛之象

【治法】養陰清熱，涼血解毒

【方藥】丁氏清絡飲加減，生地 30 克、石膏 15 克、青蒿 24 克、龜板 12 克、鱉甲 12 克、知母 10 克，玄參 24 克、丹皮 12 克、地骨皮 15 克、銀柴胡 15 克、白薇 15 克、生甘草 12 克、青風藤 30 克、金銀花 24 克

(3) 單方驗方

蔡建成等以《金匱要略》中桂枝芍藥知母湯為基礎方：桂枝 12 克、芍藥 9 克、甘草 6 克、麻黃 12 克、生薑 15 克、白朮 15 克、知母 12 克、防風 12 克、附子 10 克(炮)。氣血虛弱加黨參、

當歸、紫河車粉；陰虛加玉竹、西洋參；關節痛甚加木瓜、全蠍、蜈蚣。每日一劑，連續 3 個月為一療程。14 例中，9 例治癒（症狀全部消失，化驗各項指標均恢復正常，2 年以上未復發），5 例有效（治療期間症狀基本消失，化驗指標正常，但激素不能撤盡，或停藥後復發）。總有效率達 100%。李奇等採用加味青蒿鱉甲湯為基礎方；口渴發熱重者加金銀花，石膏；皮疹較多者加白鮮皮、地骨皮、赤芍；咽痛劇加射干、馬勃；關節疼痛明顯者加海桐皮、腫節風。結果總有效率 93.75%。

(4) 中醫食療

成人斯蒂爾病飲食宜清淡為主，多吃蔬果，合理搭配膳食，注意營養充足。忌煙酒、辛辣刺激性食物。

1. 薏米赤小豆粥

【材料】生薏米 30 克、赤小豆 30 克、白米 15 克，白糖適量

【製法】先煮生薏米、赤小豆至熟，再加入白米作粥加糖

【功效】能清熱祛濕，健脾除痹。適用於成人斯蒂爾病濕熱痹阻證

2. 銀菊解毒露

【材料】金銀花 10 克、菊花 10 克、連翹 10 克、甘草 3 克

【製法】煎水當茶喝

【功效】疏風清熱解毒。適用於成人斯蒂爾病風熱犯衛證

3. 生龜膏湯

【材料】生地 30 克、龜板 30 克、石膏 30 克、瘦肉 250 克

【製法】加水煲 2 小時，飲湯食渣

【功效】養陰清熱，涼血解毒，適用於成人斯蒂爾病陰虛血熱證

4. 烏牛湯

【材料】水牛角 10 克、烏豆衣 10 克、生地 30 克、石膏 30 克、瘦肉 250 克

【製法】加水煲 2 小時，飲湯食渣

【功效】清熱涼血解毒，適用於成人斯蒂爾病熱毒熾盛證

預後

成人斯蒂爾病不同患者病情、病程呈多樣性，反應本病的異質性。少部分患者一次發作緩解後不再發作，有自限傾向。多數患者緩解後易反覆發作。還有慢性持續活動的類型，最終出現慢性關節炎，有軟骨和骨質破壞，近似類風濕關節炎。

十七、幼年類風濕關節炎

幼年類風濕性關節炎（Juvenile Rhe-umatoid Arthritis, JRA）是小兒時期常見的結締組織病，以慢性關節滑膜炎為其主要特點，並伴有不規則發熱、皮疹、肝脾淋巴結腫大、胸膜炎及心包炎等全身症狀和內臟損害。多數預後良好，少數可發展為慢性過程，導致關節畸形和功能障礙，病死率約 1%。發病年齡多見於 2-3 歲和 9-12 歲，男女性別與類型有關。

發病因素

(1) 感染因素

有報道指出細菌如鏈球菌、耶爾森菌、志賀菌、空腸彎曲菌、沙門菌屬等，病毒如細小病毒 B19、風疹、EB 病毒等，支原體感染和衣原體感染與本病有關，但都不能證實是誘導本病的直接原因。

(2) 免疫因素

以下證據支持本病為自身免疫性疾病：

1. 病人血清中存在類風濕因子，它是一種巨球蛋白，即沉澱係數為 19S 的 IgM，能與變性的 IgG 相互反應，形成免疫複合物，沉積於關節滑膜或血管壁，通過補體系統的啟動，和中性粒細胞、大單核細胞溶酶體的釋放，引起炎體組織損傷。

2. 患者血清及關節滑膜中補體水平下降，血清 IgA、IgM、IgG 增高。部分病人抗核抗體滴度升高。

3. 外周血 CD4+T 細胞克隆擴增。

4. 炎症性細胞因子明顯增高，尤以 TH1 類細胞因子為首。

(3) 遺傳因素

關於遺傳學背景研究最多的是人類白血球抗原（HLA），具有 HLA-DR4（特別是 DR1*0401）、DR8（特別是 DRB1*0801）、DR5（特別是 DR1*1104）位點者是 JRA 的易發病人羣。其他與 JRA 發病有關的 HLA 位點為 HLA-DR6、HLA-A2 等。

綜上所述，JRA 的發病機制可能為細菌、病毒的特殊成分，如超抗原 - 熱休克蛋白作用於具有遺傳學背景的人羣，通過具有可變區 β 鏈結構的 T 細胞受體（TCR），直接啟動 T 細胞，使其活化、增殖和分泌大量炎症性細胞因子，引起免疫損傷。

(4) 病理改變

典型病理改變為以關節病變為主，呈慢性非化膿性滑膜炎。早期關節滑膜充血，水腫，伴有淋巴細胞及漿細胞浸潤，滑膜積液增多，滑膜增生形成絨毛狀突出於關節腔中，滑膜炎繼續進展，進入晚期，滑膜絨毛狀增生波及關節軟骨，並形成血管翳，軟骨可被吸收，軟骨下骨被侵蝕，隨之關節面相互黏連，關節腔為纖維組織所代替，引起關節強直、畸形或半脱位。兒童類風濕性關節炎很少發生關節破壞。胸膜、心包膜及腹膜可發生非特異性纖維素性漿膜炎。類風濕性皮疹的組織學改變為上皮下小血管炎。類風濕結節的病理改變為，均勻無結構的纖維素樣壞死，外周有類上皮細胞圍繞。

臨床表現

本病臨床表現各型極為不同。嬰幼兒全身症狀主要表現為弛張熱及皮疹等，較大兒童可出現多發性關節炎或僅少數關節受累。根據起病最初半年的臨床表現，可分三型，對治療及預後有指導意義。

(1) 全身型

全身型又名 Still 病（過去曾用名變應性亞敗血症），約佔 JRA 得 10%-20% ，可發生於任何年齡，以幼年者多見，無性別差異。以全身性表現為特徵，起病較急。

1. 發熱呈弛張型，每日體溫於 36-41℃之間，高熱初可伴寒顫，患兒精神不振，數小時熱退後患兒活動如常。弛張熱可持續數週或數月而自然緩解，但於數週或數月後又復發。

2. 皮疹也是此型的典型症狀，常於高熱時出現，隨體溫的升降而時隱時現。皮疹通常為圓形充血性斑丘疹，約 0.2-1.0 厘米大小，並可融合成片，分佈於胸部及四肢近側。多數患兒有肝、脾增大及全身淋巴結腫大，可伴有輕度肝功能異常。

3. 約有二分之一的患者出現胸膜炎及心包炎。X 光檢查可見胸膜增厚及小量胸腔積液，偶爾有間質性肺炎改變。心包積液不多，可出現心包摩擦音。心包炎逐漸恢復，很少發生縮窄性心包炎。心肌可受累，但罕見心內膜炎。

4. 此型患兒多數在發病時或數月後出現多發性關節炎，大小關節均可受累，起病時由於全身症狀重，關節炎往往被忽視。有些患者僅有關節痛、肌痛或一過性關節炎。少數病兒可於數月或數年後才發生關節炎。患兒可有輕度貧血，白血球明顯增多，中性粒細胞有中毒顆粒，並可出現類白血病樣反應。此型病兒約有四分之一最終患有嚴重性關節炎。經研究發現發病時有肝脾腫大、漿膜炎、低血漿白蛋白，以及發病六個月後仍持續有全身症狀及血小板升高 $\geq 600 \times 10^9$/L 者，易發生破壞性關節炎。

(2) 多關節炎型

此型特點為慢性對稱性多發性關節炎，受累關節為五個或以上，尤以指趾小關節受累比較突出。女孩發病多於男孩。起病緩慢或急驟，表現為關節僵硬、腫痛和局部發熱，一般很少發紅。通常從大關節開始，如膝、踝、肘，逐漸累及小關節，出現梭狀指。約二分之一的病兒頸椎關節受累，致頸部活動受限。顳頜關節受累造成咀嚼困難。少數發生環杓（喉部軟骨）關節炎，致聲啞及喘鳴。晚期可出現髖關節受累及股骨頭破壞，出現運動障礙。關節症狀反覆發作、持續數年者關節僵直變形，關節附近肌肉萎縮。此型全身性症狀較輕，僅有低熱、食慾不振、乏力、貧血，也可有輕度肝、脾和淋巴結腫大，但罕有心包炎或虹膜睫狀體炎。此型中約有四分之一的患兒類風濕因子陽性，於兒童晚期發病，關節炎較重，最終有一半以上病兒患嚴重關節炎。

(3) 少關節炎型

受累關節不超過四個，以大關節為主。此型可分為二型：

1. 少關節 I 型

女孩發病較男孩多，發病年齡多在四歲以前。膝、踝、肘關節為好發部位，有的只單一膝關節受累，偶爾侵犯顳頜關節或個別指趾關節。若發病六個月內受累關節不超過四個，則一般不發展為多關節炎型。關節炎可反覆發作，但很少遺留嚴重功能障礙。此型病兒除關節症狀外，主要是慢性虹膜睫狀體炎，約半數患者受累，早期常無症狀，用裂隙燈始能檢出，多發生在關節炎症狀出現之後，甚至見於關節炎已靜止時。慢性虹膜睫狀體炎可致失明，故對少關節炎型患者應每 3-4 月定期進行裂隙燈檢查，以便早期發現，及時治療。在關節炎發作期，患者可無關節痛，有低熱、乏力、輕度肝脾及淋巴結腫大和輕度貧血等。

2. 少關節 II 型

男孩發病多，好發年齡一般在八歲以後，常有家族史，家中可有少關節型類風濕病、強直性脊椎炎或 Reiter 氏綜合症（包括關節炎、尿道炎及結膜炎）或銀屑病的患者。常以下肢大關節受累為主，早期即發生髖關節炎及骶髂關節炎。多有足跟痛及跟腱炎。偶爾出現一過性踝、腕、肘關節炎。經過多年以後，患者常出現腰背部強直性脊椎炎。約 75% 的患者為組織相容性抗原 B27（HLA-B27）陽性。部分患者發生急性虹膜睫狀體炎，但一般不造成視力障礙。

診斷

(1) 診斷標準

幼年類風濕關節炎的診斷主要依據臨床表現。凡全身症狀或關節症狀持續 6 週以上，能排除其他疾病者，可考慮此病。目前國際上尚無統一的幼年類風濕關節炎的診斷標準。美國風濕病學會於 1989 年修訂的診斷標準如下：

1. 發病年齡在 16 歲以下。

2. 一個或幾個關節炎症，表現為關節腫脹或積液，以及具備以下兩種以上體徵，如關節活動受阻、關節活動時疼痛或觸痛，及關節局部發熱。

3. 病程在 6 週以上。

4. 根據起病最初 6 個月的臨床表現確定臨床類型。

(i) 多關節炎型：受累關節 5 個或以上。

(ii) 少關節炎型：受累關節 4 個或以下。

(iii) 全身型：間歇發熱、類風濕皮疹、關節炎、肝脾腫大及淋巴結腫大。

5. 排除其他類型幼年關節炎。

如果只有典型發熱和皮疹，而不伴隨關節炎者，考慮可能為全身型幼年類風濕關節炎；如果合併關節炎，則可確定為全身型幼年類風濕關節炎。

(2) 實驗室及其他檢查

1. 實驗室檢查

(i) 血常規在活動期常有貧血、白血球增多 (20×10^9/L-40×10^9/L 之間較多見) 及血沉明顯增快。白血球最高可達 60×10^9/L，並有核左移。血小板增高，在嚴重全身型可高達 1000×10^9/L 萬。

(ii) 急性血漿白蛋白減低，α2 和 γ 球蛋白增高。C 反應蛋白大都陽性。

(iii) 免疫學異常在多關節炎型中，類風濕因子陰性者有 25% 呈抗核抗體陽性，類風濕因子陽性者有 75% 呈陽性；在少關節炎型 I 型中，60% 呈抗核抗體陽性。有時可找到紅斑狼瘡細胞。

類風濕因子是對 IgG 具有特異性的抗體，為 19S 的 IgM 分子，能凝集致敏的羊紅血球，凝集效價在 1：32 以上為陽性。幼年類風濕關節炎中類風濕因子陽性率低，僅在多關節炎型，發病年齡較大（約 8 歲以上）的女孩中，以及關節症狀嚴重者多見陽性。血清中 IgG 、 IgM 及 IgA 增高，補體正常或增高。

2. 特殊檢查

(i) X 光檢查早期可見關節附近軟組織腫脹，骨骺部骨質稀疏。晚期嚴重關節炎患者可見骨表面破壞，關節腔變窄，骨囊性變，骨膜反應及關節半脫位等。

(ii) 關節滑膜滲出液檢查外觀混濁或黃色清亮，可自行凝固，黏蛋白凝塊鬆散。白血球增高，可達 $5\text{-}8x10^9/L$ ，以多形核白血球為主，蛋白增高，糖正常或減低， IgG 、 IgM 增高，補體減低，細菌培養陰性。

(iii) 骨同位素掃描、超聲波和 CT 、 MRI 均有助於發現骨關節損害。

治療

（1）一般治療

除急性發熱外，臥牀休息時間不宜太長。鼓勵患兒適當參加運動，採用醫療體育、理療（如清晨熱浴、中藥熱浴可減輕晨僵）

等措施減輕關節強直和軟組織攣縮。已有畸形者，可行矯形術如滑膜切除術、關節置換術及肌肉鬆解術。

(2) 抗 JRA 藥物治療

1. 非類固醇抗炎藥（NSAIDs）

(i) 布洛芬：每日劑量為 30mg/kg，分 2-3 次服用；有胃腸刺激血清轉氨酶升高和不良反應等。

(ii) 萘普生：每日劑量為 10-20 mg/kg，分 2 次服，出血時間延長、胃腸道不良反應與布洛芬相似。

(iii) 雙氯芬酸（扶他林）：每日劑量為 0.3-3 mg/kg，分 2 次服用。

(iv) 吲哚美辛：每日劑量為 1-3 mg/kg，分 3 次服用，胃腸道反應較上述 3 種藥物更多；屬同類結構的有舒林酸、阿西美辛等。

(v) 美洛昔康（莫比可）：成人每日劑量 7.5-15mg，分 1-2 次服用；小兒適當減量。胃腸反應低於布洛芬及萘普生。

(vi) 羅非昔布：成人每日劑量 12.5-25mg，一次服用。兒童減量。

2. 水楊酸製劑

腸溶阿士匹靈為代表，推薦劑量為每天 60-90 mg/kg，分 4-6 次口服。有效血濃度為 20-30mg/dl，約 1-4 週見效，病情緩解後使用劑量為每天 10-30 mg/kg，維持療程可達數月。

3. 甲氨蝶呤（MTX）

本藥抑制細胞內二氫葉酸還原酶，使嘌呤合成受抑，同時具抗炎作用。每週劑量為 10mg/m^2，以口服為主（1 日內服完），亦可靜注或肌注。4-6 週起效，療程至少半年。不良反應有肝損害、胃腸道反應、骨髓受抑制等，停藥後多能恢復。

4. 柳氮磺胺吡啶

初始劑量為每日 10 mg/kg，每週每天增加 10 mg/kg，最大劑量為每天 30-50 mg/kg，4 週後見效。不良反應少，但對磺胺過敏者禁用。

5. 來氟米特（Leflunomide）

主要抑制合成嘧啶的二氫乳酸脫氫酶，使活化淋巴細胞的生長受抑。其服法為 0.3-0.5 mg/kg，每日 1 次，開始 3 天加倍。

6. 金製劑

常用注射劑硫代蘋果酸金鈉，每週 1 mg/kg，可以從 0.25mg 開始逐漸加量。三分之一的患兒有嚴重副反應，如白血球減少、血尿、蛋白尿、肝功能損害等，應停藥。

7. 青霉胺

每日 10 mg/kg（最大劑量每日少於 750 mg/kg），可從小劑量開始每天 50mg，觀察療效，逐漸增加劑量。

8. 糖皮質激素

糖皮質激素雖然可減輕 JRA 關節炎的症狀，但不能阻止關節破壞，長期用藥副作用大，一旦停藥將會嚴重復發。因此，不能作為首選或單獨使用的藥物。治療適應症為：

(i) 非類固醇類抗炎藥治療無效的全身型；

(ii) 虹膜睫狀體炎局部治療失敗。採用潑尼松每日 1-2 mg/kg，危重病例可用甲基潑尼松龍衝擊，每天 5 mg/kg，連用 3 天；以後每天 2.5 mg/kg，連用 3 天，後改為潑尼松每天 1 mg/kg 口服。

中醫認識

根據幼年類風濕關節炎的臨床表現，當屬中醫「痹證」、「內傷發熱」等病的範疇。

(1) 病因病機

中醫認為小兒屬純陽，為稚陰稚陽之體。故本病的內因主要是先天稟賦不足，腠理不固，臟腑虛損；內因主要是感受風寒濕熱之邪。致氣血運行不暢，氣滯血瘀，瘀滯成痹。

(2) 辨證論治

1. 風濕阻絡證

【症狀】肢體關節疼痛，遊走不定，變化無常，不拘上、下、左、右肢體，日輕夜重，急性期亦紅亦腫，觸之熱感

【治法】宣痹通絡，佐以疏風清熱

【方藥】宣痹達經湯加減，忍冬藤、絲瓜絡、蜂房、烏梢蛇、

威靈仙、防風、羌活、豨薟草、青風藤、桑枝、海風藤、海桐皮等

2. 寒濕凝滯證

【症狀】肢體關節疼痛嚴重，固定不移，遇寒則痛甚，得熱則痛減，或天氣變化則發作，關節屈伸不利，皮色不紅，關節不腫，觸之不熱，舌質淡紅，苔白膩，脈沉弦而緊，或沉遲而弦

【治法】溫經散寒，佐以活血化瘀

【方藥】烏頭湯加減，製附子、生麻黃、生黃耆、白芍、蒼朮、白朮、羌活、獨活、薑黃、當歸、川芎、豨薟草等

3. 濕熱痹着證

【症狀】肢體關節沉重酸脹，疼痛，重則關節腫脹，重着不移，關節活動不靈，面色蒼黃，舌質紅苔白厚膩，脈濡緩

【治法】滲濕通經活絡，佐以健脾

【方藥】薏仁湯加減，薏仁、知母、榕樹鬚、蒼朮、羌活、獨活、防風、製附子、麻黃、桂枝、當歸、海風藤、黑老虎等

4. 風熱痹阻證

【症狀】肢體關節疼痛，痛處焮紅灼熱，腫脹疼痛劇烈，得冷則舒，筋脈拘急，日輕夜重；兼見發熱，口渴，心煩，喜冷惡熱，舌質紅，苔黃燥，脈滑數

【治法】清熱解毒通絡，佐以疏風

【方藥】白虎加桂枝湯加減，生石膏、知母、桂枝、忍冬藤、連翹、黃柏、海桐皮、薑黃、秦艽、蒼朮、丹皮、白芍等

5. 脾腎陽虛證

【症狀】肢體關節疼痛，屈伸不利，關節腫大、僵硬、變形，甚則肌肉萎縮，筋脈拘緊，肘膝不得伸，或尻以代踵、脊以代頭而成廢人，舌質暗紅，脈細澀

【治法】補腎祛寒，活血通絡

【方藥】尪痹湯加減，川續斷、補骨脂、製附子、熟地、骨碎補、淫羊藿、桂枝、獨活、威靈仙、薑黃、桑寄生等

6. 氣血不足證

【症狀】痹證日久，身體羸弱，四肢乏力，肢體痿軟，關節酸重，綿綿而痛，麻木尤甚，心悸，納呆，面色淡白無華，舌質淡紅，苔薄，脈細弱

【治法】益氣養血通絡，佐以舒筋

【方藥】氣血並補榮筋湯加減，生薏仁、茯苓、生白朮、首烏、當歸、砂仁、熟地、黃精、蜂房、烏梢蛇、劉寄奴、威靈仙、黃耆、五爪龍等

(3) 幼年類風濕性關節炎的痛點治療

痛點在中醫又叫阿是穴、天應穴、不定穴、敏感點等。凡無固定的位置和名稱，以病痛局部或壓痛點作治療的方法，就統稱為痛點靶向療法或穴位靶向療法。阿是穴的主治病症多為痛症，其作用以近治作用為主，從古至今阿是穴應用廣泛，其鎮痛消炎作用的主要機理是對痛點疏通瘀滯、調理氣血，經絡氣血通暢，通則不痛。根據阿是穴和痛點的特徵製成的磁可貼，由位於貼膏

中央的釹鐵硼生物永磁體所對應的痛點部位，產生毛細血管擴張作用，配合膏貼內的有效藥物成分滲入骨關節部位，達到舒筋活絡、消炎鎮痛的作用。

(4) 紅外線照射

腫痛部位照射，每天 1 次，每次 15 至 20 分鐘，適用於寒濕證。

(5) 蠟療

先將蠟袋加溫軟化，放到發病的部位，每日 1 次，每次 15 至 20 分鐘。

(6) 按摩療法

可以先用推、理、揉手法，輕輕按摩，先使患部肌肉鬆弛，氣血暢行；繼而使用點、按、捏、拿手法、達到舒筋活絡止痛的目的，最後用搖、滾、揉等手法。每次治療時間 15 至 30 分鐘，2 至 3 天一次。

(7) 中醫食療

1. 蔥白粥

【材料】白米 100 克，蔥白 2 根

【製法】煮米做粥，臨熟加入蔥白，不拘時食

【功效】食後蓋被取微汗，能解表驅寒，緩解風寒痹阻型幼年類風濕性關節炎。

2. 生薑粥

【材料】白米 50 克，生薑 5 片，連鬚蔥數根、米醋適量

【製法】用砂鍋煮米做粥，生薑搗爛與米同煮，粥將熟加蔥、醋

【功效】食後覆被取微汗，能解表驅寒，緩解風寒痹阻型幼年類風濕性關節炎

3. 豬腳伸筋湯

【材料】杜仲 10 克、懷牛膝 10 克、木瓜、伸筋草各 30 克、豬腳 1-2 隻

【製法】以上藥材用紗布包好，與豬腳放於鍋內，文火煨爛，去渣，不放鹽。喝湯吃肉，分兩餐食用

【功效】能祛風濕，補肝腎，用於肝腎虧虛，痰瘀痹阻型幼年類風濕性關節炎

4. 木瓜湯：

【材料】木瓜 4 個，白蜜 1 千克

【製法】木瓜蒸熟去皮，研爛如泥，白蜜煉淨，將兩物調勻，放入淨瓷器內盛之。每日晨起用開水沖調 1-2 匙飲用

【功效】能除痹止痛。能緩解一切證型幼年類風濕性關節炎

預後

本症病程可遷延數年，急性發作及緩解交替出現，大多數到成年期自行緩解。但也有少數仍持續發作。如關節炎多年不癒，

可造成嚴重關節畸形，活動障礙，此多見於多關節炎型，發病多為年齡較大的女孩及全身型伴有多關節炎者。少關節炎型，在 4 歲前發病的女孩，多發生慢性虹膜睫狀體炎，或引致失明。強直性脊椎炎可見於發病年齡較大的男孩。總的來説，如能及時治療，75% 的患者的病情能得緩解，關節功能正常。只有少數造成終身殘廢。個別患者合併感染或澱粉樣變性而死亡。澱粉樣變性較多見於全身型病例。

十八、白塞氏病

白塞氏病（Behcet's Disease, BD）是一種全身性、慢性、血管炎性疾病。臨床上以口腔潰瘍、生殖器潰瘍、眼炎及皮膚損害為突出表現，又稱為口 - 眼 - 生殖器綜合症（白塞綜合症、貝赫切特綜合症）。該病常累及神經系統、消化道、肺、腎以及附睾等器官，病情呈反覆發作和緩解的交替過程。該病由土耳其皮膚科醫師 Behcet 首次報告，以後世界各地均有發現。本病在日本、朝鮮、中國、中近東（土耳其、伊朗）以及東地中海地區發病率遠較西方歐美國家為高。該病發病年齡大多為 16-40 歲的青壯年，男性發病略高於女性。中國則以女性略佔多數，但男性患者中眼葡萄膜炎和內臟受累較女性高 3-4 倍。

發病原因

（1）感染

這是白塞氏病的一個原因，主要分為病毒感染和細菌感染，研究認為該病的發生與慢性病毒感染有關，此外，由於患者常發生扁桃腺炎、咽炎和牙周病等，因此認為這些疾病的病灶與白塞氏病之間存在一定的關係。

(2) 微量元素

有些研究稱在患者的病變組織，如房水、腓腸神經、巨噬細胞和中性粒細胞中發現多種微量元素超過正常值，主要是有機磷和銅離子，可能與職業有關。

(3) 遺傳因素

白塞氏病具有地區高發性，在一些地中海國家發病率較高，此外，在一些血緣性家族中發病率高，主要是男性患者。

(4) 免疫異常

白塞氏病患者的血清中含有抗口腔黏膜抗體和抗動脈壁抗體，此外還存在一些複合物，其陽性率很高，這些證明該病的發生與免疫功能紊亂有關。

病理改變

白塞氏病病變以侵蝕小動脈、小靜脈及微血管為主，病損的血管和周圍組織中可見淋巴細胞和單核細胞浸潤，血管壁壞死、擴張、破裂，腔內血栓形成或纖維增生造成管腔狹窄，病變可累及全身血管，如皮膚黏膜、眼睛以及全身多系統的細小血管炎，多數病例還伴有不同成度的關節症狀。

臨床表現

(1) 臨床症狀

1. 一般症狀

大多數病例症狀輕微或偶感乏力不適，有的可出現關節疼痛、頭痛頭暈、納差和體重減輕，發病有急性和慢性兩型，急性少見，但症狀較顯著，有的可伴有發熱，以低熱多見。

2. 復發性口腔潰瘍

在急性期，復發性口腔潰瘍每年發作至少 3 次，潰瘍此起彼伏。本症狀見於 98% 以上的患者，且是本病的首發症狀。它被認為是診斷本病的最基本而必須的症狀。

3. 生殖器潰瘍

潰瘍多見於男性的陰囊、陰莖和龜頭，症狀輕；女性主要見於大、小陰唇，其次為陰道，男女也可以在會陰或肛門周圍出現潰瘍，疼痛症狀比較明顯。約 80% 的患者有此症狀。

4. 皮膚損害

皮膚病變呈結節性紅斑、假性毛囊炎、痤瘡樣毛囊炎、淺表栓塞性靜脈炎等不同的表現。其中以結節性紅斑最為常見且具有特異性。另一種皮疹為帶膿頭或不帶膿頭的毛囊炎，多見於面、頜部，有些軀幹、四肢亦有。

5. 眼部損害

初發症狀為明顯的眶周疼痛和畏光、發作性的結膜炎，也有因視網膜血管炎而形成的視網膜炎。眼炎的反覆發作可以造成嚴重的視力障礙甚至失明。

6. 關節痛

30%-50% 的患者可出現單個關節或少數關節的痛、腫，甚至活動受限，其中以膝關節受累最為多見。大多數僅表現為一過性的關節痛，可反覆發作並自限。

7. 消化道症狀

許多發作期患者可出現消化道的症狀，最常見的是腹痛，為隱痛或陣發性絞痛，伴有局部壓痛和反跳痛，其次為噁心、嘔吐、上腹飽脹、中下腹脹滿、納差、腹瀉、便秘及吞嚥困難等。

8. 神經系統症狀

患者多發病急驟，根據其症狀可分為腦膜腦炎、癱瘓、腦幹損害、良性顱內高壓、脊髓損害、周圍神經受損等類型。

9. 肺部病變

併發肺部病變者較少見，肺的小動脈炎可引起小動脈瘤或局部血管的栓塞，出現咯血、胸痛、氣短及肺栓塞等症狀。

10. 泌尿系統症狀

主要表現為血尿（鏡下或肉眼）、蛋白尿，但並不嚴重，多為一過性，沒有影響到腎功能。

11. 附睾炎

可以累及雙側或單側，表現為附睾腫大、疼痛和壓痛。

12. 心血管病變

大、中血管病變包括體內任何部位的大、中動脈炎和大、中靜脈炎，在下肢可以見到栓塞性淺靜脈炎，急性期在靜脈部位可出現條狀紅腫、壓痛症狀，急性期後可以觸及索條狀靜脈。心臟受累不多，可出現主動脈瓣關閉不全、二尖瓣狹窄和關閉不全；另外，也有合併房室傳導阻滯、心包積液，體格檢查中可以有相應的體徵。

診斷

(1) 診斷標準

國際白塞病研究組於 1989 年制定的診斷標準：

1. 反覆口腔潰瘍：1 年內反覆發作 3 次。由醫生觀察到或患者訴說有阿弗他潰瘍。

2. 反覆外陰潰瘍：由醫生觀察到或患者訴說外陰部有阿弗他潰瘍或疤痕。

3. 眼病變：前和（或）後色素膜炎、裂隙燈檢查時玻璃體內有細胞出現，或由眼科醫生觀察到有視網膜血管炎。

4. 皮膚病變：由醫生觀察到或患者訴說的結節性紅斑、假性毛囊炎或丘疹性膿皰；或未服用糖皮質激素的非青春期患者出現痤瘡樣結節。

5. 針刺試驗陽性：針刺試驗也稱皮膚非特異性過敏反應，即針刺後 12-48 小時開始出現米粒大小的紅色斑丘疹，繼而發展為水皰、膿皰和結痂，約 1-2 週消退。在白塞病中的陽性率為 57.9%-70% ，高於正常人羣，男性明顯高於女性。其診斷的特異性較高。與病情活動有一定相關性，病情重時陽性率高，程度重。

有反覆口腔潰瘍並有其他 4 項中 2 項以上者，可診斷為本病，但需除外其他疾病。

其他與本病密切相關並有利於診斷的症狀有：關節痛或關節炎、皮下栓塞性靜脈炎、深部靜脈栓塞、動脈栓塞和（或）動脈瘤、中樞神經病變、消化道潰瘍、附睾炎和家族史。

(2) 實驗室檢查

無特異血清學檢查。其抗核抗體譜、抗中性粒細胞胞漿抗體、抗磷脂抗體均無異常，病情活動期可有血沉增快，C 反應蛋白升高，α2 球蛋白值增高，白血球輕度升高，抗 PPD 抗體則有約 40% 增高。

(3) 針刺反應

這是本病目前唯一的特異性較強的試驗。靜脈穿刺的陽性率高於皮內穿刺。

(4) 其他檢查

1. 胃腸道 X 光檢查、內窺鏡檢查以證實消化道的基本病變。

2. 腰椎穿刺測顱內壓可增高，腦脊液檢查約 80% 有輕度白細胞增高。單核細胞、多核細胞各佔一半，33%-65% 有蛋白的升高，葡萄糖多在正常範圍。

3. 腦 CT 對診斷有一定的幫助，腦磁共振檢查對小病灶更為靈敏。

4. 肺 X 光片、高分辨的 CT 或血管造影、同位素肺通氣、灌注掃描等均有助於肺部病變的診斷。

5. 裂隙燈及眼底血管造影術可發現早期眼損害。

(5) 鑒別診斷

1. 單純性復發性口腔潰瘍

一種最常見的、具有反覆發作特徵的口腔黏膜潰瘍性損害。多發生於青壯年。唇、頰、舌尖、舌邊緣等處黏膜好發。最初，口腔黏膜充血（發紅）、水腫（略隆起），出現小米粒大小的紅點，很快破潰成圓形或橢圓形潰瘍，中央略凹下，表面有灰黃色的苔，周圍有狹窄紅暈。有自發性劇烈燒灼痛，遇刺激疼痛加劇，影響病人説話與進食。一般無明顯全身症狀。而白塞病是一種全身性疾病，不僅有口腔潰瘍，而且有眼部病變、會陰潰瘍和針刺反應等。

2. 萊特綜合症

該病也可有眼結膜炎及葡萄膜炎、關節炎、皮膚黏膜病變，易與白塞病相混淆，但該病陰部潰瘍較白塞病更深，皮疹以蠣殼樣、銀屑病和皮膚角化病為主，系統損害輕，無針刺反應和靜脈炎。

3. 強直性脊柱炎

無口腔潰瘍，常常 HLA-B27 陽性，嚴重或晚期者可出現脊柱強直，脊椎關節呈竹節樣改變，可與白塞病區別。

4. 克羅恩病

又稱局限性腸炎或階段性腸炎，與慢性非特異性潰瘍性結腸炎通稱為炎症性腸病。可有眼葡萄膜炎、皮膚紅斑結節、黏膜潰瘍及關節疼痛等，主要表現為消化道節段性的潰瘍或增生，腸道內可呈鋪路卵石樣改變，主要為乙狀結腸的病變，可以由下向上發展至迴腸，有人稱之為「倒灌性迴腸炎」。病人多有較嚴重的腹瀉，大便為膿血樣。X 光或纖維結腸鏡檢查可以輔助診斷，並與白塞病鑒別。

治療

(1) 一般治療

重症病例需臥牀休息，保持口腔、外陰、皮膚及眼部清潔，避免進食刺激性食物。

(2) 局部用藥

1. 口腔潰瘍：龍膽紫或錫類散等，如四環素 250mg（1 片）溶於水中，含漱 2 分鐘後嚥下；0.02%-0.2% 洗必泰液、1% 硼酸液含漱。

2. 陰部潰瘍：0.1% 醋酸氟羥潑尼松軟膏、四環素軟膏局部塗藥；1/5,000 高錳酸鉀液坐浴。

3. 眼結合膜炎：可用 0.5% 醋酸氫化可的松滴眼液滴眼。

(3) 全身治療

1. 非類固醇抗炎藥：主要用於發熱、關節炎、結節紅斑，如布洛芬、消炎痛、阿士匹靈、奈普生、雙氯芬酸鈉、塞來昔布和羅非昔布等。

2. 糖皮質激素：應用指徵：

(i) 嚴重的眼部病變；

(ii) 伴有中樞神經病變急性發作；

(iii) 全身中毒症狀嚴重、高熱；

(iv) 大動脈炎；

(v) 嚴重口腔、外陰潰瘍，關節症狀；

使用方法：潑尼松每日 30-60mg，神經白塞病為每日 60-100mg，病情控制後減量，每日用 10mg 作維持量。

3. 免疫抑制劑：糖皮質激素療效差或重症白塞病時加用，如中樞神經系統嚴重受累時。

(i) 秋水仙鹼：對有關節病變及結節性紅斑者可能有效，有時對口腔潰瘍者也有一定療效；

(ii) 環磷醯胺或甲氨蝶呤：靜脈滴注；

(iii) 苯丁酸氮芥：每日 50-100mg 口服，病情緩解後遞減至每日 2-4mg 維持。

(iv) 環孢菌素 A 和 α - 干擾素。

4. 抗凝劑：用於合併血栓病變，如鏈激酶、尿激酶、阿士匹靈及潘生丁等。

5. 其他：嚴重口腔和生殖器潰瘍口服沙利度胺（反應停）；有結核病或者有結核病史者，PPD 試驗強陽性時可試行抗結核治療。

(4) 手術

1. 有動脈瘤者應結合臨床而予切除；

2. 合併有消化道出血、腸穿孔等情況時應用。

中醫認識

根據白塞氏病的臨床特點，該病屬中國醫學中狐惑病範疇。《金匱要略・百合狐惑陰陽毒病脈證並治第三》：「狐惑之為病，狀如傷寒，默默欲眠，目不得閉，臥起不安，蝕於喉為惑，蝕於陰為狐，不欲飲食，惡聞食臭，其面目乍赤、乍黑、乍白。蝕於上部則聲喝，甘草瀉心湯主之」。提出其病機是濕熱蟲毒，腐蝕陰幽之處，並提出內服甘草瀉心湯、赤小豆當歸散，外用苦參湯、雄黃散綜合治療的方法。歷代醫家亦宗此辨治。

(1) 病因病機

由於感受濕熱毒氣，或恣食膏粱厚味及煎炸、不潔之物，致使濕濁內蘊，日久化熱，或熱病、毒痢、斑疹等溫熱病後，餘毒未盡，與濕濁相合，濕熱邪毒壅蒸不得透泄，循經絡上蝕口眼，下注外陰而致潰瘍。毒火薰蒸，擾亂心神，又見神情恍惚，坐臥不安。肝腎陰虛，若汗、吐、下太過，或下痢日久，傷津耗液；或為情志所傷，肝鬱化火傷陰；或熱病後養息不當，陰液難復；或房勞過度，腎有所虧，以致肝腎陰虧，陰精不足則津液虧損，難以上潤下濡。虛火內灼，上沖肝竅，下出腎竅，而致本病。另外，亦可因脾土本虛，或長期服用苦寒藥，以致中陽受損，健運失司，水濕內聚，稟賦素虛，或勞役傷腎，致腎陽虛損，氣化失利，水流橫溢，水濕為聚，積久蘊為濕毒，陰濕內盛，流注經絡、體竅，發為癰瘍，本病作矣。

總之，究其成因，當責之於心、肝、脾、腎四臟。當機體一旦受外淫濕火熱毒之搔擾，致臟腑功能失調；或由於臟腑本身氣血陰陽相乖，毒邪濁氣便循經走竄，隨心火上炎可見咽喉潰爛，甚至嘶啞；下注肝腎二經則見陰部潰瘍。本病的病情演變頗為複雜，病之初期和急性活動期多呈現熱毒壅盛的實證，中、晚期則多為本虛標實或虛實夾雜之候，由於久病體虛，窮及脾腎，陽損及陰，陰損及陽，最終陰陽俱衰，而成難治之病。

(2) 辨證論治

1. 肝脾濕熱證

【症狀】口腔、外陰潰瘍，潰破處顏色鮮紅，灼熱疼痛，甚至糜爛腐臭。兩目紅腫疼痛，視物不清。伴發熱，口苦咽乾，心煩

易怒，坐臥不安，口臭便秘，小溲黃赤。舌質紅，舌邊潰破，舌苔黃膩，脈象滑數或弦數

【治法】清熱除濕，瀉火解毒

【方藥】龍膽瀉肝湯加減。龍膽草 12 克、大青葉 20 克、蒲公英 20 克、黃芩 15 克、黃連 5 克、黃柏 12 克、生地 15 克、丹皮 9 克、玄參 15 克、金銀花 9 克、炙甘草 9 克

【加減】兩眼紅腫赤痛甚加決明子、青葙子；口腔潰瘍嚴重加掛金燈、射干；生殖器潰瘍成膿階段加山甲片、皂刺；膿性分泌物增多可加半枝蓮、生梔子；大便秘結加生大黃、玄明粉；小便澀痛加木通、車前子

2. 陰虛火旺證

【症狀】病情纏綿，口腔、外陰潰瘍反覆發作，瘍面暗紅，潰爛的痛，目睛乾澀羞明，視物不清。同時見有午後低熱，手足心熱，煩躁不安，頭暈耳鳴，失眠多夢，腰膝酸軟，面部潮紅，小便短赤，大便燥結，舌質紅少津，或見裂紋。舌苔薄白，或少苔，或光剝苔，脈弦細數

【治法】滋養肝腎，清熱瀉火

【方藥】知柏地黃丸加減。黃連 3 克、知母 9 克、石斛 20 克、龜板 15 克、生地、熟地各 15 克、山萸肉 9 克、茯苓 20 克、丹皮 9 克、北沙參 15 克、白花蛇舌草 20 克、板藍根 15 克、炙甘草 6 克

【加減】目赤腫痛加枸杞子、杭菊花；口腔潰瘍久不癒加天

花粉、蘆根、地骨皮；生殖器潰瘍久難癒合加露蜂房、皮尾參；皮膚結節腫痛難消酌加桃仁、川芎、紅花

3. 脾腎陽虛證

【症狀】病程遷延已久，口腔、外陰潰瘍此癒彼發，久難癒合，或屢癒屢發。患處呈淡紅色，瘡面平塌凹陷，痛勢不甚，綿綿不絕，兩眼乾澀而痛，兼見頭昏頭重；倦怠乏力，面色蒼白，飲食納少，腰膝冷痛，畏寒面浮，下肢浮腫，大便溏薄，小便清長。苔薄質淡，舌邊有齒痕，脈沉細無力

【治法】溫腎健脾，益氣除濕

【方藥】補中益氣湯合附桂八味丸加減。製附子 6 克、肉桂 5 克、黨參 20 克、炙黃耆 20 克、乾薑 4 克、白朮 12 克、茯苓 15 克、當歸 12 克、升麻 3 克、忍冬藤 20 克、炙甘草 5 克

【加減】目翳遮睛加穀精草、杞子；口腔潰瘍經常反覆發作加太子參、鱉甲；生殖器潰瘍久不癒合加鹿角片、熟地；下肢浮腫較甚加五加皮、漢防己

(3) 常用專方

1. 知柏三參湯

【材料】太子參 15 克，首烏 20 克，生黃耆 30 克，北沙參、玄參、知母各 15 克，黃柏 10 克，金銀花 20 克，丹皮、梔子各 9 克，土茯苓 20 克

【加減】若心中煩熱，夜寐不安，口渴思飲加生地、竹葉、甘草梢；大便秘結，多食易飢加生石膏、大黃；低熱、手足心熱

加山萸肉、山藥

【用法】每日 1 劑，水煎，分 2 次服

【功效】共治療 10 例，顯效 3 例，有效 5 例，無效 2 例，總有效率為 80%

2. 重劑板藍根方

【材料】板藍根

【用法】(i) 急性發作期：用 100% 板藍根注射液 4 毫升，肌肉注射，或口服板藍根沖劑 10-20 克，每日 2 次，5-10 天為一療程。同時內服甘草瀉心湯隨證化裁

(ii) 緩解期：口服板藍根沖劑 10-20 克，每日 2 次，3-5 天為一療程；或用生藥板藍根 30-60 克，代茶飲，同時兼服補中益氣丸或金匱腎氣丸

【功效】共治療 36 例，近期療效為 90%，隨訪 3 年內復發者 6 例，治癒率為 61.5%

3. 金銀花茶

【材料】金銀花、野菊花各 9 克

【用法】泡水代茶，每日多次沖飲。適用於白塞氏病口腔潰瘍者

4. 白塞湯

【材料】白花蛇舌草、草河車、蒲公英各 30 克，天名精、茯苓皮、白芍、黨參各 15 克，全當歸、丹參、玄參、山梔各 10 克，炙甘草 5 克

【用法】水煎服。每日 1 劑，日服 3 次。 20 天為 1 療程

5. 黃耆甘草湯

【材料】生黃耆 30 克，生甘草 30 克，何首烏 20 克，土茯苓 20 克，太子參 20 克，金銀花 20 克，北沙參 12 克，知母 12 克，元參 12 克，牡丹皮 10 克，黃柏 10 克，梔子 10 克

【用法】水煎服。每日 1 劑，分 3-4 次口服， 15 劑為 1 療程

6. 黃芩甘草茶

【材料】黃芩 9 克，黃連 3 克，蒲公英 30 克，甘草 9 克

【用法】水煎服，每日 1 次。適用於白塞氏病急性發作期

(4) 外治法

1. 潰瘍粉

【材料】黃芩、黃連、黃柏各 10 克，硼砂、冰片各 3 克，外陰糜爛加苦參 10 克

【用法】上藥共研細末，外敷患處

2. 爐丹散

【材料】爐甘石 6 克，黃丹 1.5 克，三黃粉 3 克，煅硼砂 1.5 克，冰片 0.9 克

【用法】共研細末，瓶裝備用。使用時，先用茶水洗淨創面，再將藥粉撒布於外陰潰瘍上，用消毒紗布包裹陰莖以免摩擦，每日或隔日換藥 1 次

3. 苦參湯

【材料】苦參 30 克，蛇床子 15 克

【用法】上藥共煎水外洗

4. 加味雄黃散

【材料】雄黃 9 克，艾葉一團

【用法】雄黃研末，將艾葉作團，然後把雄黃粉撒於艾葉上點燃，再用一鐵筒或紙筒將火罩住，令患者蹲坐其上，針對肛門潰瘍處薰之

5. 地龍吳茱萸散

【材料】乾地龍 10 條，吳茱萸 1.8 克

【用法】共研末，和麵粉少許，用醋調成糊狀，敷兩足心包紮，日兩次

6. 吳萸炮薑木鱉散

【材料】吳茱萸 9 克，炮薑 9 克，木鱉子 3 個

【用法】將上藥共研細末，用水調勻，貼臍上，以紙蓋之

食療

(1) 食物禁忌

1. 忌辛辣刺激性食物，如生蔥、生蒜、辣椒、燒烤。
2. 忌油炸、肥膩食物。
3. 忌牛羊肉、牛奶。
4. 忌海鮮。
5. 忌煙。

(2) 常用食療方

1. 清心粥

【材料】綠豆 100 克，白米 150 克，白糖 15 克

【製法】綠豆、白米用水淘洗乾淨，入鍋中，加水適量，小火慢慢熬煮成粥，粥成時加入白糖，每日早晚作正餐服食

2. 雪耳蓮子羹

【材料】雪耳 25 克，蓮子 50 克

【製法】用水將雪耳、蓮子洗淨，入鍋中，加水煮至雪耳熟爛，加冰糖或白糖，早晚各食 1 小碗

3. 玄參蓮棗飲

【材料】玄參 90 克，丹皮、炒棗仁各 30 克，柏子仁、蓮子心各 9 克

【製法】以上各味以水清洗後，入砂鍋中，加水 300 毫升，小火煎煮 30 分鐘，去渣，加水再煎，濾取汁液，將兩次所得藥汁合併，加白糖少許，分 3 次服用，每日 1 劑

4. 蘿蔔鮮藕汁

【材料】生蘿蔔 250 克，鮮蓮藕 500 克

【製法】將蘿蔔和藕用水洗淨，搗碎爛，用雙層消毒紗布絞汁，每日數次取適量含於口中，片刻後嚥下

預防及護理

(1) 養成良好的生活習慣，不要熬夜，按時起居，保證有充足的休息和睡眠。杜絕各種不良生活習慣，避免過度勞累，這樣可以使身體免疫力處於最佳狀態，減少疾病侵擾。

(2) 在生活中保持一顆平常心，凡事不要斤斤計較，用寬容和樂觀心態面對一切，避免大喜大悲或者強烈的精神刺激，更不要輕易生氣發怒。

(3) 飲食上應該注意規律，不要長時間捱餓，也不要暴飲暴食，保證吃飯時間和品質，少吃辛辣刺激性食物或者溫燥性食品，不要吃太多高脂肪食物，飲食以清淡和易消化為主，多吃一些新鮮蔬菜和水果，補充身體所需維他命。

(4) 養成良好的衛生習慣，勤洗澡常換衣，保證口腔和皮膚的衛生，居住環境經常開窗通風，保證室內適宜的溫度和濕度，避免造做成皮膚損傷，不要穿化學纖維類衣服，應該選擇棉質內衣。

(5) 在生活中加強自身健康的關注，定期測量體溫和血常規，一旦出現異常需要及時治療，此外還應該預防各種感染的出現。

預後

(1) 口腔潰瘍有自限性，多於 2 週左右癒合；反覆發作性，每年至少發作 3 次以上；繼發性病變實質為血管 BD，預後較好。

(2) 眼部損害佔 50%-85%，男性一般較易受累，症狀嚴重，預後差。脈絡膜視網膜炎、球後視神經炎、眼底出血或眼底動靜脈炎、視神經萎縮、玻璃體病變，可導致視力嚴重下降甚至失明。

(3) 常繼發於大動脈阻塞、動脈瘤、出血等，若有實質損害，多局限於病變動脈的供血區。

(4) 神經 BD 約佔 BD 患者的 20%。原發性實質病變是真正的神經 BD，預後差。繼發性病變實質為血管 BD，預後較好。

(5) 消化道損害佔 8.4%-27.5%。潰瘍單發或多發，平均直徑為 2.7 厘米，可併發穿孔或出血，大多數病人在切除後易復發。

(6) 肺部損害可因動脈瘤破裂出血及肺膿腫形成而引致死亡。

治療白塞氏病的藥物大多都有不良反應，尤其是長期服用者更須注意。服用期間必須根據臨床表現，不斷調整劑量，同時嚴密監測患者血常規、肝腎功能、血糖、血壓等，出現異常者應及時減量、停藥或改用其他藥物。

十九、萊特爾綜合症

萊特爾綜合症（Reiter's Syndrome, RS）是以關節炎、尿道炎和結膜炎三聯症為臨床特徵的一種特殊臨床類型的反應性關節炎，臨床上也稱之為眼炎 - 關節炎 - 尿道炎綜合症，或稱之為反應性關節炎。與強直性脊柱炎、炎症腸病關節炎、銀屑病關節炎等同屬血清陰性脊柱關節病範疇。常表現為突發性急性關節炎，並且伴有獨特的關節外皮膚黏膜症狀。最早的相關記載是萊特爾（Reiter）於 1916 年描述一個騎兵軍官出現了關節炎，非淋球菌性尿道炎和結膜炎三聯症，伴有腹瀉血便；並有航海軍艦上由志賀氏痢疾桿菌引起的痢疾後羣發的記載。隨後由 Bauer 和 Engleman 在 1942 年將上述三聯症概括正式命名為萊特爾綜合症。

目前認為本病有兩種形式：性傳播和痢疾型，前者主要見於 20-40 歲年輕男性，大多數情況下是生殖器被沙眼衣原體感染。以往認為女性、兒童和老年人較少見有萊特爾綜合症，他們通常在腸道細菌感染後獲得痢疾型，其中主要是志賀菌屬、沙門菌屬、耶爾森菌屬以及彎曲桿菌屬。但現在由於病原學檢查的改進，發現泌尿系與婦科感染的某些類型與本病的發生關係密切。

以往報道，本病多見於青年男性，海外的發病率在 0.06%-1% 不等，中國尚無這方面的統計資料。

發病因素

萊特爾綜合症的發病與感染，遺傳標記（HLA-B27）和免疫失調有關。滑膜的病理改變為非特異性炎症。性傳播主要見於 20-40 歲年輕男性，大多數情況下是生殖器被沙眼衣原體感染。感染通常在腸道細菌感染之後獲得痢疾型。其中主要是志賀菌屬、沙門菌屬、耶爾森菌屬以及彎曲桿菌屬。

萊特爾綜合症患者中，組織抗原 HLA-B27 出現的頻率高達 63%-95%，相比之下健康對照組僅為 6%-15%，支持本病有遺傳傾向，具有 HLA-B27 遺傳標記的個體在性接觸或被某些腸道細菌感染後，發生萊特爾綜合症的危險增加。也由此將本病列入血清陰性脊柱關節病範疇。

臨床表現

(1) 全身症狀

全身症狀突出，如在感染後數週出現發熱，體重下降，嚴重的倦怠無力和大汗。熱型為中至高熱，每日 1-2 個高峰，多不受退熱藥物影響，通常持續 10-40 天自發緩解。

(2) 關節

全部患者有關節症狀。首發症狀以急性關節炎多見，典型的關節炎出現在尿道或腸道感染後 1-6 週，呈急性發病，多為單一或少關節炎，非對稱性分佈，呈現伴有關節周圍炎症的臘腸樣指(趾)。關節炎一般持續 1-3 個月，個別病例可長達半年以上。主要累及膝和踝等下肢大關節，肩、腕、肘、髖關節及手和足的小關節也可累及。受累關節呈熱、腫脹、劇痛和觸痛。膝關節常有明顯腫脹及大量積液。背部不適常放射到臀部和大腿，在臥牀休息和不活動時加重。肌腱端病的典型表現是跟腱附着點發炎。初次發病症狀通常在 3-4 月內消退，並可恢復正常，但有復發傾向。某些患者可在反覆發作過程中發生關節畸形、強直、骶髂關節炎和 / 或脊椎炎。

(3) 泌尿生殖道

典型患者是在性接觸或痢疾後 7-14 日發生無菌性尿道炎。男性患者有尿頻和尿道燒灼感，尿道口紅腫，可見清亮的黏液樣分泌物，也可以出現自發緩解的出血性膀胱炎或前列腺炎。陰莖龜頭和尿道口的淺小無痛性潰瘍稱為漩渦狀龜頭炎。龜頭炎的發生與尿道炎的有無或輕重無關。龜頭炎一般在幾天或最多幾週痊癒，極少數可持續幾個月。女性患者可表現為無症狀或症狀輕微的膀胱炎和宮頸炎，有少量陰道分泌物或排尿困難。

(4) 皮膚黏膜

溢膿性皮膚角化症為病變皮膚的過度角化。見於 10%-30% 的患者，其病變開始為紅斑基底上清亮的小水皰，然後發展成斑疹，丘疹並形成角化小結節，病變常發生在足的一端，也可累及掌、蹠和指甲周圍、陰囊、陰莖、軀幹和頭皮。疾病早期可出現一過性口腔淺表潰瘍，開始表現為水皰，逐漸發展成淺小有時是融合的潰瘍，多為無痛性，此表現也可見於陰莖龜頭。

(5) 眼

大部分患者出現眼部症狀，表現為結膜炎、虹膜炎和角膜潰瘍。結膜炎多為輕度的無痛性發紅，分泌物增加，單側或雙側受累，2-7 天消退，少數炎症較重者可持續幾週。5% 的患者出現虹膜炎，單側多見，也可雙側交替發作，持續 1-2 個月。其他眼部症狀有淺層點狀角膜炎、角膜潰瘍，表面鞏膜炎，視神經和球後神經炎，以及因全眼炎所致的眼球完全破壞。

(6) 其他

除上述症狀外，還可以出現心臟受累（包括瓣膜病變和傳導異常），少數患者由於主動脈中層病變和主動脈根部擴張，最終發生主動脈瓣關閉不全。腎繼發性澱粉樣變性、顱神經和周圍神經病、血栓性靜脈炎等少見。

診斷

(1) 診斷標準

一般以 1981 年美國風濕病學會制訂的標準：外周關節炎症持續一個月以上，同時併發尿道炎或宮頸炎者即可診斷為 RS。

但是，由於萊特爾綜合症是一種特殊類型的反應性關節炎，具備典型的急性關節炎、非淋球菌性尿道炎和結膜炎三聯症者確診並不困難，但由於各種表現可在不同時期出現，所以診斷有時需要數月時間。發展為慢性萊特爾綜合症患者，其關節炎和 / 或皮損的表現類似銀屑病性關節炎、強直性脊柱炎和白塞氏病。對不具備典型三聯症者，目前多沿用 1996 年 Kingsley 與 Sieper 提出的反應性關節炎的分類標準：

1. 典型外周關節炎：下肢為主的非對稱性寡關節炎；

2. 前驅感染的證據：

(i) 如果 4 週前有臨床典型的腹瀉或尿道炎，則實驗室證據可有可無；

(ii) 如果缺乏感染的臨床證據，必須有感染的實驗室證據；

3. 排除引起單或寡關節炎的其他原因，如其他脊柱關節病、感染性關節炎、萊姆病及鏈球菌反應性關節炎；

4. HLA-B27 陽性、萊特爾綜合症的關節外表現（如結膜炎、虹膜炎、皮膚、心臟與神經系統病變等），或典型脊柱關節病的臨床表現（如炎性下腰痛、交替性臀區疼痛、肌腱端炎或虹膜炎）

不是反應性關節炎確診必須具備的條件。

(2) 實驗室檢查

1. 病原體培養：可行尿道拭子培養，有條件時可取宮頸刷洗細胞行直接螢光抗體和酶聯免疫試驗。當腸道症狀不明顯或較輕微時，大便培養對確定誘發疾病的微生物感染有幫助，能為可疑的反應性關節炎提供診斷依據。但需指出，大部分患者就診時感染已發生在數週前，病原體的培養往往呈陰性。

2. 炎症指標：急性期可有白血球增高，血沉增快，CRP 升高。慢性患者可出現輕度正細胞性貧血。補體水平可以增高。尿常規及尿沉渣計數可顯示泌尿系感染的證據。

3. 滑液與滑膜檢查：滑液有輕至重度炎性改變，滑液黏度降低，白血球輕度至中度升高，主要為中性粒細胞，且可出現大巨噬細胞，內含核塵和整個白血球的空泡，有時稱之為萊特爾細胞，但它對萊特爾綜合症無特異性。滑膜活檢顯示為非特異性炎症改變，但通常比類風濕關節炎有更多的中性粒細胞浸潤。採用免疫組化、PCR 或分子雜交技術可在滑膜和滑液裏鑒定出感染因子抗原。

4. HLA-B27 檢測：HLA-B27 抗原與中軸關節病、心臟炎和眼色素膜炎相關，因此，該抗原陽性有助於本病的診斷。

5. 同其他脊柱關節病一樣，通常類風濕因子陰性和抗核抗體陰性。

(3) 放射學檢查

10% 的患者在疾病早期即出現骶髂關節炎。慢性萊特爾綜合症患者最終約有 70% 出現單側（早期）或雙側（晚期）骶髂關節異常；非對稱性椎旁「逗號樣」骨化是萊特爾綜合症和銀屑病關節炎獨特的影像學發現，多累及下三個胸椎和上三個腰椎，椎體方形變不常見；受累關節有關節周圍軟組織腫脹，關節間隙狹窄常見於足小關節，伴獨特的邊緣和絨毛狀周圍骨炎；沿着掌指、蹠趾和指趾體部出現線形骨周圍炎，肌腱附着點部位（如跟骨、坐骨結節和股骨大轉子等處）的周圍骨質疏鬆，糜爛和骨刺形成。即使在慢性患者，其骨密度測定多為正常。

(4) 鑒別診斷

萊特爾綜合症需同多種風濕性疾病，如急性風濕熱、痛風性關節炎和脊柱關節病的其他類型（銀屑病關節炎、強直性脊柱炎、腸病性關節炎等）相鑒別。但最重要的是排除細菌性感染化膿性關節炎。

1. 細菌性關節炎

多為單關節炎，急性發病，常伴有高熱、乏力等感染中毒症狀，關節局部多有比較明顯的紅、腫、熱、痛的炎症表現，滑液為重度炎性改變，白血球計數常大於 $50x10^9/L$，中性粒細胞多在 75% 以上。滑液培養可以發現致病菌。

2. 急性風濕熱

本病屬於廣義反應性關節炎的範疇，患者多為醫療條件較差地區的青少年，發病比較急，起病前 2-3 週多有鏈球菌感染史，臨床上常有咽痛、發熱和四肢大關節為主的遊走性關節炎，關節腫痛消退後不遺留骨侵蝕和關節畸形，患者還常同時伴發心臟炎，檢查外周血白血球增高，抗鏈 O 升高。

3. 痛風性關節炎

多發於中老年男性，最初表現為反覆發作的急性關節炎，最常累及足第一蹠趾關節和跗骨關節，表現為關節紅腫和劇烈疼痛，血清中血尿酸升高，滑液中有尿酸鹽結晶。

4. 銀屑病關節炎

本病好發於中年人，起病多較緩慢，萊特爾綜合症主要與其五種臨床類型中的非對稱性少關節炎型相鑒別。此型常累及近端指（趾）間關節、掌指關節、蹠趾關節及膝和腕關節等四肢大小關節，少數可以遺留關節殘毀。銀屑病關節炎患者常有銀屑病皮膚和指（趾）甲病變。

5. 強直性脊柱炎

本病好發於青年男性，主要侵犯脊柱，但也可以累及外周關節，在病程的某一階段甚至可以出現類似萊特爾綜合症的急性非對稱性少關節炎，但患者常同時有典型的炎性下腰痛和 X 光相證實的骶髂關節炎。

6. 腸病性關節炎

本病除可有類似萊特爾綜合症的急性非對稱性少關節炎外，還伴有明顯的胃腸道症狀如反覆腹痛、膿血便、裏急後重等，纖維結腸鏡檢查可以明確克羅恩病或潰瘍性結腸炎的診斷。

7. 白塞氏病

本病基本病變為血管炎，全身大小動靜脈均可受累。有反覆口腔黏膜、生殖器潰瘍並伴眼炎。雖可有關節病、關節炎但通常較輕。本病有較為特異的皮膚損害，如針刺反應、結節紅斑等。可有動脈栓塞和靜脈血栓形成。

臨床治療

萊特爾綜合症尚無根治方法，但如能及時診斷及合理治療，可以控制症狀並改善預後。

(1) 一般治療

口腔與生殖器黏膜潰瘍多能自發緩解，無需治療。急性關節炎可臥牀休息，但應避免固定關節夾板，以免引起纖維強直和肌肉萎縮。當急性炎症症狀緩解後，應盡早開始關節功能鍛煉。

(2) 非類固醇類抗炎藥

本類藥物種類繁多，但療效大致相當，可減輕關節腫脹和疼痛及增加活動範圍，是早期或晚期患者症狀治療的首選藥。

(3) 抗生素

現主張急性期患者給予抗生素治療。常用的藥物為廣譜抗生素，療程一個月。對於非淋球菌、衣原體或支原體感染的尿道炎或宮頸炎，可用氧氟沙星或大環內酯類抗生素，如阿奇霉素等治療。

(4) 糖皮質激素

對非類固醇類抗炎藥不能緩解症狀的個別患者，可短期使用皮質激素。但口服治療既不能阻止本病的發展，還會因長期治療帶來不良反應。外用皮質激素和角質溶解劑對溢膿性皮膚角化症有用。關節內注射皮質激素可暫時緩解膝關節和其他關節的腫脹。對足底筋膜或跟腱滑囊引起的疼痛和壓痛可局部注射皮質激素治療，使踝關節早日活動以免跟腱變短和纖維強直。必須注意避免直接跟腱內注射，這樣會引起跟腱斷裂。

(5) 免疫抑制劑

當非類固醇類抗炎藥不能控制關節炎時，可加用柳氮磺胺吡啶。重症不緩解的萊特爾綜合症可試用甲氨蝶呤和硫唑嘌呤等免疫抑制劑。用法及不良反應可參考類風濕關節炎用藥。

中醫認識

萊特爾綜合症多急性起病，根據臨床表現的不同，可分別屬中醫「痹病」、「熱痹」、「淋證」、「泄瀉」、「火疳」等範疇。

(1) 病因病機

中醫認為勞累、精神壓力等因素，加上患者素體虛弱，肝腎虧虛，榮血不足為根源，復感外邪或勞傷可致本病發生。侵襲肌肉、經脈、筋骨，阻遏氣血運行，關節失於溫煦形成關節痹痛；濕熱之邪下注引起泌尿系統病變，風熱之邪上侵而致眼疾。總的病機是肝腎虧虛為本，濕熱內阻為標。

(2) 辨證論治

1. 濕熱內蘊證

【症狀】口痛，目赤痛，小便赤痛，關節疼痛，低熱，心煩，口糜，起臥不安，脘痞納呆，尿黃便結，舌紅苔黃，脈洪大或細數

【治法】清熱除濕解毒

【方藥】清胃散合龍膽瀉肝湯加減。生地 30 克、生石膏 30 克、黃芩 30 克、黃連 10 克、苦參 30 克、丹皮 10 克、土茯苓 30 克、當歸 10 克、澤瀉 10 克、豬苓 10 克、車前子 15 克、龍膽草 10 克

2. 陰虛內熱證

【症狀】尿急尿痛，目赤畏光，午後低熱，五心煩熱，面色少華，寐差夢多，口乾口苦，大便乾結，舌絳紅苔少，脈細數

【治法】滋補肝腎，清熱解毒

【方藥】杞菊地黃湯加減。生地 30 克、澤瀉 10 克、豬苓 10 克、黃芩 30 克、苦參 30 克、丹皮 10 克、車前子 15 克、茯苓 15 克、杞子 10 克、菊花 10 克

(3) 中醫食療

1. 五花茶

【材料】金銀花、菊花、槐花、雞蛋花、木棉花各 15 克

【製法】加 600 毫升水，煎至 400 毫升，每日 2 次，每次 200 毫升

【功效】清熱祛濕。適用於萊特爾綜合症濕熱內蘊證

2. 加味龜苓茶

【材料】生龜板 30 克、土茯苓 30 克、忍冬藤 30 克、生地 30 克

【製法】加 1,200 毫升水，煎至 400 毫升，每日 2 次，每次 200 毫升

【功效】養陰清熱，通絡解毒。適用於萊特爾綜合症陰虛內熱證

3. 四草茶

【材料】金錢草 30 克、車前草 30 克、白花蛇舌草 30 克、生甘草 10 克

【製法】加 800 毫升水，煎至 400 毫升，每日 2 次，每次 200 毫升

【功效】清熱利濕通淋。適用於萊特爾綜合症濕熱內蘊證，以泌尿系統病變為主症者

4. 白菊花茶

【材料】白菊花 10 克

【製法】泡茶當水喝。藥渣外敷眼部

【功效】適用於萊特爾綜合症以眼部病變為主症者

疾病預防

(1) 生活規律，注意營養，鍛煉身體以增強自身免疫機能。

(2) 注意性生活衛生。

(3) 注意環境和個人衛生，經常洗澡，更換衣服。

(4) 預防尿道炎、子宮頸炎、前列腺炎等病的發生，一旦發生，應積極治療。

二十、重疊綜合症

病人在同一時間符合兩種或以上結締組織病的診斷；亦可在不同時期先後發生另一種結締組織病；或先有某一種結締組織病，以後移行轉變為另一種 CTD。這種轉變可呈連續性或間隔一定時間後進行。OS 通常多生於六個瀰漫性 CTD，即紅斑狼瘡（SLE）、類風濕性關節炎（RA）、多發性肌炎或皮肌炎（DM/PM）、系統性硬化症（PSS）、結節性多動脈炎及風濕熱的重疊，亦可由六個 CTD 與近緣病如白塞氏病、乾燥綜合症、脂膜炎相重疊，此外尚可與其他自身免疫病如慢性甲狀腺炎、自身免疫性溶血性貧血等重疊。

在西醫方面，由於結締組織病的病因尚未完全闡明，因此對重疊綜合症的本質認識，目前還不十分清楚，尚需深入研究。

實際上所見到的病例以紅斑狼瘡、PM/DM 和間的重疊為主。

1. SLE 與 PSS 重疊

病初常表現為 SLE，以後出現皮膚硬化，吞嚥困難及肺纖維化等表現。一般面部紅斑發生率較單純 SLE 低，雷諾現象發生率高。抗 dsDNA 效價較低，LE 細胞陽性率低。ANA 呈高效價、高陽性率，成分為抗 NDA 抗體，螢光核型呈斑點型。

紅斑狼瘡其實就是熱毒侵入人的五臟六腑，對人的各器官造成嚴重損害的一種系統性疾病，因為熱毒可以通過血液和脈絡到達人體的每一個地方，所以對人體的損害是全身性的。現代醫學把紅斑狼瘡劃為免疫系統疾病和結締組織疾病是不全面的，這只是對紅斑狼瘡損害人體的部分表像的描述。當然紅斑狼瘡對免疫系統和結締組織的侵害是顯而易見的，但是如果對於一種全身性疾病，只是把部分表像當作治療的對象，其治療效果和結果是可想而知的：絕大多數因貽誤治療而造成嚴重後果，輕者損害身體，重者危及生命，現在西醫對紅斑狼瘡的治療就是處於這種尷尬境地。

2. SLE 與 PM 重疊

除 SLE 表現外有近端肌無力、肌痛及壓痛、萎縮及硬結。血清 ANA 陽性率高，LE 細胞檢出率低。低補體血症、高 γ 球蛋白血症。血清肌漿酶如 CPK 、 LDH 及醛縮酶等增高，24 小時尿肌酸排出量增加。

3. SLE 與 RA 重疊

除 SLE 症狀外有關節炎、關節畸形及類風濕結節等表現。血清 RF 呈高效價高陽性率。

4. SLE 與 PN 重疊

SLE 與 PN 重疊時除 SLE 表現外，有沿血管分佈之皮下結節及腹痛，除 SLE 表現外，有沿血管分佈之皮下結節及腹痛，腎損害較單一 SLE 時更重，肺部症狀及中樞神經系統受累多見。常見嗜酸性細胞增高，γ 球蛋白高但 LE 細胞陽性率低。

5. PSS 與 PM/DM 重疊

病人有近端肌無力、肌痛、關節痛、食道運動減慢及肺纖維化等改變。硬皮病改變常局限於四肢，毛細血管擴張及肢端潰瘍少見。血清 Ku 、 PM-Scl-70 和等 U2RNP 抗體陽性為其特徵。

6. 其他

其他各種形式重疊均可變化，通常 CTD 與其近緣病重疊最常見者為乾燥綜合症，其他為白塞氏病、脂膜炎及橋本氏甲狀腺炎等。

其他實驗室檢查

(1) SLE 和 PSS 典型 OCTD

1.SLE 和 PSS 典型 OCTD：

(i) γ 球蛋白增高，免疫球蛋白增高。

(ii) LE 細胞陽性率低。

(iii) ANA 陽性呈高滴度。

(iv) 抗 DNA 抗體陽性率低且為低滴度。

(v) 與單純 SLE 不同，螢光抗體類型為斑點型。

2. MCTD：

(i) 抗 RNP 抗體陽性呈高滴度 (>1：1024)。

(ii) 抗 Sm 抗體陰性。

(iii) ANA 陽性，呈斑點型。

(iv) 免疫病理學示皮膚表皮棘細胞核螢光染色體陽性。

(2) SLE 和 PM (DM) 的 OCTD：

1. 尿肌酸及血清酶活性 (GOT 、 GPT 、 LDH 、 CK 、 ALD) 明顯增高；

2.ANA 陽性及 LE 細胞陽性率高；

3. 肌電圖異常。

(3) SLE 和 RA 的 OCTD：

具有以下特徵：

1. LE 細胞多數陽性；

2. ANA 陽性，多為斑點型；

3. 血清 RF 大部分陽性。

(4) SLE 和 PN 的 OCTD：

1. 除有 OCTD 的一般免疫學異常外，血白血球減少不明顯，常伴有嗜酸性粒細胞增加；

2. 部分尚有乙肝表面抗原 (HBsAg) 陽性。

(5) SLE 和 TTP 的 OCTD：

1. 除有 SLE 一般免疫學改變外，可有正細胞正色素性貧血，血小板明顯減少；

2. 抗人球蛋白試驗陽性。

分類

對重疊綜合症的分類不甚統一。現在大多採用日本學者大藤真的分類方法。

(1) I 型：兩種以上結締組織病共存。

1. 相同或重複的症狀在不同的時間內出現，如 RA → SLE，SLE → PSS；

2. 同時出現但以某一疾病為主，如 SLE+PSS，SLE+RA，PSS+PM 等。

(2) II 型：兩種以上結締組織病不典型或不完全的症狀混合在一起，又很難歸入哪一類，有時提示為一種新的臨床疾病或綜合症。如混合性結締組織病（MCTD），Felty 綜合症等。

(3) III 型：傳統結締組織病與其近緣病或其他自身免疫病共存，強 SLE+SS+ 橋本氏甲狀腺炎等。

診斷標準

重疊綜合症的診斷必須符合兩種或以上結締組織病的診斷標準。重疊可發生在同一時間內，也可在不同的時期發生。即患者先有某一結締組織病如 SLE，以後轉變成另一種結締組織病或多發性肌炎等。無論何種情況，只要患者具有兩種或以上結締組織病間的重疊，均應診斷為重疊綜合症。

鑒別診斷

1. 混合結締組織病（MCTD）

重疊綜合症患者無高效價的抗 n-RNP 抗體，類似 MCTD 的硬皮病、SLE 和多發性肌炎的重疊綜合症一般預後較差。

2. 未分化結締組織病（UCTD）

患者具有結締組織病的一些臨床表現，但一時尚不能確診為哪一種結締組織病，往往需要通過一段時間觀察和定期的實驗室檢查隨訪，才能獲得診斷。

治療

(1) 中醫治療

辨證論治

1. 寒凝血瘀證

【症狀】指（趾）端蒼白或發紺，遇寒則甚，四肢不溫，肌膚刺痛或硬腫，關節酸痛，遊走不定，舌質暗有瘀點瘀斑，舌苔白，脈沉細澀

【治法】溫陽散寒，活血通絡

【方藥】桂枝四物湯加減。製川烏 9 克（先煎），桂枝、赤芍、當歸、川芎、紅花、桃仁、炙地龍各 9 克，桑枝 30 克，生甘草

6克，大棗15克

2. 陰虛血瘀證

【症狀】手腳瀰漫性腫脹，伴有毛細血管擴張，盤狀局限性紅斑，或在手指關節背面有皮肌炎樣的萎縮性紅斑，指端粗厚，甚至發生潰瘍或壞死，指關節伸側面粗糙，或面部有蝶形紅斑或紅斑樣皮損等。常伴發熱、關節疼痛、肌肉酸痛、全身倦怠等症狀。舌苔剝落，舌紅或有瘀點、瘀斑，脈細澀

【治法】養陰清熱，益氣活血

【方藥】麥味地黃湯加減。天冬、麥冬各10克，生地30克，玄參12克，山茱萸12克，白花蛇舌草、鹿銜草、六月雪、虎杖、生黃耆、山藥、丹參、雞血藤各30克，炙地龍、烏梢蛇各15克

3. 陽虛血瘀證

【症狀】面色蒼白，口唇無華，肌膚凝滯硬化，畏寒肢冷，關節僵硬冷痛，胸悶不舒，腰酸乏力，納呆便溏，女子經少或經閉。男子陽萎遺精。舌淡或青紫或舌體淡胖，脈沉緩

【治法】補腎壯陽，溫經通絡

【方藥】右歸飲加減。桂枝、製附子各10克，鹿角片、山茱萸、熟地黃、肉蓯蓉各12克，威靈仙、秦艽各9克，丹參、益母草各30克，淫羊藿、路路通各15克

4. 肝脾腎俱虧證

【症狀】疾病後期，低熱起伏，易感冒，面色萎黃或晦暗，頭昏目眩，口苦咽乾，神疲乏力，腰膝酸軟。女子月經不調，男子

陽痿早洩。或面目四肢浮腫，甚或伴有胸水、腹水。舌質淡胖或紫暗，苔白，脈虛弱或沉細

【治法】養肝健脾補腎化瘀

【方藥】十全大補湯合二仙湯加減。黨參、丹參、當歸各 30 克，熟地 15 克，川芎 10 克，白芍 12 克，生黃耆 60 克，白朮、仙茅、仙靈脾、茯苓、枸杞子、黃柏各 10 克，炙甘草 6 克

5. 熱毒瘀阻證

【症狀】高熱、煩躁、面膚潮紅，肌肉關節紅腫熱痛，皮膚紫斑，口渴飲冷，尿黃赤，大便乾。舌質紅苔黃膩，脈數

【治法】清熱解毒，涼血通絡

【方藥】清熱地黃湯加減。水牛角 30 克，生地 30 克，赤芍、丹皮各 15 克，青蒿、連翹、黃芩、大青葉、蒲公英各 12 克，丹參 15 克，雞血藤、忍冬藤各 30 克，絲瓜絡 15 克，生甘草 10 克

【加減】關節酸痛甚者，加秦艽、威靈仙；關節刺痛劇烈者，加三棱、莪朮；高熱者，加生石膏、知母、黃柏；自汗盜汗者，加牡蠣、生黃耆；便秘者加生大黃、芒硝、枳殼；胸悶加蘇梗、瓜蔞；月經不調者加茺蔚子、澤蘭

(2) 西醫治療

重疊綜合症的治療取決於其所屬類型，具體方法參見有關病種相應處理。通常需採用中高劑量糖皮質激素，有時需單獨或合併應用免疫抑制劑如環磷醯胺、硫唑嘌呤、甲氨蝶呤等。待病情控制後較輕病例可採用溫陽活血、通絡止痛的中藥或雷公藤、

丹參等製劑。嚴重者可選用大劑量糖皮質激素或合併免疫抑制劑的衝擊療法，靜脈滴注大劑量丙種球蛋白衝擊療法、或血漿置換療法。

預防與調護

(1) 預防

1. 加強身體鍛煉，增強體質，提高抗禦病邪的能力。可選擇太極拳、八段錦、練功十八法、氣功等；身體條件較好的可以跑步、打球等。通過活動肢體，使全身氣血流暢，體內陰陽平衡，日久可達到增強體質，減少疾病的目的。

2. 防範風寒、潮濕入侵。風濕病的成因，與風寒濕有着密切的關係。因此，平日注意防範其入侵非常重要，尤其是身體虛弱時更應注意。

(2) 調護

1. 常規護理：防止褥瘡，防止尿路感染、皮膚感染等。

2. 危重病護理：高熱病人應定時測體溫，並給予物理降溫，反覆查血常規和血培養，仔細檢查有無感染病灶。腎功能不全者要記錄 24 小時尿量或出入水量，腎功能、血清蛋白、電解質、血氣分析、血壓、心電圖要定時檢測。

3. 心理方面：要消除病人顧慮，醫患密切配合，樹立戰勝疾病的信心。此外，醫護人員向病患家人説明心理和生活護理的知識，以幫助病人，更是非常重要。

4. 合理調配營養：飲食宜清淡，易消化，避免辛辣刺激食物及煙酒，不宜食用高蛋白、高脂肪飲食。

5. 早發現、早診斷、早治療：有病早治療，發病率會大大降低，治癒率則會相應提高。

第三部
治痹用藥心得

藤類藥物

痹證的病變部位常在四肢關節，為了提高療效，引藥直達病所，臨床上常常使用藤類引經藥。簡要介紹如下：

(1) 絲瓜絡

通絡祛濕，化痰散結，理氣行滯，清熱涼血。專祛經絡中之痰濕。對類風濕關節炎胸肋關節痛常配桑枝、鬱金、紅花、片薑黃等，有良效。同時對濕熱痹、瘀血痹配伍使用療效亦佳。

(2) 忍冬藤

又稱金銀花藤，清熱解毒，涼血通絡。專清絡中熱毒，為治療濕熱痹的要藥。對風濕病急性期或慢性期急性發作時應用療效最佳。對改善關節紅腫熱痛，降低血沉、抗 O、C 反應蛋白等指標均有良好的作用。

(3) 雞血藤

養血活血，疏經柔筋，化瘀通絡。專通絡中之瘀。絡脈空虛兼有瘀血用之最宜。血虛之人患痹證，婦女痹證及痹證後期氣血不足，導致的貧血，有良好作用。

(4) 天仙藤

祛風濕，通經絡，化水濕，消腫止痛。風濕痹痛及濕痹效佳，凡風濕痹痛兼有水腫者最為適宜，可與其他藤類藥物聯合應用。對關節腫脹有較好的消腫效果。

(5) 絡石藤

通絡祛風，蠲痹止痛。善通絡之滯，止痛效果良好，又兼有補益肝腎作用。凡肝腎虧虛兼風濕痹痛用之最佳，適用於風濕痹痛兼有熱象者。

(6) 石楠藤

歸肝、脾經。祛風濕，舒筋絡，強腰膝，除痹痛。用於風寒濕痹，筋骨疼痛。腰膝無力，咳嗽氣喘，腎虛咳嗽，陽痿。

(7) 青風藤、海風藤

二藥均能祛風除濕，通絡止痛。其中青風藤鎮痛止痛作用尤為顯著，又能祛風止癢。海風藤善治絡中之風，遊走性疼痛，行痹、痛痹療效俱佳。寒熱痹證類型經加減配伍均可使用。

(8) 爬山虎

又稱爬牆虎、地錦、飛天蜈蚣，性溫，味甘、澀，有小毒。功能祛風通絡，活血解毒。主治風濕關節痛；外用、癰癤腫毒。

用量 25-50 克，水煎或泡酒服；外用適量，根皮搗爛，酒調敷患處。

草木類藥物

(1) 伸筋草

舒筋活絡，祛風除濕，緩解拘攣。凡是風濕痹證關節拘攣，不易屈伸者，類風濕關節炎晨僵明顯者，骨性關節病屈伸不利者，常用伸筋草配白芍、木瓜、雞血藤、秦艽、松節等藥合用，常能收到滿意效果。

(2) 透骨草

散寒除濕，活血止痛。對風寒濕三氣致病無論行痹、痛痹均有效果。透骨草外洗具有引藥直入經絡，直達血脈，活血止痛的作用。配豨薟草、全蠍、元胡、細辛有良好的止痛作用。

(2) 老鸛草

祛風除濕，活血通絡，強健筋骨。凡風寒濕邪導致的行痹、痛痹、着痹均可選用。配當歸、細辛、桂枝、赤芍、紅花治肢體麻木；配生薏仁、白芍、雞血藤治關節屈伸不利，配川斷、牛膝、杜仲、鹿銜草治療老年骨性關節病均有良效。

(4) 豨薟草

祛風濕，益肝腎，通經絡。適用於風寒濕痹，寒濕痹、濕熱痹配伍後也有良好效果。止痛常配伍元胡、烏頭、徐長卿、全蠍等。補肝腎，除風濕常配伍五加皮、川斷、桑寄生、杜仲、懷牛膝、鹿銜草、補骨脂等。

(5) 鹿銜草

祛風除濕，補益肝腎。對風濕痹痛伴肝腎虧損者尤為適宜。對濕痹、濕熱痹效果較好。

(6) 腫節風

性微溫，味苦、辛。功能抗菌消炎，祛風通絡，活血散結。主治肺炎、闌尾炎、蜂窩組織炎、風濕痹痛、跌撲損傷、腫瘤。

(7) 桑枝

功能清熱舒筋，祛濕通絡，通利關節，引諸藥直達病所。為治療痹病四肢小關節為主要病位的引經藥。尤對上肢關節疼痛效果為佳。對風濕痹痛之熱痹、濕熱痹常配伍忍冬藤、天仙藤、絡石藤、晚蠶砂、海桐皮等，有良好的改善症狀和降低血沉、C 反應蛋白和抗 O 的作用。

(8) 松節

祛風散寒，除濕通絡，通利關節，善治四肢小關節疼痛。對關節、筋骨拘攣疼痛，屈伸不利效果較好。用於類風濕關節炎指關節疼痛，掌指關節、腕關節疼痛，晨僵明顯者，常配伍雞血藤、白芍、木瓜、伸筋草有良好作用。

蟲類藥物

(1) 地龍

清熱化痰，止咳平喘，通絡止痛，利水消腫。善治熱痹、濕熱痹。臨床上凡關節痛伴足踝浮腫，常配晚蠶砂、生薏仁、川萆薢、天仙藤、防己同用。通經絡直達病所，伴見肢體麻木時常選地龍配白芥子、絲瓜絡、桑枝、蘇木等合用。

(2) 土鱉蟲

活血破瘀、通絡止痛，又能壯筋骨，療骨折，為骨科、風濕科常用藥。

(3) 僵蠶

祛風解痙，化痰散結，通絡止痛。凡久痹，痰濕痹，痰瘀痹，均可使用。關節腫大者，常配伍白芥子、海桐皮、土貝母合用。

(4) 全蠍

有良好的止痛作用。祛風通絡，化瘀通滯。凡痹證後期，久病入絡，痰瘀互結關節腫大脹痛，屈伸不利明顯時常用。對緩解行痹關節竄痛作用明顯。

(5) 蜈蚣

熄風止痙，通絡止痛，尚有解毒作用。凡瘀血痹，或頑痹疼痛以痰瘀互結者，多配全蠍同用逐瘀搜剔，通絡止痛。風寒濕痹的肌肉、筋骨、關節麻木疼痛，常配合羌活、秦艽、葛根、威靈仙等合用。

(6) 烏梢蛇

祛風除濕，化瘀通絡，祛風止痛作用明顯，凡不同類型均可辯證使用。病在腰脊者可選用烏梢蛇，常與全蠍、僵蠶、蜈蚣、地龍合用。

(7) 白花蛇

搜風通絡，凡因風致病，均可選用。作用特點為內走臟腑，外達皮膚，透骨搜風。善治骨節疼痛，肢體麻木，風寒型與寒濕均可選用。

(8) 螞蟻（擬黑多刺蟻）

滋補營養、健脾補腎、通經活絡、益氣活血、雙向調節免疫、抗病毒、抗炎鎮痛鎮靜等功能，防治風濕、類風濕、乙肝、咳喘、糖尿病等虛損性疑難雜症；具有均衡營養平衡機體，提高免疫祛病強身，提高耐力抗疲勞，增強性功能，延緩衰老等保健養生功效。

活血化瘀類藥物

(1) 當歸

味甘、辛、微苦，性溫；歸肝、心、脾經；辛溫行散，可升可降；具有補血，活血，調經止痛，潤腸通便的功效；主治血虛、血瘀諸症；眩暈頭痛，心悸肢麻，月經不調，經閉，痛經，崩漏，積聚，虛寒腹痛，痿痹，赤痢後重，腸燥便難，跌打腫痛，癰疽瘡瘍。現代已把當歸用於治療冠心病、血栓閉塞性脈管炎、急性缺血性腦中風、肌肉關節疼痛、神經痛、心絞痛等。

(2) 赤芍

涼血活血，化瘀通絡，解毒消癰。主要適用於血熱血瘀證。多用治風濕熱、類風濕性關節炎、痛風等關節紅腫熱痛、或見皮膚紅斑瘀斑、皮下結節、血沉增快的類型，有涼血消腫作用，常與丹皮、紫草、蘇木、桃仁、紅花等合用。

(4) 紅花

性溫，味辛。活血通經。主治血滯閉經，痛經，產後瘀滯腹痛；兩脅脹痛，癥瘕痞塊；肺癰，腸癰；跌打損傷，瘀血腫痛等症。

(5) 丹參

活血祛瘀，養血清熱，調經止痛，消癰排膿，安神定悸。適用於瘀血痹阻肢體、關節導致的固定性、頑固性疼痛。用治久病入絡，或瘀血痹類型。既能活血，又能養血，古人認為，「一味丹參，功同四物」。對尪痹後期瘀阻血虧者尤為適宜。熱痹及風寒濕痹鬱久化熱者，亦可選用。可配合桑枝、忍冬藤、紅花、赤芍、羌活、秦艽、海桐皮等應用；又有良好的安神作用。血分鬱熱，血虛有熱，可用丹參配百合、生地、鬱金、遠志、磁石等使用。

(6) 川芎

具有行氣活血，祛風搜風，開鬱通絡作用。為血中之氣藥，能上行頭目，下行血海，旁達四肢，辛溫走竄，走而不守，既能行氣活血治婦科閉經、痛經諸症，又能燥濕搜風，活血通絡。凡風寒濕邪凝滯痹阻關節，血液滯塞不暢而致的關節、肌肉疼痛、麻木者多可選用。主活血行氣，氣行則血行，血行則風寒消散，又能燥血中沉滯之濕。古人云治風先治血，血行風自滅，風寒濕邪致痹，均可應用。可與祛風散寒之品同用，又能與補益肝腎之藥合用建功。

(7) 丹皮

化瘀消斑，涼血清熱，活血通絡。適用於瘀血阻滯的各部位、各種類型風濕病疼痛。對風濕病急性期、血分鬱熱、皮疹、紅斑明顯者有良效。

(8) 劉寄奴

苦，溫。破血通經，斂瘡消腫。治經閉癥瘕，胸腹脹痛，產後血瘀，金瘡出血，癰毒焮腫。

(9) 牛膝

活血通經、益肝腎、強筋骨。常用治瘀血致痹，有良好的通絡止痛作用，尤善通下肢血脈。配蒼朮、黃柏、生薏仁為四妙散，專治濕熱型風濕痹證。牛膝又能補益肝腎、強壯筋骨，用於老年虛人患痹證，或痹證後期肝腎不足、腰脊酸痛，雙下肢萎軟無力，腰膝、踝關節腫痛，或痹痿同見類型。常用牛膝配川斷、杜仲、桑寄生、女貞子、菟絲子、狗脊等藥合用。

(10) 薑黃

既能破血逐瘀，又有行氣通絡、祛風濕止痹痛，能入肩背手臂等處活血祛風治風濕痹痛的特點。對上肢關節如肩、頸、肘、腕諸關節有較好的止痛效果。常配桑枝、桂枝、葛根、羌活、秦艽、防風諸藥應用。

(11) 元胡

活血行氣，有良好的止痛效果。古人認為元胡能「行血中氣滯、氣中血滯」，通過活血行氣治一身關節內外各種疼痛。治上肢疼痛可配合桂枝、桑枝、片薑黃、細辛等藥；治下肢疼痛可配牛膝、川斷、桑寄生、獨活、防己；外傷性關節痛可配乳香、沒藥、蘇木、劉寄奴、土鱉蟲、血竭、骨碎補等；另外還可配伍治療頭痛、胃痛、胸、腹諸痛及女士痛經等。

(12) 乳香、沒藥

行氣活血，散瘀通滯，消腫止痛。凡屬瘀血痹痛均可選用。又能舒筋活絡，入十二經脈，祛風濕，散結氣，凡風寒濕痹，肢體關節疼痛，可配合羌活、獨活、威靈仙、防風、細辛、製附子、全蠍等合用；肢體筋脈拘攣可配羌活、威靈仙、赤白芍、伸筋草、木瓜、生薏仁、地龍、雞血藤等同用。

(13) 骨碎補

活血化瘀，止血止痛，補腎接骨，祛風散寒。多用治外傷性關節痛，瘀血內停，外傷骨折。又能補腎祛風散寒，風寒痹痛、痹證後期肝腎虧虛、骨質疏鬆者亦多用之。善治骨痹。

(14) 蘇木

活血化瘀，通絡止痛，行血祛風，善通下肢血脈，對久痹入絡、頑痹痰瘀互結者，外傷後瘀血痹患者均有較好療效。對風濕熱痹急性期關節紅腫熱痛者，亦有良效。

溫經散寒類藥物

(1) 附子

辛溫大熱，有毒，可回陽救逆，溫腎散寒，燥濕通絡，走而不守，能透徹內外，通行十二經絡，能升能降，凡凝滯於經絡臟腑之寒濕之邪，皆能溫通開散。善治風寒濕邪入侵人體而致關節、肌肉疼痛，筋骨麻木，屈伸不利，陰雨天加重等。常與羌活、威靈仙、松節、桂枝、細辛等同用。配麻黃、細辛為麻黃附子細辛湯，能治內外俱寒，使陰寒發散而出；配桂枝、甘草、生薑、大棗為桂枝附子湯，配桂枝、白朮、甘草為甘草附子湯，專治風寒濕邪相搏，骨節掣痛不能屈伸者。

(2) 川烏、草烏

味辛，性熱，有大毒。功效：祛風散寒，溫經止痛。生川烏、生草烏臨床必須使用特定的毒藥處方，以留底備查。主治風寒濕痹歷節風痛，四肢拘攣，半身不遂，心腹冷痛，陰疽腫毒等病症。

1. 治療類風濕關節炎的關節腫痛，以及骨關節炎、肩週炎等風濕病。

2. 治療腰椎骨質增生，腰痛和坐骨神經痛。

製川烏、製草烏各 3-9 克。

大劑量：3-15 克，不宜更大劑量使用。

使用方法：水煎服，煎煮宜在半小時以上；浸酒內服；外敷。

(3) 桂枝

辛溫散寒，溫通經絡，解肌和營，還能活血通絡止痛。專治風寒、寒濕痹證。常與羌活、秦艽、威靈仙、防風、附子、川芎等同用。善治上肢關節疼痛，頸、肩、肘關節痛多配葛根、羌活、桑枝、片薑黃、威靈仙、白芍等合用。與黃耆、白芍、薑、棗相配為黃耆桂枝五物湯，專治血痹，肩背部疼痛。桂枝有橫通肢體關節的獨特作用，引諸內行肩、臂、肘、腕、指諸關節，直達病所，多用為上肢痹痛的引經藥。

(4) 乾薑

味辛，性熱。歸脾、胃、心、肺經。功能溫中散寒，回陽通脈，燥濕化痰，主治脘腹冷痛；噁心嘔吐；亡陽厥逆；寒飲喘咳；寒濕痹痛等。

(5) 吳茱萸

辛、苦、熱；有小毒。歸肝、脾、胃、腎經。功能散寒止痛，降逆止嘔，助陽止瀉。主治厥陰頭痛，寒疝腹痛，寒濕腳氣，經行腹痛，脘腹脹痛，嘔吐吞酸，五更泄瀉，外治虛寒性口瘡。

補腎壯骨類藥物

(1) 杜仲

為補肝腎、強筋骨、壯腰膝之要藥，並有安胎作用。痹證後期，肝腎大虧，筋骨痿軟，腰膝無力，首選杜仲，可配川斷、桑寄生、牛膝、雞血藤、補骨脂、菟絲子等合用。杜仲又能燥濕祛寒，凡寒濕凝滯所致之腰痛、下肢關節及肌肉疼痛皆可應用。另外，還有良好的降血壓作用，風寒濕證伴高血壓者更宜選用。

(2) 川斷

補益肝腎、強壯筋骨，通利關節、血脈，也有安胎作用。多用治腎虛腰痛、腿痛，外傷後筋骨關節疼痛，虛人患痹可用；痹證日久，由實致虛，本虛標實可用；肝腎大虧、氣血不足，關節變形、功能障礙之尪痹臨床多用。

(3) 桑寄生

味苦、甘；性平。入肝、腎經。功能補肝腎；強筋骨；祛風濕；安胎。主治腰膝酸痛、筋骨痿弱、肢體偏枯、風濕痹痛、頭暈目眩、胎動不安、崩漏下血。用於風濕痹痛、腰膝酸軟、筋骨無力、崩漏經多、懷孕漏血、胎動不安、高血壓。

(4) 狗脊

補益肝腎，強壯腰膝，溝通任督二脈，祛風除濕。痹證後期，肝腎大虧，氣血不足，兼受風寒濕邪侵襲而致痹病者，可配川斷、牛膝、木瓜、羌、獨活、雞血藤等合用。尤以強直性脊椎炎，肝腎虧損，腰脊酸痛者療效較好。對脊椎關節增生、骨質疏鬆、壓縮性骨折等類型，配合其他益腎壯骨，養血活血之品，常可收到較好療效。

(5) 五加皮

祛風濕、補肝腎，壯筋骨，強腰膝，又能強心利尿消水腫。

風濕痹痛，關節拘攣，常配牛膝、木瓜、生薏仁、威靈仙、川斷等同用。又能治濕濁下注，全身及下肢浮腫，可合五苓散、五皮飲加減應用。五加皮有南五加、北五加之分，南五加皮祛風濕、強筋骨，下肢痿軟無力多用；北五加皮消腫利水除濕效優，治痿痹伴浮腫效果明顯，兼有強心作用。

(6) 仙茅

溫腎助陽，強壯筋骨，兼暖脾胃。腎陽不足，命門火衰者，多配仙靈脾、巴戟天、製附子合用。用治痛痹、寒濕痹有散寒除濕之作用。溫補腎陽，又能強壯筋骨，祛寒除濕，對寒濕痹後期陽氣不足，陰寒凝滯者，常與杜仲、川斷、桑寄生、製附子、狗脊等藥合用。

(7) 淫羊藿

補腎壯陽，強壯筋骨，祛風除濕，為峻補腎陽藥，常用治男性腎虛陽痿，可配仙茅、鎖陽、陽起石、枸杞子、菟絲子同用。同時性溫味辛，又能祛風散寒，補益肝腎，強壯筋骨。既可用於寒濕痹痛，肢體麻木，配威靈仙、雞血藤、川芎、蒼耳子、秦艽、川斷；又可治部分風濕病後期除關節疼痛外，兼有性功能減退者，可配鹿茸、蜈蚣、菟絲子、仙茅、蛇床子等同用。

(8) 巴戟天

補腎壯陽，祛寒除濕，既能補腎壯陽，用治陽萎、早洩、尿濁、不育症等常見男性病，又能祛寒除濕，治療風寒、寒濕性風濕痹證。可與川斷、牛膝、製附子、杜仲等合用。

(9) 菟絲子

辛，甘，平，無毒。功能補腎益精，養肝明目。主治肝腎不足的腰膝筋骨酸痛，腿腳軟弱無力、陽痿遺精、囈語、小便頻數、尿有餘瀝、頭暈眼花、視物不清、耳鳴耳聾以及婦女帶下、習慣性流產等症。一般情況下被列為上品的可以久服，久服明目輕身延年。

用法與用量：10-12 克。

用藥禁忌：陽虛火旺、陽強不痿及大便燥結者禁服。

(10) 熟地

味甘性溫；歸肝、腎經。功能補益肝腎；益精填髓。主治血虛萎黃、眩暈心悸、月經不調、崩漏不止、肝腎陰虧、潮熱盜汗、遺精陽痿、不育不孕、腰膝酸軟、耳鳴耳聾、頭目昏花、鬚髮早白、消渴、便秘、腎虛喘促。對痹證晚期肝腎精血不足者，可與溫補腎陽藥物配伍應用。

(11) 牡蠣

味鹹，性微寒。歸肝、腎經。功能平肝潛陽；重鎮安神；軟堅散結；收斂固澀。主治眩暈耳鳴、驚悸失眠、瘰癧癭瘤、癥瘕痞塊、自汗盜汗。牡蠣的主要成分是碳酸鈣，痹證病人常有骨質脫鈣的情況；另外其中含有較多的微量元素鋅，而鋅缺乏可能與各種關節病變的發生發展有一定的關係。因此在中藥復方中應用牡蠣可以增強療效。

(12) 龍骨

甘澀，平。入心、肝、腎、大腸經。化學成分主要為碳酸鈣、磷酸鈣，尚含鐵、鉀、鈉、氯、硫酸根等。功能鎮驚安神，斂汗固精，止血澀腸，生肌斂瘡。主治驚癇癲狂，怔忡健忘，失眠多夢，自汗盜汗，遺精淋濁，吐衄便血，崩漏帶下，瀉痢脫肛，潰瘍久不收口等。

第四部

名老中醫治痹經驗

施今墨教授經驗

1. 風濕熱症候（痛痹、着痹均有）；

2. 風寒濕症候（痛痹、着痹均有）；

3. 氣血實症候（痛痹、行痹多，着痹少，邪氣實）；

4. 氣血虛症候（着痹多，痛痹少，正氣虛）。

治則上推崇張石頑所云：「行痹者行而不定，走注歷節疼痛之類，當散風為主，禦寒利氣仍不可廢，須參以補血之品，蓋治風先治血，血行風自滅也。痛痹者，寒氣凝結，陽氣不行，故痛有定處，痛風是也，當散寒為主，疏風燥濕仍不可缺，更須參以補火之劑，非大辛大熱不能釋其凝寒之害也。着痹者，肢體重着不移，疼痛麻木是也。蓋氣虛則麻，血虛則木，治當利濕為主，祛風散寒亦不可缺，更須參以理脾補氣之劑。」

對於熱痹，施氏宗《醫學統旨》所言「熱痹者，臟腑移熱復遇外邪，客搏經絡，留而不行，陽遭其陰，故痹火翕然而悶，肌肉熱極，體上如鼠走上狀，唇口反裂，皮膚色變，宜升麻湯。」以清血熱祛風濕為法。

施治用八法：逐寒、祛風、祛濕、清熱、通絡、活血、行氣、補虛。逐寒常用肉桂、製附子、乾薑、川椒、補骨脂、片薑黃、巴戟天、續斷、獨活、防風、秦艽、荊芥穗、豨薟草、白花蛇等；祛風常用當歸、川芎、防風、榕樹鬚、桑寄生、細辛、白芷、羌活、地龍、僵蠶、烏梢蛇等；祛濕常用蒼朮、白朮、雲苓、薏米、木瓜、牛膝、防己、桑寄生、五加皮；清熱常用黃連、黃芩、黃柏、龍膽草、梔子、石膏、知母、葛根、忍冬藤、丹皮、丹參、地骨皮、功勞葉；通絡常用蜈蚣、地龍、細辛、川芎、橘絡、絲瓜絡、桑枝、桂枝、威靈仙、伸筋草、新絳；活血常用桃仁、紅花、當歸尾、玄胡、乳香、沒藥、血竭、三七等；行氣常用陳皮、木香、香附、厚朴、枳殼等；補虛常用人參、黃耆、鹿茸、地黃、當歸、肉蓯蓉、狗脊、杜仲、菟絲子、何首烏、枸杞、山茱萸。

用藥特點：

行痹常用四物湯為主，加祛風之藥；痛痹者，當溫腎散寒為主，常仿安腎丸之意以桂枝附子湯加巴戟天、破故紙之類；着痹者，多見肢體沉重，治以《金匱要略》防己黃耆湯為主方加味，並常用黑豆皮養腎驅風，滋養強壯，用熱黃酒淋三次，可加強活血疏風之力，治足軟無力亦甚效。熱痹者，常用黑芥穗和紫草這一藥對，紫草涼血，黑芥穗引血中之熱由表而出，並通利血脈，止筋骨疼痛，病情嚴重者加用紫雪丹療效更速。

章次公教授經驗

(1) 首辨外邪，不忘虛實

痹證的形成內為正氣不足，外為風寒濕邪侵襲。正如《靈樞》云：「腠理疏而肉不堅者，善病痹」。《素問》云：「風寒濕三氣雜至，合而為痹。」風寒濕之邪侵襲機體，勢必影響衛氣營血津液，氣血不和則氣滯血瘀。《素問》云：「血凝於膚着為痹，凝於脈着為泣。」因此《醫案》中先生將痹證大多歸於風寒濕、瘀血之邪。治之之法，「不外祛風、散寒、逐濕、和血、通絡」。一般用麻黃、桂枝、羌獨活、白芷、細辛、附子溫經發散風寒；蒼朮、防己、薏仁、木瓜、蠶砂逐濕；威靈仙、豨薟草、千年健、桑枝、海風藤、秦艽、海桐皮祛風；當歸、雞血藤、熟地、川芎、白芍、薑黃養血活血，所謂「治風先治血，血活風自滅」。此為驅逐外邪的基本方法。對於急性起病，或邪實體壯之人，可用以上法則選用相應藥物，能得到較好的效果。

但是痹證中虛實夾雜者居多，如若病久則氣血陰陽俱傷，所謂「久病須扶正」、「肝主筋」、「腎主骨」、「久痛入絡」，患者有陽氣先虛的因素，病邪乘虛而入，氣血凝滯不通，邪正混淆，久之形成頑痹，可見頑痹是全身屬虛（氣血陰陽虛）、局部實（風寒濕凝滯、氣虛血瘀）的疾病，因此先生認為根據這些特點，治療上應該攻補兼施；或以補為主，伍以祛風散寒逐濕之品。常用紫河車、狗脊、川斷、黃耆、枸杞、桑寄生、破故紙、肉桂、杜仲等補氣血陰陽之本。

《章次公醫案》中特別對疼痛的鑒別有獨到而準確的論述：「一切疼痛，皆分為鈍痛不休與痛有間歇兩種：鈍痛多屬發炎，間歇痛多屬官能（神經）痛。炎痛之症，有作放射者，官能痛有遊走無定者。此大別也。此外，再分其痛拒按、喜按、宜溫、宜涼，則痛之情態，思過半矣」。

(2) 善用蟲藥，效專力宏

頑痹為風寒濕瘀血交結，停留關節，閉阻經絡，內陷於骨，此非一般祛風寒濕藥所能勝任。此時病邪深入經隧骨骱，必須選用具有較強的鑽透搜剔之功的藥物。正是「新邪宜急散，宿邪宜緩攻」，先生治此類頑痹，每於補益肝腎，滋養氣血，溫陽通絡，祛風散寒之餘，配合蟲類藥物，取「蟲蟻迅變飛走之靈」，利用此類藥物飛走靈動，搜剔入微的特性，醫療頑疾。其常用蟲藥如：全蠍、土鱉蟲、蘄蛇、蜂房、僵蠶之類。痹證患者疼痛不止，配用蟲藥，與扶正藥物同用，一則固本以糾編，一則搜剔以入絡，收相輔相成之效。而不必顧忌其毒副作用，只要辨證得當，用量準確，常有意外之功。

姜春華教授經驗

姜老認為，痹者閉也。痹證初起多為風寒濕之邪乘虛入侵人體，氣血為病邪閉阻，以邪實為主；如反覆發作或漸進發展，絡脈瘀阻，痰瘀互結，則為正虛邪實；病久入深，氣血虧耗，肝腎虛損，筋骨失養，遂為正虛邪戀之證，以正虛為主。若患者先天不足，則發病即為虛證，且纏綿日久，不易治癒。痹病雖分虛實兩端，但邪實為標，正虛是本。故治痹證以扶正為先。正虛又有肝腎不足，氣血虛弱，營衛不固，陰虛、陽虛之別，何以為本？

從歷代醫家論述分析，其本應在肝腎，蓋腎為先天之本，主藏精，亦主骨；肝主藏血，亦主筋；痹病之病變部位在筋骨關節，筋骨有賴於肝腎中精血之充養，又賴腎中陽氣之溫煦，腎虛則先天之本不固，百病滋生。腎中元陽乃人身諸陽之本，風寒濕痹多表現為疼痛、酸楚、重着，得陽氣之振奮始能化解。腎中元陰為人身諸陰之本，風濕熱痹多化熱傷陰，須得陰精滋潤、濡養始能緩解。

古代治痹名方獨活寄生湯（《備急千金要方》）就是以熟地、杜仲、牛膝、桑寄生補益肝腎，強筋壯骨為主藥，益以當歸、白芍、川芎和營養血；黨參、茯苓、甘草扶脾益氣，配以肉桂溫通血脈；獨活、細辛、秦艽、防風蠲痹祛風，共成補益肝腎，扶正祛邪之劑。在治療反覆發作的頑痹時，對症加入補益肝腎之品，收效甚捷。

證之臨床，痛痹多見。痛痹之成因偏於寒勝，治療以辛溫鎮痛為主，用藥以附子、烏頭配肉桂或桂枝較好，也可再用乳香、沒藥等活血止痛藥物。治療行痹，以解表祛風為主。治療着痹，多見浮腫，若用利尿藥並不消腫，必須加入活血藥物方可消腫。

姜老常以下方加減治療各種痹證：生地黃 50 克，威靈仙 15 克，蠶砂 30 克，秦艽 10 克，烏梢蛇或白花蛇 10 克。每日 1 劑，水煎服。若痛甚，可加烏頭或附子或再加乳香、沒藥；若腫甚，可加當歸、赤芍等活血通脈；若為急性期酌加茯苓、車前子等利水藥；若關節變形者，加用活血養陰藥，如當歸、赤芍、生地、玄參、黃精、玉竹、伸筋草等；若關節疼痛又變形者，可加附子、白芍；若病情纏綿長期難癒者，可加黨參、黃耆益氣扶正加補益肝腎的熟地、桑寄生、菟絲子、懷牛膝、川斷、杜仲、狗脊等。

朱良春主任醫師經驗

朱醫師認為致痹邪氣的侵入及病情的發展，與腎督的關係密切。腎為水火之臟，督統一身之陽，腎督空虛，外邪乘虛而入，由衛表皮毛肌腠，逐漸深入經絡血脈筋骨。肝腎精虧，腎督陽虛，不能充養溫煦筋骨關節，邪留不去，痰濁瘀血逐漸形成，遷延不癒，最後關節變形，終為頑痹。

治療上提出益腎壯督之法，其含義在於，一是溫壯腎督陽氣，二是補益肝腎精血。陰充陽旺，則頑痹漸癒。

臨床上善用蟲類藥物，治頑痹更是如此。痹證後期，筋骨受病，痰濁瘀血，閉塞經絡，必以蟲蟻藥物搜剔竄透，才能達到痹通脈和的作用。如果寒濕甚者，多用烏梢蛇、蠶砂，並配以川烏、蒼朮；化熱者，選地龍，配寒水石；夾痰者用僵蠶，配膽南星、白芥子；夾瘀者，用土鱉蟲、配桃仁、紅花；痛甚者，用全蠍、蜈蚣，配元胡、烏頭；關節僵硬變形者，合蜂房、僵蠶、蜣螂；病變部位在腰脊者，合用烏梢蛇、蜂房、土鱉蟲。此外還可考慮使用紫河車填精益髓，鹿角通利督脈；水牛角配赤芍，丹皮治療環形紅斑或皮下結節。

對痹證晚期，身體尪羸，汗出怯冷，腰膝酸軟，關節疼痛反覆發作，日久不癒，筋攣骨鬆，關節變形，脈沉細弱，治療以益腎壯督，蠲痹通絡為法。自擬益腎蠲痹丸：生、熟地各 150 克，全當歸 100 克，雞血藤 200 克，仙靈脾 100 克，鹿銜草 100 克，淡蓯蓉 100 克，炙烏梢蛇 100 克，炙全蠍 20 克，炙蜈蚣 20 克，炙蜂房 100 克，炙僵蠶 100 克，蜣螂 80 克，地龍 100 克，土鱉蟲 100 克。共研細末，另以老鸛草 120 克，徐長卿 120 克，蒼耳子 120 克，尋骨風 120 克，虎杖 120 克，甘草 30 克，煎濃汁泛丸，如綠豆大，每服 6-9 克，日服 2 次，飯後服，婦女經期或懷孕期忌服。陰虛咽乾口燥者，另加生地 10 克，麥冬 10 克，石斛 10 克，泡茶飲。

婁多峰教授經驗

婁教授把痹病的病因病機概括為「虛、邪、瘀」三個方面，將痹病分為正虛型、邪實型、瘀血型三型進行論治。鑒於痹病子病甚多，病因複雜，古今辨證分類繁雜紛亂，臨床操作不易，認為正虛、邪實、瘀血（痰）三者既是導致痹病發生、發展和變化的基本病因病機，又是痹病臨床基本的證候類型。因此，把以正虛，邪實，或瘀血（痰）為主要症候特徵的痹病，分為正虛痹、邪實痹、瘀血（痰）痹三類，將之稱為「三因三候痹」。若從病因角度也可稱「三因痹」，從辨證角度又可稱「三候痹」。

臨床上可見痹證正虛、外邪、瘀血三者緊密關聯，相互影響，往往不可截然分開。就病而言，邪是致痹的外因，虛、瘀是致痹的內因，外因通過內因才能致病。就病機而言，邪、瘀日久可致虛，虛甚則邪、瘀難卻；而邪、瘀兩者也相互為患。故臨床需整體對待，不可執偏概全。

(1) **風寒濕證**：治宜散寒通絡，祛風除濕，養血活血。處方：當歸 18 克，丹參 18 克，雞血藤 21 克，海風藤 18 克，透骨草 21 克，獨活 18 克，鑽地風 18 克，香附 21 克。

(2) **風濕熱證**：治宜清熱解毒，疏風除濕，活血通絡。處方：忍冬藤 60 克，敗醬草 30 克，絡石藤 18 克，青風藤 60 克，懷牛膝 18 克，老鸛草 30 克，丹參 30 克，香附 15 克。

(3) **瘀血證**：治宜活血化瘀，理氣止痛。處方：當歸 18 克，丹參 30 克，雞血藤 21 克，製乳香 9 克，製沒藥 9 克，元胡 12 克，香附 12 克，透骨草 30 克。

張琪教授經驗（治痹十方）

(1) 痹一方：獨活、秦艽、防風、川芎各 15 克，當歸、熟地、白芍各 20 克，桂枝 15 克，黨參 20 克，黃耆 30 克，懷牛膝 15 克。功能益氣養血，祛風除濕。主治肝腎虧損，氣血不足，外為風寒濕邪侵襲而生的痹證。

(2) 痹二方：秦艽 15 克，生石膏 40 克，羌活、獨活、黃芩、防風各 10 克，生地 20 克，當歸、川芎、赤芍、白芷各 15 克，細辛、蒼朮各 5 克。功能養血清熱，祛風除濕。主治風寒濕有裏熱之證。

(3) 痹三方：牛膝、地龍、羌活、秦艽、香附、當歸各 15 克，川芎 10 克，蒼朮、黃柏、五靈脂、紅花各 15 克，黃耆 30 克，桃仁 15 克。功能養血通絡，祛風除濕。主治關節肌肉疼痛日久不癒，用祛風寒諸藥不效；關節疼痛如錐刺，關節變形，或見皮下結節紅斑、顏色紫暗，舌質紫暗，脈沉澀。

(4) 痹四方：穿山龍、地龍、雷公藤、薏仁各 50 克，蒼朮、黃柏、知母各 15 克，白芍 40 克，懷牛膝 15 克，萆薢、茯苓各 20 克，甘草 10 克。功能清利濕，舒筋活絡。主治濕熱傷筋證。

(5) 痹五方：炙川烏、麻黃各 15 克，赤芍、桂枝、黃耆各 20 克，乾薑 10 克，白朮、茯苓各 20 克，甘草 10 克。功能祛寒除濕，溫經通絡。主治寒濕偏盛證。

(6) 痹六方：蒼朮、黃柏、桂枝 15 克，威靈仙 10 克，防己、天南星、桃仁、紅花各 15 克，龍膽草、羌活、川芎各 10 克。功能清熱化瘀，逐濕祛痰，活血通絡。主治風濕熱痰瘀交織致痹。

(7) 痹七方：蘄蛇、當歸各 20 克，蜈蚣 2 條，全蠍、土鱉蟲各 5

克，穿山龍 15 克，仙靈脾 15 克，熟地 25 克，秦艽 15 克。功能搜風活血通絡，補腎強筋壯骨。主治關節嚴重變形、僵直，肌肉萎縮，痛如錐刺之尪痹患者。

(8) 痹八方：生石膏、金銀花各 50 克，防己、萆薢各 20 克，秦艽 15 克，薏仁 30 克，桂枝 20 克，黃柏、蒼朮、木通各 15 克。功能清熱解毒，疏風勝濕。主治風濕熱痹。證見肢體關節疼痛，痛處灼熱紅腫；肌膚紅斑或結節，伴發熱、汗出、口渴、心煩、尿黃赤等。

(9) 痹九方：當歸 20 克，蒼朮、黃柏、黃芩、知母各 15 克，防風 10 克，羌活、澤瀉、茵陳、苦參、豬苓各 15 克。功能清利濕熱，宣通經絡。主治濕熱痹證濕重於熱者。

(10) 痹十方：黃耆 75 克，白芍 20 克，甘草、生薑各 10 克，大棗 5 枚，牛膝、桃仁、紅花、桂枝各 15 克。功能益氣和營，活血通絡。主治氣血虛弱絡脈空虛之痹。證見肢體麻木酸軟疼痛，無力，或手足麻木並有蟻行感；倦怠乏力，氣短汗出等。

焦樹德教授經驗（治療強直性脊椎炎）

(1) 重視補腎、強督脈，治病求本

焦老認為強直性脊椎炎屬於中醫《內經》中所說的大僂症，腎主骨，而強直性脊椎炎的症狀是後背發僵，又以侵犯督脈為主，所以應當以補腎強督為治。焦老常用骨碎補、補骨脂、川斷、炒杜仲為主藥。認為骨碎補味苦，性溫，入腎、心二經，不但補腎又能活血壯骨；補骨脂味辛、苦，性大溫，能補命門之火而溫補脾陽；川斷味苦，性微溫，是補肝腎、強筋骨、續傷折、治腰痛的要藥；杜仲味甘，性溫，入肝腎，常用於補腎治腰痛。總之這些藥都是溫陽補腎之品，因為只有腎精充足，腎陽不虛，骨質才能強壯。如果只是祛風濕而不補腎，就是只治標不治本。後背是督脈所過之處，督脈太弱則病邪容易侵犯，故強壯督脈也是治療強直性脊椎炎的重要一環。焦老常用金毛狗脊、淫羊藿、鹿角尖等強健督脈。金毛狗脊的用量可達 30-45 克；淫羊藿一般用量在 30 克以上；鹿角是強督的要藥，臨床應用效果十分明顯。

(2) 用經方，調陰陽，溫而不燥

在治療強直性脊椎炎處方中，焦老應用了《金匱要略》中的桂枝芍藥知母湯。桂枝溫經通陽，散寒化瘀，調和營衛；芍藥、甘草配合應用，酸甘化陰，養血柔筋；知母清熱除煩，滋陰潤燥；炙麻黃宣發毛竅，通利關節，使寒邪外散；生薑（焦老改用乾薑）以散寒祛風；白朮健脾化濕；附子溫陽散寒力強，善走關節；與附子組成朮附湯，溫陽化濕之力更強；防風既能祛風，又能解附子毒。本方溫陽而不傷表氣，重在溫陽散寒祛風除濕，輔以益氣清熱，是治療陽虛熱鬱痹證的代表方劑。因為配伍得當，臨床應用效果十分顯著。方中雖有附子、桂枝、乾薑等大熱之藥，但有知母、芍藥、甘草相配且溫而濁燥，補而不滯。焦老認為麻黃、乾薑能將肌膚腠理間風邪驅除，所以服用此方不但關節疼痛減輕，連肌肉的疼痛也消失了。

(3) 靈活運用，療效顯著

虎骨是健筋骨的良藥，但現在難見到。為了提高療效，焦老試用透骨草、自然銅、焦神麴來代替虎骨的作用，收到明顯效果。焦老認為：透骨草可以使藥效透達於骨，作用於肌；自然銅可使骨頭變強壯，但它的缺點是不易吸收，所以又配合焦神麴，促進自然銅的吸收。三藥配合使骨骼變得更加結實。另外，對不同部位的疼痛，應用不同引經藥物直達病所。如膝關節腫大，可用川牛膝、澤蘭、桃仁配合應用，去死血，生新血；頸部疼痛，可用葛根引藥到頸；肩膀疼痛，可用片薑黃活血化瘀，除肩痛；如強直性脊椎炎與胃病疼痛並見，可用蒼朮、厚朴、千年健合用，既可以治療風濕又不傷脾胃，一舉兩得。

張志禮教授經驗（治療紅斑狼瘡）

張老在幾十年醫療實踐中摸索出以健脾益腎，活血通絡為主要作用的基本方劑——狼瘡合劑，其組成藥為生黃耆、太子參、白朮、茯苓、雞血藤、女貞子、菟絲子、枸杞子、仙靈脾、秦艽、白花蛇舌草等。毒熱熾盛、氣血兩燔加羚羊角粉、生地、丹皮、白茅根涼血護陰，草河車、白花蛇舌草、凌霄花清熱解毒、涼血活血；氣陰兩傷、血脈瘀阻加石斛、玄參、麥冬、青蒿養陰清毒，丹參、雞血藤、秦艽、烏梢蛇養血活血、化瘀通絡；脾腎不足、氣血瘀滯加附子、桂枝、車前子、澤瀉溫陽利水，丹參、雞血藤養血活血、化瘀通絡；肝腎陰虛、氣血失調加旱蓮草、生熟地滋補肝腎，首烏藤、雞血藤、丹參、益母草養血活血；脾虛肝鬱、經絡阻滯加柴胡、枳殼、赤白芍、陳皮、丹參、草河車、白花蛇舌草舒肝健脾、理氣活血、解毒通絡；風濕痹阻、經絡阻隔加秦艽、雞血藤、烏梢蛇、桑寄生、首烏藤、桂枝溫陽祛風化濕，養血活血，化瘀通絡。治療中應注意辨證辨病相結合，急性活動期病情凶險，以激素治療為主，輔以中藥扶正。待急性病情控制，或患者對激素及免疫抑制劑反應不佳時，中藥則上升為主導地位。應適時遞減激素用量，縮短激素應用時間，避免長期使用激素引起的副作用和合併症。採用中藥配合小劑量激素療法，大大提高了療效，使 1,029 例患者的 10 年以上生存率明顯高於單純西藥組及單純中藥組，並改善了患者的生存質量。

呂承全教授經驗（治療痛風）

呂老認為本病常因高脂、高蛋白、高嘌呤食物及飲酒，感受濕冷、過度疲勞、手術等誘因而發病，多見於中老年患者，男性居多，符合中醫學過食膏粱厚味，濕熱內生，痰濁瘀結，復感外邪，閉阻經絡而為患的理論。故提出本虛標實的病機要點，以濕熱痹阻為標，脾腎虧虛為本，從而確立了清熱利濕、化瘀通絡、調補脾腎三大治療法則。臨床所見濕阻、絡瘀、虛損三者常常互見，辨證多為本虛標實、虛實錯雜之證，因此臨證時三法不可偏執，當三法合參，依據脈證而有所側重。在急性發作期，關節腫痛伴有發熱者，當重用生石膏、知母直折其邪熱，土茯苓、生薏米、豬苓、萆薢、威靈仙清利濕濁，急則治標。關節疼痛，骨節成石者，則重用鬱金、川芎、三棱、莪朮、紅花、赤芍、絡石藤、忍冬藤之屬破瘀散結通絡，以除頑石，暢經絡。在慢性階段，脾腎虧虛尤為突出，須重用巴戟天、仙靈脾、生熟地、肉蓯蓉、炒杜仲、白朮、薏仁、山藥等健脾益腎之品，扶正固本，方可做到有主有次，絲絲入扣。同時，少食肥甘腥葷及高嘌呤食物，以減少復發。

第五部

風濕病的調護與體育鍛煉

一、居家護理與體育鍛煉

居家護理

(1) 情志護理

中醫講究情志護理的淵源已久，《內經》中即有：「恬淡虛無，真氣從之，精神內守，病從安來」、「精神不進，志意不治，故病不可癒」，説明精神情志的調節在人類防病、治病、延年益壽中起了很大作用，也為情志護理奠定了理論基礎，後世醫家在《內經》的基礎上又有了不同程度的充實發展。

由於風濕類疾病的病程長，病情反覆大，患者的思想活動、情志變化更為複雜，如疾病急性發作，或病情加重，行動不便，生活不能自理時，就感到悲觀失望，甚至產生輕生的念頭；有的對疾病缺乏正確的認識，心情急躁，要求醫療效果過高的情緒等等精神狀態，都會嚴重影響療效，此時雖有「靈丹妙藥」也難奏效，所以對風濕病人的護理首先要做好情志護理。

具體做法如下：

1. 指導和幫助患者正確對待疾病，減輕病人的心理壓力；

2. 爭取親屬積極配合，使能達到預期療效。

(2) 生活護理

1. 一般護理

風濕病患者最怕風寒、潮濕，因此居住的房屋最好向陽、通風、乾燥，保持室內空氣新鮮，牀鋪要平整，被褥輕暖乾燥，經常洗曬，尤其是對強直性脊柱炎病人最好睡木板牀，牀鋪不能安放在風口處，以防睡中受涼。洗臉洗手宜用溫水，晚上洗腳，熱水以能浸至踝關節以上為好，時間在 15 分鐘左右，可促進下肢血液流暢。

對四肢功能基本消失需長期臥牀者，家人應幫助病者經常更換體位，防止發生褥瘡。對手指關節畸形，或肘關節屈伸不利，或兩膝關節及踝關節變形、行走不便者，家人要及時照顧，處處幫助。

2. 飲食護理

(i) 飲食要根據具體病情而有所選擇。風濕病患者的飲食，一般應進食高蛋白、高熱量、易消化的食物，少吃辛辣刺激性的食物以及生冷、油膩之物。

(ii) 正確對待藥補、食補問題。瓜果、蔬菜、魚肉、雞、鴨均有營養，不可偏食。

(3) 姿態護理（亦稱體位護理）

風濕病人的姿勢動態異常，往往會影響病人往後的活動功能、生活與工作。姿態護理的目的是時時注意糾正病人不良的姿態、體位，以利於恢復關節功能，使其能夠正常工作。

風濕病患者由於肢體麻木、酸痛、屈伸不利、僵硬等情況，常常採取種種不正確的姿態和體位，以圖減輕疼痛。因此在護理時患者的坐、立、站、行及睡眠等姿態均須注意，及時糾正，防止遺害終生。

護理時還要注意生理姿態的保持。如為預防強直性脊柱炎患者的脊柱、髖、膝關節出現畸形、僵直，一般要求病人站立時應盡量挺胸、收腹和兩手叉腰，避免懶散鬆弛的駝背姿態，牀鋪不可太軟，以木板牀為佳，睡眠時忌用高枕，臥姿採取以俯臥姿勢為佳等。

(4) 功能鍛煉

風濕、類風濕性關節炎病人必須進行功能鍛煉，目的是通過活動關節，避免出現僵直，防止肌肉萎縮，恢復關節功能，即所謂「以動防殘」。通過鍛煉還能促進機體血液循環，改善局部營養狀態，振奮精神，增強體質，促進早日康復。因此如何指導風濕病患者適當休息和進行必要的鍛煉，也是風濕病護理工作中的重要一環。

1. 有病時的功能鍛煉與無病時的身體鍛煉有不同的要求。

對於風濕病人，鍛煉是為了維持和恢復關節的功能，但鍛煉的要求與方法應根據體質、年齡、性別不同而各異，如風濕病人在急性發作期全身症狀明顯或關節嚴重腫脹，此時應臥牀休息，嚴重者可休息 1-2 個星期，中度的休息 5-7 天，注意手足關節的功能位置，待病情緩解，即可做一些牀上的功能鍛煉，如關節屈伸運動、按摩腫痛關節等。可常做具有按摩保健作用的「牀上八段錦」。

(i) 乾沐浴（自我按摩）：浴手、浴臂、浴頭、浴眼、浴鼻、浴胸、浴膝。

(ii) 鳴天鼓：用兩手掌心緊按兩耳孔，兩手中間二指輕擊後頭枕骨十幾次。

(iii) 眼睛操：兩眼向上下左右旋轉各 5-6 次。

(iv) 叩齒：上下牙齒互相輕叩擊 30 多次。

(v) 鼓頤：閉口咬牙，口內如含物，用兩腮和舌做漱口動作 30 次。漱口時，口內多生津液，等津液滿口時再分三口慢慢下嚥。

(vi) 搓腰眼：兩手心搓熱，緊按後腰部用力向下尾閭部上下揉搓 30 次。

(vii) 揉腹：用兩手心揉腹，在臍孔周圍自左至右，自右至左做圈狀揉按。

(viii) 搓腳心：搓兩腳腳心湧泉穴各 80 次。

病情穩定後，可開始下牀活動，緩步行走，又可做「牀下六段錦」，即：用兩手前伸如關門狀；兩手平舉聳肩 10 次；兩手平側下按；俯身兩手掌向下，左右交叉向下摸 10 多次；兩手心向上托動 10 多次；兩手左右交叉向前抓 10 多次。

關節腫痛消除後，必須將功能鍛煉放在恢復關節功能方面，按照病變關節的生理功能進行鍛煉，開始時先從被動活動逐步轉為主動活動，或兩者結合進行，以主動活動為主促進關節功能恢復。亦可借助各種簡單的工具與器械，如手捏核桃、彈力健身圈鍛煉手指功能；兩手握轉環練習旋轉功能鍛煉手腕功能；腳踏自行車鍛煉膝、踝關節；滾圓木、踏空縫紉機以鍛煉踝關節；滑輪拉繩活動鍛煉肩關節等。

2. 功能鍛煉的場所、形式與時間

風濕病人功能鍛煉的場所、形式與時間也應因人因病制宜，可按《素問・四氣調神大論》所要求的：「春三月，……夜臥早起，廣步於庭，被發緩行，以使志生，夏三月，……夜臥早起，無厭於日。秋三月，……早臥早起，與雞俱興。冬三月，早臥晚起，必待日光，……去寒就暖，無泄皮膚。」

(5) 輔助治療

風濕病是一種比較難治的頑固性疾病，有時單純服藥治療，效果尚不夠滿意，目前有很多研究風濕病的專家主張要用綜合療法，即用各種輔助性的治療方法與藥物療法結合治療，可以提高治療效果。目前常用的輔助療法主要有：傳導熱療法、礦泉療法、運動療法、敷貼療法、熱熨療法、外搽療法、薰蒸療法、藥液穴位注射、針灸、推拿、按摩療法及鐳射、微波電療法等。

(6) 併發症的護理

風濕病患者在漫長的疾病過程中，常易合併其他病徵，尤其是在氣候突變或梅雨季節，颱風、暴雨、嚴冬、酷暑時，更易感染風寒、濕邪及中暑等，對此應予以重視。對於合併肺炎、心衰、高燒不退等嚴重併發症時，應及早找醫生治療。

體育鍛煉

(1) 體育鍛煉的重要性不言而喻。《莊子・刻意》中的吹呴呼吸，吐故納新、熊經鳥伸，《行氣玉佩銘》中的行氣，《後漢書・華佗傳》中的五禽戲等，都豐富了醫療體育的內容。其後，在隋、唐時的《諸病源候論》、《千金方》等醫書中更有專章系統闡述。從這些記載中可以看出，中國醫療體育的特點是肢體活動與意識、呼吸、按摩等相結合進行。後人將以意識和呼吸鍛煉為主的方法稱之為「氣功」，將以肢體運動為主的方法發展成八段錦和各種體操，將以按摩為主的方法發展成各種現代按摩和保健按摩等。

其他國家有關醫療體育的記載，最早見於希臘。其後，羅馬醫師C・蓋倫和瑞典醫師林等，在方法上有較大的發展，但其特點都偏重於肢體的功能鍛煉。印度的瑜伽術近年也受到各國重視。

人體患病，常和體內各器官的功能失調以及與體外環境的平衡受到破壞有關。中國醫學認為「正氣內存，邪不可干；邪之所湊，其氣必虛」，強調了機體內在平衡和抗病能力的重要性。

(2) 體育鍛煉的作用

1. 大腦皮層對全身器官起主要的調節作用，同時不斷接受來自各器官的刺激，以保持其緊張度和興奮性，從而維護正常功能。

缺乏體力活動可降低大腦皮層的緊張度，引起相應調節功能減弱，進而降低諸如神經系統（包括植物神經系統）代謝活動等方面的功能，造成人體內在平衡失調。肥胖、高血壓、神經衰弱等疾病的發生，即常和運動不足有關。醫療體育的作用就在於通過適量的運動方法來提高大腦皮層的緊張度和功能，恢復內在平衡，提高抵抗疾病的能力。

2. 疾病直接影響人體某些器官的功能，並且由於不恰當地長期臥牀更進一步使其功能減退，因此病人常表現出呼吸表淺、血流緩慢、心肺功能減退、胃腸蠕動乏力、消化功能下降、代謝失調、植物神經功能紊亂等症狀。這不但易於引起合併症，而且也不利於健康的恢復。醫療體育以動靜結合的治療方法，既可調整，又能增強其功能。例如，靜的練功形式可用誘導、放鬆、入靜、氣血運行等意念活動，來調整中樞神經功能，並通過神經、體液等途徑影響全身各器官。如此經過反覆強化，可以逐漸達到一定的隨意控制能力，如對心跳的快慢、血壓的升降、能量代謝的高低等，能進行一定程度的調節，從而改善和調整人體內部的病理狀態。體育鍛煉還可以提高心臟輸出量和肺通氣量，增加吸氧量，改善消化功能，活躍代謝和免疫功能，增強體質，恢復健康。

3. 有些創傷和疾病可引起功能障礙，有的更直接破壞其形態，限制了功能；功能喪失，反過來，也可促使形態進一步受損害。例如長期固定體位，缺乏運動，可導致骨骼疏鬆，軟骨變性退化，肌肉萎縮，難以康復。醫療體育可加快血流，擴張血管，促進全身和局部血液循環，提高肌纖維內酶的活性，使肌纖維增粗，對關節可增加滑液分泌，拉伸攣縮和黏連組織，從而維持正常形態，加速恢復功能。

4. 某些傷病使一部分肢體的功能遭受嚴重損傷，有的甚至需要截肢。醫療體育是一種最積極的治療措施，可以最大限度地發展代償功能，盡量恢復活動和勞動能力。

5. 疾病和長期臥牀常使病人情緒低落，精神抑鬱，甚至悲觀失望，對治病喪失信心，這類情緒可進一步削弱機體的機能。通過醫療體育的鍛煉，可以扭轉這類情緒，有助於疾病的治療。

(3) 鍛煉方式與運動量

體育鍛煉的方法主要有以下四類。

1. 第 1 類是醫療性體育運動

(i) 醫療體操，包括各種肢體和軀幹運動、呼吸運動、放鬆運動、矯正運動、協調運動、平衡運動、牽伸練習、本體促進練習、水中運動、拐杖練習、語言訓練等；

(ii) 傳統的拳、操，有太極拳、易筋經、八段錦、五禽戲以及各種保健操等；

(iii) 有氧訓練法和健身活動，有慢走、慢跑、踏單車、游泳、登山、跳繩、行樓梯、各種球類運動等；

(iv) 借助器械的活動，有鐘擺式器械、滑輪裝置系統、等動練習器、漸進抗阻練習、功率自行車、活動平板等；

(v) 職業治療（亦稱勞動治療）活動，根據世界職業治療師聯盟（World Federation of Occupational Therapists）公佈的 *Definitions of Occupational Therapy from Member Organisations revised 2010*，職業治療中文的定義為：「職業治療是透過幫助個案選擇、安排與執行日常的職能活動，進而提升其生活品質。職業治療的對象包括因生理、心理及社會功能障礙、發展遲緩、學習障礙、老化或社會文化環境不利等因素，而導致執行個人的活動或參與社會的能力受限者。職業治療專業人員應用職能科學與理論及活動分析，來了解影響個案職能表現的原因，針對個案的生理、心理及社會功能予以訓練、提升，同時運用環境改造及輔助用具、工作簡化以及工作強化等方法，來幫助個案能夠執行有意義的日常活動，以維持其身心功能，並預防功能退化，讓每個人都能夠過有品質的生活。」

2. 第 2 類是氣功、生物回授療法等。

3. 第 3 類是按摩、牽引。

4. 第 4 類是自然因素鍛煉，包括日光浴、空氣浴、冷水浴。

(4) 體育鍛煉的適應症與禁忌症

1. 體育鍛煉的適應症

(i) **內臟器官疾病**：高血壓、動脈硬化、冠心病、慢性支氣管炎、肺氣腫、肺結核、哮喘、慢性便秘、潰瘍病、內臟下垂（胃、腎）等。

(ii) **代謝障礙病**：糖尿病、肥胖等。

(iii) **神經系統疾病**：偏癱、截癱、周圍神經損傷、脊髓前角灰質炎、神經衰弱、腦性癱瘓、腦震盪後遺症等。

(iv) **運動器官病**：四肢骨折後、脊柱骨折後、腰腿痛、頸椎病、肩周炎、脊柱側彎、關節手術後包括截肢、人工關節、類風濕性關節炎等。

(v) **婦科疾病**：盆腔炎、痛經、子宮位置異常。

2. 體育鍛煉的禁忌症

在疾病的急性或亞急性階段，有發熱，全身狀況嚴重，運動過程中可能會產生嚴重合併症（如動脈瘤），血管神經幹附近有異物等，以及癌症有明顯轉移傾向時，均不適宜進行醫療體育。

(5) 體育鍛煉時的注意事項

體育鍛煉時應遵循的原則如下：

1. 持之以恆：醫療體育一般要每日或隔日進行，堅持數週、數月甚至數年，才能使療效逐步累積，達到治療的目的。

2. 循序漸進：醫療體育的運動量要由小到大，動作由易到難，使身體逐步適應，並在不斷的適應過程中提高機能，促使疾病痊癒。突然的大運動量活動，會進一步損害機能，加重病情。

3. 個別對待：疾病的性質、程度不同，或處的階段不同，病人的體質、年齡、性別各異，所以運動的方式方法和運動量也應作相應的改變。

4. 綜合治療：醫療體育與藥物、手術或其他物理治療方法等是互為補充、相輔相成的。因此在應用中必須全面考慮，以便收到更好的效果。

5. 密切觀察：在鍛煉中要隨時進行觀察，了解病情變化，發現不良反應，應及時修改鍛煉方法和運動量，必要時由醫生定期檢查。

參考文獻

1. 何厚夫等編著：《風濕病手冊》（北京：人民衛生出版社，2004 年）。
2. 吳啟富，葉志忠主編：《風濕病中醫特色治療》（瀋陽：遼寧科學技術出版社，2002 年）。
3. 南京中醫藥大學編著：《中藥大辭典》（上海：上海科學技術出版社，2006 年）。
4. 婁玉鈐主編：《中國風濕病學》（北京：人民衛生出版社，2001 年）。
5. 郭海英等編著：《一百天學中醫食療》（上海：上海科學技術出版社，2008 年）。
6. 陳星主編：《風濕病中醫有效療法》（廣州：廣州出版社，2003 年）。
7. 陶曉華、張銀柱主編：《風濕病》（北京：人民衛生出版社，2006 年）。
8. 路志正、焦樹德主編：《實用中醫風濕病學》（北京：人民衛生出版社，1996 年）。